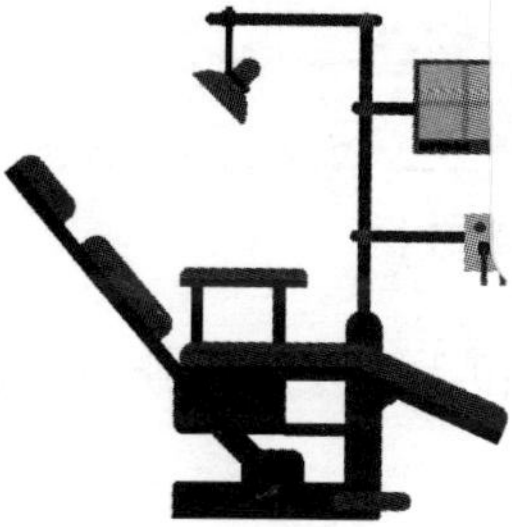

别了，牙科恐惧

一位无痛牙医的独白

景泉 著

北京理工大学出版社
BEIJING INSTITUTE OF TECHNOLOGY PRESS

图书在版编目（CIP）数据

别了，牙科恐惧：一位无痛牙医的独白 / 景泉著. —北京：北京理工大学出版社, 2021.7

ISBN 978-7-5682-9763-9

Ⅰ.①别… Ⅱ.①景… Ⅲ.①牙科学—普及读物 Ⅳ.①R78-49

中国版本图书馆CIP数据核字（2021）第070674号

出版发行 / 北京理工大学出版社有限责任公司
社　　址 / 北京市海淀区中关村南大街 5 号
邮　　编 / 100081
电　　话 / （010）68914775（总编室）
（010）82562903（教材售后服务热线）
（010）68948351（其他图书服务热线）
网　　址 / http: //www.bitpress.com.cn
经　　销 / 全国各地新华书店
印　　刷 / 三河市华骏印务包装有限公司
开　　本 / 880 毫米 × 1230 毫米　1/32
印　　张 / 11.25
字　　数 / 261千字
版　　次 / 2021 年 7 月第 1 版　2021 年 7 月第 1 次印刷
定　　价 / 49.80元

责任编辑 / 梁铜华
文案编辑 / 杜　枝
责任校对 / 刘亚男
责任印制 / 施胜娟

序 1

牙科恐惧症是指病人在接受牙科治疗时的一种特殊心理、生理及行为异常的状态。牙科恐惧症普遍存在于牙科就诊的大多数病人中，临床上多表现为紧张、血压升高、高声叫喊、躲闪（儿童则哭闹或逃跑），甚至拒绝治疗等，其程度轻重不一，严重者不仅会影响医患合作，还会影响牙病治疗效率和质量。因此，消除或最大限度地减轻牙科恐惧，对提高牙病的诊治质量具有重要意义。近年来，虽然口腔舒适化医疗技术在临床诊治过程中逐渐得到普及和快速发展，但是，尚未见到从牙科医生的角度，从病人的自身体验，以生物—社会—心理医学模式的视角去解读减轻或消除牙科恐惧的科普读物。

非常高兴的是，口腔医学的同行景泉教授撰著了《别了，牙科恐惧：一位无痛牙医的独白》一书。我从一个资深麻醉学医生的角度研读其内容，体会到这本书其实首次将病人看牙时的切身感受和医生在诊治牙病时遇到的典型问题用十分通俗的语言表达出来——舒适无痛是病人治牙时的隐性需求，消除恐惧和疼痛也是口腔医生必备的技术要点。现代麻醉学的开端，其实也是为了解决诊疗过程中的这个痛点问题。19世纪末，从美国的牙医Horace Wells应用笑气为病人拔除牙齿开始，现代麻醉技术逐渐进入人们的视野，并且在很多有创接触性的牙科治疗中扮演越来越重要的角色，无论是可卡因、普鲁卡因、利多卡因、甲哌卡因、布比卡因及阿替卡因等局部麻醉药及计算机控制局部注射技术用于临床，或采用口服给药、肌肉注射、静脉注射、雾化及吸入适度镇静/镇痛技术，还是现在越来越多地使用全身麻醉技术，都能够为牙科恐惧症、精神紧张、精神障碍及重要脏器功能轻度异常的病人提供舒适的口腔治疗条件……其实口腔医生和病人所追求的目标是完全一致的，那就是让已经被病痛折磨的病人，在寻求医治服务的过程中，不再遭受双重痛苦，能够舒适坦然地面对各种有创接触性治疗。

我和景泉教授认识已经有10多年了，他是中华口腔医学会镇静镇痛专业委员会的常务委员之一，也是一步一步在这个领域努力探索打拼、踏实进步的实力派中青年业务骨干。他所在的北京协和医院无痛牙科治疗中心，在万阔教授的引领下，已经是中国国内在口腔舒适化医疗方面具有明显技术管理特色和知名度较高的医疗机构。2016年，中华口腔医学会镇静镇痛专业委员会成立，我有幸成为第一任主任委员，带领全国数十位同道，引领中国口腔舒适化和镇静镇痛事业，其目的一方面是让更多的牙科医生掌握这方面的技术，更多地关心病人，无论从心理还是技术上，从病人的需求和感受出发，真正地做到Patient First（病人第一）。另外一方面也是希望全社会都能关注牙科治疗舒适化的问题，都能更多地传播看牙应当舒适、看牙应当无痛的理念。

当我读到景泉教授这本书的时候，我非常高兴地看到，他能够从时间、空间的不同维度去阐述关于舒适化牙科的过去、现在与未来，全方位地将舒适化牙科的相关问题采用通俗形象化的语言展现给读者，从不同的角色转换中让牙科医生更多地认识麻醉医生，让病人更多地认识医生，让社会大众更多地理解口腔医疗工作。他在书中所描述的美好愿景和面临的尚需解决的问题，以及一个一个鲜活的典型案例，有的令人发笑，有的又让人黯然。读者不禁会思考，这些病例背后又有多少个我们经常忽略的身影呢？这本书能够让我们在阅读以后，发现每天所从事的，无论是牙科还是麻醉，看似平常烦琐的临床工作，有了勃勃生机，充满了闪光点；让我们看似冰冷的医患关系，似乎中间又有了很多的感动。作为一名麻醉医生，我也想说，麻醉是舒适化医疗的一个重要部分，但不是全部。我们更多地是需要唤起医患双方的支持和理解，我们需要更多的人去关注看牙的疼痛与恐惧，我们希望努力达成景泉教授所描述的这种理想的口腔舒适治疗愿景。希望读者们，无论是牙科医生、麻醉医生还是病人，都能够共同努力，让看牙成为一种舒适的充满人文关怀的体验，并在此间病人的疾病得到治愈，心灵得到呵护和抚慰，这是我们共同的心愿。

空军军医大学口腔医学院麻醉学教授
中华口腔医学会镇静镇痛专业委员会前任主任委员
中国药理学会麻醉药理学专业委员会副主任委员
徐礼鲜
2021.3.12

序2

我相信自己和大多数人一样，对牙医的概念，就是少年时嗡嗡作响逼近脸庞的钢钻和死死把住脑袋、面目不清的医生。是的，恐惧，在对于常害牙病的我来说，那是人生最为痛苦的经历！但是你相信吗？现在一切都变了，刺眼的灯光之下，有位这样与众不同的医生，他的面目你清晰可见，他用他的善良和专业精神，体悟每位病人的心声，引领你克服恐惧，使牙科诊疗已经不再是一项看似简单粗暴让我们不安与恐惧的事情，更像是医者与病人之间的一次畅谈。

景大夫，在20年的职业生涯中，是医生，如导师，面对众生相，从生物学、心理学、社会学等多角度，关注人本身，提炼了牙科恐惧的本源问题，并进行了全方位细致、有效的分析与解读，用自己的医者智慧与仁心，以及对文学艺术的热爱，写下这本值得品味的区别于一般临床报告的生命之书。是的，我们应该感恩这个科技突飞猛进的时代，仍然有像景大夫这般设身处地为病人身心着想的医生，让我们免去身体的苦痛之外，内心得到疗愈。

这个世界每天都在变化，同样的场景，斯人已老，少年似乎并未走远，恍然若梦……很羡慕我们现在的少年，再不用毫无尊严地啼哭抵抗，何其享受与幸福。人的一生只做一件事且做到最好，是一种难能可贵的精神，但愿年轻的人们，可以如景大夫一般，有着这般精神，一种中国精神！

导演

管虎

2021年3月16日晚于北京

序3　古老的恐惧

——为协和医院国际医疗舒适化口腔科景泉医生新书

弗朗西斯柯·德·苏巴朗（Francisco de Zurbarán）有一幅画：《圣阿波罗尼亚》（“Saint Apollonia”），一位和蔼的女士右手持拔牙钳夹着一颗牙，左手拿着一大片棕榈叶。从绘画的角度说，中规中矩、并不出彩。可是画作有一个特殊的名字——《牙痛女神》。其实据记载阿波罗尼亚女士是一位公元三世纪的神职人员，不是牙医抑或牙病病人。在阿波罗尼亚女士生活的年代，罗马帝国有一大部分人反基督教，认为基督教带来了灾难，他们去教堂闹事，抓住了阿波罗尼亚。反基督的人们在折磨她的时候对她的牙齿下手——那时候人们已经注意到了影响牙神经给人带来的痛苦程度。带着对神的忠贞与生不如死的牙神经剧烈疼痛，阿波罗尼亚自投火堆一死了之。之后，她被封为圣阿波罗尼亚。再后来（没有确切的时间、方式考证）圣阿波罗尼亚成为牙医（后泛用于口腔科）和牙病病人的保护神（Patroness of Dentistry）。在欧洲，人们饱受牙痛折磨的时候，会虔诚地向圣阿波罗尼亚祷告。去看牙医的时候，偶尔会瞥见圣阿波罗尼亚在牙医背后的墙上指导治疗。

在加德满都，有一个怪模怪样的“牙疼神”——黑乎乎类似一盘树根或者是随便什么一堆……形状实难形容，“牙疼神”中间有一个洞，可以放硬币。“牙疼神”所在的“牙疼广场”林立着几十家牙医诊所。人们牙疼的时候先去拜“牙疼神”，稍等片刻，如果无效，那是“牙疼神”没在，或者为难……病人随即步入一间诊所接受人间牙医的帮助。

中外很多口腔科医生对绘画很感兴趣，我观察到许多牙医在写论文的时候特别关注美术史——因为在美术史上关于牙医的作品颇多：卡拉瓦乔、让·富盖、特奥多尔·隆鲍茨、赫里特·凡·洪特霍斯特……很多画家描绘过“看牙”的场景。除卡拉瓦乔外，大部分画家在美术史中较为平庸。当然，他们的作品对于口腔科医生是有贡献的——或许较为客观地记录了口腔科发展史，是重要文献。这些绘画几乎全数记录了被治疗者的痛苦状态——根本不像是在看病，而是在上刑！

人类对牙疼的恐惧早在一千多年前（我猜会更早）就写进了基因里。

我国民间素有出偏方的习俗，对待牙疼，更是五花八门，常用的有：花椒酒、白醋水、薄荷水、咬花椒、咬姜、咬蒜（一说必须是独头蒜）、点味精、点盐、烂白菜根儿堵耳朵（与牙疼侧相反）、咬杏仁（烧灼过的）、苏打粉吹鼻孔（与牙疼同侧）、猛抽一口烟闷在嘴里、涂牙膏、扇大嘴巴、掐大腿里帘儿……这些偏方归结起来不过是：麻痹、刺激、转移、心理作用四个方面，和向“牙疼神”祷告的效果差不太多。

牙痛，痛得太具体、太真实了。

人类的文明史、社会史是伴随牙疼的，上古的巫觋们无法糊弄过去的事情就是牙痛。烧艾草、熏火仁麻、看着铜器上的连续云纹带领集体催眠……牙一疼马上出戏！我儿时见过姥姥夜里牙疼到蹲跪在床边；妈妈疼到蹲在墙角任口水往地下流。轮到我体会牙疼的痛苦，我试过以上多种偏方，也求过圣阿波罗尼亚……还是火烧、电击一般的疼！当从睡梦中疼醒，或是疼到无法入眠之时，恍惚中，我甚至想过世间一定存在某种更加神秘的力量，或是会有外星人的科技可以救我。在忍受重度牙疼的日子里，我梦见过：醒来我的牙是一口麻将牌。没有过严重牙痛体验的人根本不会理解严重牙痛的痛苦程度，往往会说“至于吗？！”有过体验的人，唯相视苦笑。

那么问题就来了：为什么不直接去看牙医呀！古代的绘画中早给出了一个讯息——那是上刑！看牙是让人极度恐惧的事情！所以一定有数以亿计的牙疼病人如我一样，宁可忍受着钻心上头电击一般的疼痛也不会躺坐到牙医的椅子上！“杀神经”“根管治疗”，在牙医的椅子上，这些名词会使牙科恐惧者出虚汗、浑身颤抖、人中附近和双手轻度麻痹、头晕、血压高、心悸。这真的不是危言耸听！我问过很多同病相怜的牙科恐惧者，他们甚至说还会引发心脏不适和休克（煞有介事地说：属于神经源性休克）！有些恐惧者甚至大量饮酒壮胆之后去治疗（当然被医生拒绝）；在国外，一些毒品分类与我国不同的国家，有牙科恐惧者甚至吸食、注射少量管制药品之后去看牙医。

牙科恐惧（Dental Phobia，Dental Anxiety或Dental Fear），指的是与牙科诊疗相关的异常心理、生理及行为状态。其表现为病人在治疗前、治疗期间的紧张、焦虑、恐惧，不能控制自己的情绪和行为等，临床表现为心跳加快、血压异常、出汗、多语、肌肉紧张、面色苍白乃至晕厥。病人还会因此出现避医行为，不愿接受牙科诊疗和检查，不愿配合医生的诊疗工作，等等。我并不认同教科书上归纳的牙科恐惧的成因，我认为这种恐惧是原始的、古老的、本能的。就像动物学家研究出来：当一类人的“古哺乳类脑”强，本能就不怕鼠类；一类人的“爬虫类脑”强，本能使然不会怕蛇，反之会怕得一塌糊涂！这不是可以靠“勇敢”克服的，也难以“治疗”。牙科有一种说法：要加强对病人的关爱程度，注重关注病人的感受。在我看来，这属于“服务态度”的范畴，并不会真正改善恐惧。

我和所有的牙科恐惧者有一个共同的愿望——有一天舒服地躺在牙医的皮质椅子上，慢慢地什么就不知道了……当清醒过来发现医生已经解决了自己所有的牙齿问题！——“就跟做梦似的！”2007年，我从一位牙医的椅子上起来借故取东西逃走之后，就在关注和寻找这样如美梦般的治疗可能性。我知道在美国，这种梦幻治疗已经颇为成熟，理论体系也相对完善，在我们国家尚且处在“研究、尝试、推广”的初始阶段。

机缘是奇妙的，在一位美国麻省理工学院教授的随口介绍下，我辗转找到了协和医院的景泉医生。首诊的时候与任何口腔科无异：拍片子；之后躺在椅子上被检查：问一些身体情况、用药情况、牙齿感觉，大钩子（可能没有那么大）钩钩，往牙上喷气，给一杯水漱口。景医生态度好极了，我报以心跳加速、冷汗、手抖。约好了治疗时间，我早到了半个多小时在诊室外来回走动、深呼吸、空挥拳，我打定主意，如果和从前治疗一样也会突然电一下似的一疼就先放弃了，等口腔医学再发展发展。13点30分躺定，陈护士告诉我“就疼一下”，指的是输液的针头扎一下手背，我素来对扎、拉一类的疼痛完全无惧。但当时紧张得手指头有点儿麻痹感，冰凉得像鸡爪子一样抽在一起，结果我的反应是针头扎进血管了，没有一点回血……换了一只手，陈姐一直给我拍、揉，扎进去，终于看见一些墨色的血，应该是缺氧之类的吧……咪达唑仑终于成功进入了我的血管，我不停地问景医生和陈姐为什么没有任何感觉？是不是只是给我注射了5%葡萄糖之类的东西哄我呢？舒适化就是"话疗"？心理暗示真帮助不了我！……"杨旭，你醒醒……"随着轻声地呼唤和轻轻地拍打，我的意识逐渐清醒了，像是睡醒了尚且迷离的劲儿。看表：14点50分！这个时间我记得非常清楚！——牙齿的问题，可以一次解决的都解决了！我觉得这是神迹！医生通常形容像是饮酒之后的感觉，作为资深饮者我不能认同，那种感觉比酒后轻且舒适。之后，我攒了十多年的各种牙疾在很少几次治疗之后全部不在了，坚持了十余年的偏侧咀嚼也变成了两边都能用——两边的槽牙都能吃东西！我一直高兴到现在！这种难以置信的"牙齿重生"的喜悦我想是每位资深的牙科恐惧牙病病人都至为期盼的！景医生，或者说是协和医院的职业道德是值得钦佩的，因为景医生拒绝做哪怕一丁点儿的过度治疗——这好比是一个"彩蛋"。

和医生、护士们熟识之后，我知道协和医院舒适化口腔的宗旨是：从病人治疗前的谈话一直到治疗后回家的感受，全过程都要舒适化。我不懂口腔科专业的治疗手段，或是麻醉中监控的作用、顺行性遗忘的药物学原理……我确实在协和医院的舒适化口腔科实现了我做梦的治疗方式，并没有麻烦圣阿波罗尼亚女士，也没有联络外星人。

从许多病人关心的费用方面来看，协和医院舒适化口腔科的花销是一些私立口腔医院的八折左右，况且有两个诱人的前提——协和，舒适化。不要会错意，我写这篇小东西当然不是给协和医院舒适化口腔科做广告，但是从一个牙科恐惧严重牙病病人的角度，我又的确想广而告之。让大家早日以科学的精神、合适的方式来结束自己心灵的恐惧与牙齿的痛苦。

有幸先于各位读者读到景泉医生的这本书，生动、可读性强，真正可以叫“深入浅出”地普及了口腔科医学常识和牙科恐惧知识。这是牙科恐惧朋友们的宝典。当然，这本书不会直接让您减轻牙病痛苦，甚至这些文字也完全不会安抚好您的牙科恐惧（我深知这是怎样一种恐惧！）。我觉得这本书像是一扇窗，您打开，看看——原来可以这样！原来真的可以这样！

欣赏一幅画，请站在原作前面；视听一部歌剧，请坐在剧院，拿起手中的节目单；“拔草”一间餐厅，点菜，拿起筷子；摆脱牙科恐惧、治愈牙疾，请您躺在景医生的椅子上面吧！给自己一个“就跟做梦似的”的机会！

普林斯顿大学艺术与考古访问学者

中国传统工艺“云工奖”评委、艺术家

杨旭

2021年3月

前 言

牙科恐惧简单来说是一种很常见的，广泛存在于牙科病人中的医学问题，同时，也属于心理问题和社会问题。在将近20年的为牙科恐惧病人服务，与疼痛和恐惧做斗争的职业生涯中，我深深地意识到，战胜牙科恐惧有赖于牙科医生、病人和社会三方的共同努力，因此我决定写这样一本书，里面有写给病人的科普，写给同行的知识、经验和技术的分享，写给社会的倡议和呼吁。此外，这本书的受益者不仅是成人，还有儿童和其他特殊牙科病人，如孕产妇、有精神疾病和肢体残障的病人等。

在这近20年的职业生涯中，我遇到过形形色色的病人：各种职业，各种年龄，各种心理状态，各种社会阶层……我深知牙科恐惧广泛存在并深深影响着很多人的口腔健康，也影响着他们的社交，影响着他们对自己的评价并打击了他们的自尊心，乃至损害了他们的人际关系和身体健康。我希望这本书能够让他们了解牙科医生的日常工作和苦衷，更好地与牙科医生合作、互动，共同战胜牙科恐惧，并希望他们能够明白，牙科恐惧是可以战胜的，一定要有战胜它的决心和希望。从牙科医生角度讲，我希望同行们真正认识牙科恐惧病人，理解他们的痛苦和烦恼，掌握帮助他们战胜牙科恐惧的

"武器"。

现今，牙科诊疗技术突飞猛进，日新月异，但即便是在牙科比较发达的美国、德国和日本，几十年来牙科恐惧的患病率并没有得到明显的改善。尽管已经将大量的局麻镇痛、药物镇静甚至全身麻醉的方法引入牙科的诊疗中，却依然不能根除牙科恐惧这个顽疾。希望这本书能够帮助同行们理解生物—社会—心理医学模式，首先应理解牙科是一种人对人的服务，医生只有了解病人，才能够更好地帮助病人。医患关系有时候也可以说是一种社会契约，病人付钱，医生为他们治疗，病人选择相信医生，医生则以诚相待，尽全力而为。牙科医生是有行业局限性的，所以希望同行们能够意识到不能用一种"手工业从业者"的思维去解读医学问题。若过多地关注牙齿，我们就没有足够的时间和精力去关注病人本身和他们的需求了，特别是他们来看牙的时候，不好意思说出口的"隐性"需求：我怕疼，我怕看牙。

从这个角度上说，我也希望我们的社会大环境和新闻媒体能够多树立牙科医生的正面的、积极的、健康的行业形象，打破牙科恐惧的"恶性循环"，让口腔健康成为每个人都触手可得的并且享受终身的福利，让每个人都能在舒适安全的环境下接受牙科服务，让所有人都能拥有健康而自信的笑容。

本书共分为10章，第1章和第2章讨论牙科恐惧的相关知识，比如病因、表现、危害，等等；第3章讨论引发牙科恐惧的最主要原因——牙疼，以及口腔局部麻醉技术；第4章谈谈医生如何从自身的态度、言语、行为来帮助恐惧病人；第5章和第6章介绍最常用的药物辅助的口腔舒适化和镇静镇痛技术；第7章和第8章探讨有关孩子和一些特殊病人的牙科恐惧问题；第9章和第10章分别从牙医的角度和病人的角度介绍征服牙科恐惧的最终方法。书中各章都穿插了大量我这些年接诊的有代表性和有趣的珍贵病例，为了保护隐私，病人的具体信息都被隐去了。

在国内，讨论牙科恐惧和口腔舒适化技术的读物，特别是科普读物十分贫乏，期望这本书能够在一定程度上让牙科恐惧病人和牙科医生增长知识，也加强医患双方的理解程度，助力和谐口腔诊疗氛围的构建并促进大众口腔健康的发展。

景 泉

2020年7月

目 录

第 1 章

我所认识的牙科恐惧

北京协和医院无痛牙科治疗中心成立已经17年了，此间我接待了来自世界各处（主要是中国）的各式各样的牙科恐惧病人万余名。我在诊治牙疾之余，也有机会触及他们的内心深处，分享其难言之隐，没有隔阂地畅谈，一起欢笑或悲伤，所见所闻足可洞悉人生之百态。

并非吓唬大家，我估计中国害怕看牙的人得有一半！要知道，敢来医院的就算很勇敢的了，我见过“只让大夫看一下”就导致惊吓晕厥的，见过躲在候诊区不敢进诊室的，见过来了就要全麻甚至“棒麻”的，见过坐在治疗椅上放声大哭的，见过心率每分钟超过150次、血压飙过220mmHg的，见过面部抽搐恶心呕吐的，见过四肢蜷缩浑身颤抖的，见过躲在家里打电话咨询100遍但就是不敢来的。服务过看牙浑身冷汗面色苍白几近虚脱的篮球运动员、特警战士，也安慰过治牙泪流满面抠破亲人手的主持人、演员……我从心底同情这些病人，也希望有办法帮他们逃离噩梦，重见阳光。

1987年，Dental Health Advisor调查了1000位成年人得出的结果（表1.1）。

表1.1 人们生活中的恐惧：很多人都把“恐惧的对象”选票投给了去看牙医

恐惧的对象	占被调查者的百分比/%
公众演讲	27
去看牙医	21
恐高	20
老鼠	12
乘坐飞机	9
其他/无特定恐惧内容	11

一次急诊

我对牙科恐惧的理解源于我刚来协和医院不久的一次急诊值班。我清楚地记得，那天晚上国际医疗部急诊呼叫，我迅速赶到急诊室，没想到病人竟然是鼎鼎大名的主持人C先生。我在电视节目里见过他无数次，非常喜欢他时而风趣幽默、时而尖酸辛辣的主持风格，也看过那个著名的网络短剧《大史记——分家在十月》，里面很多台词甚至都能倒背如流，比如关于“吃几头大蒜”，还有“要偷拍机干什么？”现在回想起来这些桥段依然印象深刻，引人发笑，但是眼前C先生脸上的表情让我实在笑不出来，因为牙齿疼痛他显得非常痛苦。我简单地检查了一下就可以做出判断，因为一般夜间跑来看牙的病人99%都是牙髓炎。我很耐心地向C先生解释了治疗的操作过程，就是在牙上钻孔减压引流，这样疼痛就会很快缓解，但C先生听完后向我提出了一个非常奇怪的要求，而他平时主持节目时的威风凛凛毫不留情的姿态，完全变成了一种祈求，他诚恳地说："大夫，能不能把我全麻了再做，因为我实在害怕看牙。"虽然有很多病人向我表示害怕看牙，但是很少有病人会提出这样的要求，大多数病人会在无奈和忍耐中就范，也就是配合我的操作进行治疗——虽然我知道这很痛苦，但是他们也没有别的选择——因为能挂到号、看上病就已经很不容易了。C先生作为一个比较有社会地位的人士，选择特需医疗并提出这样的要求，现在看来也并不过分。今天我们把无痛牙科治疗中心放在国际医疗部是非常合理的，因为就目前来说，大多有一定社会地位的人更会真正关注并且希望医生在无痛治牙这件事情上为他们提供更多的优化服务。

显然基于当时的业务水平、我对牙科恐惧和镇静镇痛的理解以及由于我曾经在一所综合医院中作为一个最底层的住院医师，关于医疗资源整合、团队合作、管理等方面的综合能力实在有限，最终治疗未能实施。C先生被迫去了其他地方，再没有来找过我。

牙科恐惧的成因——我怕疼

经过和C先生的这番对话后，我的脑海里很长一段时间都浮现着学生时代的情景。我不禁在想，我的学校到底有没有传授给我这样的能力呢？给一位牙疼而又害怕牙科治疗的病人实施全麻治疗，算不算是一种疯狂的行为或者一种过度医疗呢？既然他是国际医疗部的病人，是有身份的病人，那么我究竟是应该满足他的意愿，还是应该说服他，让他理解在现阶段牙科医生能做到的就是稳准狠，或者是用局麻来解决。当然，至于局部麻醉的过程疼不疼，那是完全没有保证的。

与很多同龄的医生一样，我们都接受了同样的牙医学校的教育，但是显然这些教育在有关牙科的疼痛管理、焦虑控制方面的培训是十分不足的。我上学的那个时代，牙科学校对于医生的培养最主要的内容，就是把病看好，稳准狠是最核心的。记得我们在牙体牙髓科实习的时候，经常会遇到因为牙髓炎而开髓的病人需要治疗。这个操作是用牙钻在病人的牙上钻一个孔，直接钻到牙髓，让感染的牙髓里面的液体充分流出，降低压力而达到缓解疼痛的目的，这是牙髓感染治疗的重要的也是必需的步骤。应该说，对于一个已经牙疼了很长时间的病人来说，这样的操作无异于雪上加霜。我们那时候所接受的培训，还不能够更多地关注如何减少这种操作引发的疼痛，而是提倡要快，只有快才能够减少病人的痛苦。所以那时候的操作就是把控制钻速度的脚闸（牙椅的一个部件，类似汽车的油门）踩到最快位置，对准病人的牙齿，然后狠狠地钻下去，突破牙髓的一刹那，会有一种神奇的落空感，也就是牙钻进入一个空腔，这时候病人经常会惨叫一声或者全身一抖，接着牙髓腔里面就会有血流出来，病人的疼痛随之也就缓解了，但是钻开的那一瞬间真是非常疼的。曾经有一位外科医生向我形容他被开髓时的感受，据说当牙钻钻牙髓的时候，他只觉得大脑一片空白，那一瞬间感觉心脏都要停跳了，浑身都在抽搐，出了一身冷汗，但随之而来的是，牙真的不那么疼了。

我们在牙科学校的时候也接受了打麻药的培训，在很多操作

（特别是口腔颌面外科拔牙的操作）中，打麻药还是很重要的，所以培训的内容也非常深入；但是今天想的这个内容缺乏了一个重要的部分，就是如何能够让打针的过程也不疼。上班后，我在相当长的一段时间内一度认为，病人在牙科治疗的时候喊疼是非常让医生烦心的，是非常干扰诊疗流畅性的，特别是在时间本来就很紧张的普通门诊，这样的要求就好像是你去吃麦当劳，还逼着服务员给你铺一块崭新的西餐厅桌布一样。所以当有病人提出“大夫能不能给我打点麻药”时，我会觉得这是对医生工作的一种干扰，而且挑战了医生在操作中的主导性。尽管有时候，包括我在内的很多医生都会同意给病人打麻药，但是在打的时候会狠狠地扎一针，而且会特别快速地把麻药推进去以节省时间。其实在这个操作中夹杂着某种对病人要求的“惩罚”，就是想告诉他：打这一针后也会很疼，下次病人就不敢再提这样的要求了。现在看来，这样的操作产生了很可怕的影响，会让病人觉得无论如何看牙都是疼的。所以现在当有病人问我：景大夫，你的无痛是什么样的？我会告诉他其中有一个重要环节是打麻药，病人会问：“那叫什么无痛呢，扎那一针不也是很疼的吗？”

有一种疼痛教育很有趣。特种部队训练的时候，会用一些所谓的标记弹互相射击，这种子弹击中人体后，会留下带颜色的痕迹，所以也叫彩蛋，在留下痕迹的同时，也会引发疼痛。因此，如果你的战术动作和你的判断有问题，这种疼痛会留在你的记忆里，这就是疼痛教育。有时候对于那些不遵医嘱，不认真刷牙，不定期来看牙医的病人来说，适度地让他们经历牙齿治疗的疼痛，会加大他们对预防的重视程度，比如戒烟、认真刷牙、使用牙线等。当然，从某种意义上来说，这种疼痛教育并不能对所有的人都适用，也不是一种主流的方法，但是无论如何，对有些病人来说确实有效。我就接待过这样一个病人，以前对保护牙齿大大咧咧，后来因为牙髓炎，狠狠地疼了一次，躺了一个星期，基本上是寝食难安，来找我看牙的时候，我“不失时机”地进行了“因果关联”，把这种疼痛归咎为他没有定期来看牙，这才把一个小问题拖成了大问题，他非常认可我的说法，后来隔三岔五就会来“骚扰”我，让我检查一下他的牙齿有没有洞。可能对于某种人来说，这种矫枉过正式的或者比较极端的方法，真的可以从某个特殊的层面上帮到他们。

最恐怖的牙科治疗

我们做过一个统计：绝大多数“医源性牙科恐惧”病人都经历过“拔牙”和“杀神经”两项“酷刑”。前者如打铁铺里抡锤子，凿得眼冒金星脑震荡；后者是一根钩针抽牙髓，痛似半个脑袋遭电击。我想，如果古时候有工具把犯人的牙髓钻开暴露神经，然后将一根烧红的细铁丝放进去，只见青烟一冒，嗞嗞声响起，凭你铁嘴钢牙，谁还能不招供？很多牙科恐惧病人都会清楚地记得这样的经历，青少年时代的此类遭遇会深深烙印在脑海里伴随终身。所以我至今仍十分反对把小孩子捆起来看牙——把你捆起来动弹不得，然后往嘴里灌水、钻牙、打针——你会愿意吗？那些小孩子必定恨死这些恶魔牙医们了。

当然，洗牙时钩子碰到牙根时的酸痛，在上颚前部打麻药针的戳痛，修复牙冠时的排龈挤压痛，种牙时上颌窦手术敲锤子的震荡……这些也是给很多病人留下痛苦记忆的“酷刑”。

从牙科疾病本身来说，有几种是非常疼的，排第一位的就是急性牙髓炎。因为三叉神经关联整个面部五个分叉，它引起的痛觉很难定位，往往一颗牙疼造成半张脸疼半边头疼，也导致牙医诊断牙髓炎的时候非常困难；而且牙髓炎特别有意思，经常是半夜发作，让人疼得厉害完全无法入睡，所以通常来看急诊。我记得有一次急诊，半夜2点多分诊台呼我：“景大夫大你快来吧，有个本院的医生牙疼得受不了了，在急诊呢！”我赶到急诊之后却没看到人，护士说病人已经进诊室里了，我推开诊室门一看，奇怪，诊室里并没有人。我出去问护士：“你们确定病人在屋里吗？”分诊台的护士说：“没问题啊，我们亲眼见到他进去了呀！”我又进了诊室，还是没看到人，屋子里桌子椅子上都空无一人。这时候我好像听到一小声呻吟，扭头一看，只见一个穿白大褂的人蹲在门后的地上，一只手抱着头顶着墙，另一只手紧紧托着腮帮子，看着他双眼噙满泪水，我就明白了。我赶紧说：“哥们儿，别怕，你这是急性牙髓炎，我给你牙上钻个孔就好了。”连医生都疼成这样，足见牙髓炎的杀伤力了。

排第二位的是急性根尖炎，特别是在形成脓肿之前，脓憋在里边出不来时，会非常的疼。排第三位的干槽症也相当疼，就是拔完智齿伤口还没长好就感染了，引起类似于牙髓炎一样的疼。我遇到好多口腔溃疡的病人，疼得很厉害，特别是那种比较深、比较大的溃疡很影响吃东西。还有一种疼是牙齿过敏，这种疼一般不自发，但是当你吃东西的时候，如果食物刚好碰到磨损的快要露神经的位置，或是硌到牙齿表面的裂纹上，那一下疼基本能让你就像被电击了一样，得有三五分钟才能缓过来。

事实证明，这些疼痛如果发作很剧烈或者持续较长的时间无法缓解，将足以给病人带来精神的创伤并终身遗留对牙科的恐惧。

牙科恐惧的成因——我还怕别的

很多病人其实并不怕疼，但是依然对看牙特别恐惧。举几个例子：我有一个女病人有点洁癖，平常生活得很优雅，但她就是闻不了牙科诊室里的味道。比如牙科手套的味道和消毒剂的味道。牙科诊室里面确实有一种特别大的味道，主要是来自牙科的一种牙髓消毒药水——甲醛甲酚，还有一种叫樟脑酚。现在这两种药在牙科的使用已经越来越少了。这个女病人对生活中的味道特别敏感，有很多味道闻了就难受。

另一个病人有点儿幽闭恐惧症，比如坐电梯时就会害怕。所以看牙的时候，就是不能往他嘴里放橡皮障。其实这样的操作在牙科很常见，很方便医生操作，既能防止水进到病人口腔里，也比较干净，但这个病人就不能耐受，每次给他放橡皮障，他就说我能感受到自己鼻子呼出的气息又吹回脸上，要“憋死”了。可以想象，这样的病人使用笑气也不行，因为戴面罩也能让他感到自己要被“憋死”。

我认识一位护士，她在手术室工作，每天见证着各种大型手术的鲜血淋漓，但神奇的是，她自己其实有晕血的毛病，只不过她晕的不是病人的血，而是自己的血。她给我讲人生第一次去洗牙的经历，洗了一会儿医生让她漱口，当她把嘴里的水吐到洗手池里的时候，她看到里面漂着很多鲜红的血丝，然后跟我说："那一瞬间，我就眼冒金星，什么也看不见了……后来牙医跟我说，当时你的脸真是像纸一样白呀！"从那以后，她再也不敢去洗牙了，更不用说拔牙了。

还有的病人不能忍受洗牙时发出的声音。我记得有个病人不愿意洗牙，究其原因倒不是怕酸疼，而是怕超声波洁牙机碰到牙齿时滋滋响的声音，他说这个声音对自己来说就像拿一个金属的勺刮铝锅的锅底，完全无法忍受。

还有一个病人害怕的是脸上有水，尤其是当他把头放进水里时就会喘不上来气。洗澡只能洗盆浴，不能洗淋浴，淋浴的时候有水浇到脸上就喘不上气，游泳就更不行了。洗牙的时候，只要有水喷到脸上，她立刻就会呛水、咳嗽，或者因为嘴里的水多了，会产生窒息感。她还怕护士手里那个吸水的管子（吸唾器）会捅到嗓子眼里。我说："你这属于一种'恐水症'，当然这不是狂犬病的那个恐水症啊。"

还有的病人害怕在嘴里打针，并不是怕疼，而是怕医生手不稳，扎到别的地方，或者针扎进去之后折断在肉里，这属于恐针症（Needle Phobia）。还有的病人害怕高速牙钻，怕医生不小心把别的地方（舌头、嘴唇）给划破了，而且医生越说舌头尽量别动，病人就越紧张。甚至有个病人害怕牙科使用的所有的锐利的器械，如刀片、针头等，一看到它们，就会有一种被切到或者刺痛的感觉。

牙科检查时常用的探针——弯钩子也常常引起病人的不适。

我还遇到特别自卑的病人，因为牙齿不好，特别害怕医生点评、嘲笑自己的牙齿状况或者是遭到严厉的责备，所以不愿意去看牙。还有的病人，会害怕自己在过度紧张的情况下发生失控的行为，他们觉得那样的场面会极度尴尬。

很多牙科医生或者其他科的医生也害怕看牙，但是这个原因并非常规的牙科恐惧。比如我有一个朋友，他是个岁数挺大的牙科医生，他自己的牙坏得很厉害但也不看，为什么呢？他每次一看牙就会想到各种跟治疗有关的并发症和操作失误，比如医生把器械掉到病人嗓子眼里，拔牙的时候拔错了牙，打麻药弄伤神经，等等。我还认识一个感染科的医生，是一位老太太，她很多年都不看牙。我问她为什么，她回答看牙很容易导致感染乙型肝炎、丙型肝炎和艾滋病。她最烦牙科医生的手经常乱摸，一会儿按按钮，一会儿摸手术灯，一会儿拿器械，一会儿拉抽屉。她发现有个牙科医生居然边给病人看牙边摸手机。她说自己作为一个感染科医生没有办法接受，这肯定会传染，所以她认为牙病不到非常严重的程度坚决不看。

有个病人L女士，属于很神经质的那种人，她经常顾虑局麻药物会损害神经和大脑，会导致过敏和中毒，她觉得这几年看牙时麻药打多了，记性都在一点点变坏。

病人害怕的事物真是千奇百怪，我遇到一个这样的案例，也许这不能算是牙科恐惧，但也是一种异常的心理状态。这是一位50多岁的女士，她总觉得自己身体弱，爱生病，有时候我们会私下笑话她像林黛玉，纸糊的灯笼吹吹就坏了，但事实上她并没有什么严重的疾病。有一段时间，她发现自己舌根有很多鼓起来的小包包，其实牙医都知道，那个东西正常人都会有，叫味觉乳头，只是口腔有炎症时会显得大一些，但是她特别害怕，认为自己是得了癌症，她在网上查了很多口腔癌的信息，然后就来找我，非让我确认是不是。虽然我想尽了办法去宽慰她，但她还是不信，坚持要我给她切下来做活检，搞得我哭笑不得。因为这个“癌”，她找了我好多次，有段时间，差不多两周就要来找我一次。她每次来说的话都是一样的，就像“祥林嫂”，搞得我快疯掉了，但我还是非常礼貌地、耐心地听她讲述并向她解释。我想这虽然不算是牙科恐惧，但很可能是另外一种恐惧症——恐癌症（Cancerophobia）。

还有个病人，他是一个性格十分孤僻、害羞自卑的大二学生，可能是童年有过一些特殊的遭遇，导致这个小伙子不敢和异性沟通、交往，他出去买东西都是让同学帮忙的，因为如果遇到女售货员，他就会选择离开。他跟我讲，有一次去买东西的时候和女售货员说了一句话，只说了一句，他就觉得脸特别发红发热，精神有点恍惚，都不敢抬起来头，感觉自己像做了非常见不得人的事情一样。他每次来看牙都指定要找我或者是另一位男医生，而且当他看到与牙医配合的护士时，就会特别不自在，所以每次他来看牙，我都要求护士少说话。我有一次和他开玩笑说，要是这样，你以后怎么处对象呢？难不成是要找个同性别的吗？他说恐怕只能这样了。我把有这类恐惧的病人，归因为社交障碍，特别是与异性的社交障碍。

我们有时候还会遇到一些害怕牙科的病人，他们其实不是怕疼，而是怕兜里的钱不够。现今的牙科，复杂而昂贵的治疗越来越多，特别是当你想拥有一口排列整齐到不能再整齐、白得不能再白的好莱坞牙等，那真的是往嘴里贴钱呀！有人说牙科像装修，贴的每块陶瓷贴片、氧化锆牙冠都是钱，这也是在西方国家拥有一口洁白整齐的牙齿，是上流社会标志的原因。因此，我们完全可以理解在现今的中国，很多人确实不知道进了医院或者牙科诊所，到底带多少钱合适，这项花费是不是跟自己的收入相称。更何况，偶尔还会遭遇某些牙医无良销售的套路。

有一位马先生来找我，他告诉我本来不害怕看牙，谁知有一次他的牙医在给他安装一颗牙冠的时候手一滑，牙冠掉进嗓子眼里，尽管牙医当时大叫“别动！”他还是本能地把这个昂贵的物件咽了下去，这一场“事故”最终以送到综合医院做胃镜取出才算有惊无险地收场。从此以后，他多年不敢再去看牙。

Z先生看到一则广告，某牙科机构酬宾，洗牙只需要60元钱，他就很高兴地去了。医生非常快地给他洗完以后，马上跟他说，他有深部牙结石，应该进行深度清理，牙齿黄应该做漂白，牙齿不齐应该做矫正，另外还有智齿要拔，两颗牙应该装牙冠，最终给了一个十几万的报价，当时他吓坏了，但是碍于面子，又不好断然走开，只好选了较为便宜的牙齿漂白项目。结果预算从60元直接变成2060元。有过这样经历的病人以后再去看牙，大多数都会在第一时间要求医生把费用说清楚，或者直接向医生表示，我这次只准备花多少钱，这是一种有戒心的自我保护。很有趣的是，对看牙费用的认知也决定着一个人对牙科的喜好和态度。

牙科恐惧的成因——牙医的“粗鲁与漠视”

有这样一项针对病人的调研，就是要病人提出牙医的哪些行为让自己感到恐惧不适，然后研究人员根据病人提交的结果进行排序，频率从高到低大致如下：

（1）牙医显得非常着急，手忙脚乱赶时间；

（2）牙医没有就要治疗的内容向我做出足够充分的解释；

（3）麻药效果不好；

（4）害怕牙科的手术设备和器材、器械消毒不到位，不卫生；

（5）牙医没有给我表达感受的机会，比如没有告知病人：如果你觉得疼或难受，可以举手示意。

个别牙医对待病人的方式确实很恐怖。有个病人讲她之前看牙的时候特别紧张，腿部乱颤，牙医不耐心安抚而是向他的同事喊："快来人，帮我把这个病人的腿按住，不要让她动。"还有病人讲述小时候看牙的经历，医生竟然在没有打麻药的情况下就拔她的牙神经，痛得她又哭又叫，然后那个牙医竟然掐她、吓唬她，把她的肉都掐疼了，从那以后她每次看牙都吓得直哆嗦。

很多人的恐惧来自非常偶然的事件。在生活中（特别是在牙科就诊过程中），有些人在青少年时期遭遇到一些突发情况或极端事件后的痛苦记忆可能会持续终身，并影响成年后的行为和心理。有一位30多岁的女病人来看我的门诊，我问她害怕看牙的原因，她清楚地记得中学时有一次去看牙，在牙医的治疗过程中诊室飞进来一只苍蝇，在他们头顶嗡嗡作响，牙医一边钻牙，一边用手驱赶苍蝇，结果苍蝇没打着，钻牙的手一抖，牙钻在她的嘴里划了一个大口子，鲜血直流。自此她就特别害怕看牙，生怕牙医走神，划破她的嘴。

牙医的粗鲁与漠视让很多病人产生了自卑的心理，认为这是自己的缺陷与错误造成的，看牙恐惧是一件令人羞耻的事，向医生表达这种恐惧也是很丢人的事，是不会被认可的，要求医生特别关照或帮忙消除自己的恐惧更是非分的要求。

但是有时候我们也会遇到很多病人能够产生共情。就拿我自己来说，当我给一个病人钻牙的时候，我也会奇妙地感觉自己的同一颗牙隐隐作痛，我知道这是一种心理作用，但是在躯体上我确实能够确切地觉察到这种疼痛。正是因为这样的心理，我才会更多关注病人的感受，更希望通过自己的努力来解决造成他们疼痛与恐惧的根源。

从大方面讲，国人患牙科恐惧的主要原因是不良的牙科治疗经历导致的，我们也叫作医源性牙科恐惧。也就是说在中国，绝大多数的牙科恐惧症病人是被医生“吓”出来的。当然必须声明，无论公立私立医疗机构，心理健康的牙医没有一个会希望把自己的病人搞成牙科恐惧症病人，但是由于很多历史的、现实的、复杂的原因，我们却不自觉地做了这件“坏事”。

有一次，一个非常恐惧洗牙的病人来就诊，我把他交给我的一个优秀学生，特意关照说这个病人很害怕看牙，洗牙时一定要轻一点，但这位学生也许太紧张了，满脑子都是如何把别人的牙齿洗干净，于是他把病人按在那里，认认真真仔仔细细地洗了1个小时。结果，病人不但没有感激他，反而到我这里来抱怨：太疼了，这辈子都不想再洗牙了！我一看，这个病人的牙洗得非常干净，干净到什么程度呢？就是牙龈已经退却的那些地方，露出的牙根都是白森森的，上面没有一点残留的色素或菌斑。我突然想起《水浒传》里鲁提辖拳打镇关西的段子：

郑屠道：“着人与提辖拿了，送将府里去？”鲁达道：“再要十斤寸金软骨，也要细细地剁做臊子，不要见些肉在上面。”——从医疗技术层面，这孩子肯定是做到了。

于是等病人走了，我委婉地批评了这个学生，我说："你有没有关注到病人来洗牙的时候，除了把牙齿洗干净，他还有一个非常重要的隐性需求，这样的需求病人即使不直接说你也应该了解吧，那就是舒适无痛。你把病人的牙洗得很干净，比我洗得都干净，但是如果病人从此害怕看牙、害怕洗牙，患上了牙科恐惧，那你这次操作对他一辈子的口腔健康来说，又有什么意义呢？"所以，若我们只是机械地完成一个治疗疾病的规定动作时，或者把治病只看成是修理机器一样，就会产生这样一个结果：你把牙洗好了，但是却把病人洗跑了。

牙医偶尔对病人产生这样的漠视或者粗鲁的行为也并非是完全非理性的，或者说这不能都归咎于医德的问题。几乎所有的牙科诊疗操作都是需要病人配合牙医来完成的。国外有一个这样的调研：绝大多数牙医面对看牙恐惧的病人时，都会感受到一种无形的压力。约有1/3的牙医不愿意给这样的病人看牙。原因很简单，一方面，针对看牙恐惧病人的知识技术培训相对较少；另一方面，牙医将不得不花费更多的时间和精力去应对，这意味着他们的单位时间收入将会被稀释。其实很多牙医都抱怨那些看牙恐惧和怕疼的病人，他们因为各种原因缺乏合作意识，不遵医嘱，经常不能按时就诊或者爽约。在诊疗中，他们异常的、过敏的、一惊一乍的行为和表现，严重干扰了医生的心情以及操作的流畅性。

有时候，即便非常温柔体贴的牙医也会"吓"到他们的病人。有位牙科专家非常擅长种牙，技术一流，名气也大。有个老太太慕名去找他种牙，经过一番检查，发现之前拔牙时留下的伤口愈合不足，需要再等几个月。大专家非常体贴地送了老太太一本自己撰写出版的手术图谱，希望病人读一下，充分了解种牙的全部流程——

这是一种“高附加值”的服务，然而，本来对种牙一无所知的老太太回去看了这本图谱，特别是里面大量鲜血淋漓、骨肉暴露的高清照片，完全击垮了她脆弱的小心脏，一下子让她对种牙产生了严重的恐惧心理。五年多以后，老太太的儿子带她来看我的门诊时，我发现她已经丧失了种牙的绝佳机会。这个例子让我深知，不恰当的科普很可能传递给病人过度专业的信息，造成适得其反的效果。

牙科恐惧的成因——我是听别人说的

还有一类病人，属于道听途说型牙科恐惧，自己虽然没有此类经历，但来自身边的亲人、好友、同事关于看牙不良经历的哭诉、抱怨、分享、转述会令他们想要未雨绸缪，等到自己看牙时预先暗示自己也会遭此“酷刑”伺候。此外，新闻媒体、影视作品、文学创作对于看牙的负面描绘也比比皆是，我就记得电影《牙医》《憨豆先生》《马拉松人》里面都有对牙医形象的严重丑化和贬损。

国内展现牙医的影视作品不多，比如曾热播的由靳东主演的《恋爱先生》，里面的主人公是一位非常体面帅气、阳光自信、幽默的高档牙科诊所的医生，其给牙科医生树立了一个非常光辉的形象；但是在国外，牙医的形象就会差很多，大多数影视作品里，牙医是冷酷无情甚至恐怖的。国外在影视作品里面出现的牙医的恐怖指数的排名，第一位的就是在著名电影“Marathon Man”（《马拉松人》）里的那位德国牙医Dr. Christian Szell（图1.1），他用强光、牙科钩子引发的剧痛来刺激达斯汀霍夫曼所饰演的主人公，逼他说出实情。有一幕让很多人看的时候牙齿发酸，他一手拿着麻药，一手拿着钩子，让主人公做出抉择。这一形象真的是让人感觉骨头里面都麻酥酥的。我给学生授课时经常向他们展示这段视频，其目的是展示在牙髓中两种不同的神经纤维对于刺激的反应，效果竟然异常的好。第二个恐怖形象来自著名的舞台音乐剧"Little Shop of Horrors"（《疯狂花店》）里面的牙医Dr. Orin Scrivello，他沉溺于笑气的迷幻作用，结果把自己闷死了……不过说起最恐怖的，还是著名的恐怖电影"The Dentist"（《牙医》）中的Dr. Alan Feinstone。这个精神恍惚，处于职业耗竭状态的牙医，在奇怪的思想驱使之下竟然连续在自己的诊所里伤害以及谋杀了多个无辜的人。估计这部电影的播出会让很多病人在相当长一段时间里都不敢去看牙医了。当然，国外也有很多关于牙医的搞笑影视作品，最搞笑的《憨豆先生》，他用一支牙科麻醉剂把牙医麻醉了，结果只好自己把牙一个个钻开修补好，实在是太可笑了。《查理和巧克力工厂》中也出现了一个老牙医，暗示着各种糖和巧克力是牙齿天生的敌人，但是作为父亲，他居然鼓励自己的孩子创造一个由糖果组成的世界。而Steve Martin也许是电影史上最多次塑造恐怖牙医形象的一个演员了，除了"Little Shop of Horrors"，在另外一部与牙医有关的电影"Novocaine"（《奴佛卡因》）中饰演了一个陷入谋杀与陷害中的牙医的角色。

有些关于牙医的歌曲也非常恐怖，比如Blake Shelton的"Some Beach"（《一些海滩》）歌词中就有如下内容：

"I sat in that waiting room

It seemed like all afternoon
The nurse finally said doc's ready for you
you're not gonna feel a thing we'll give you some novocain
That tooth will be fine in a minute or two
But he stuck that needle down deep in my gum
And he started drilling before I was numb"

（我坐在候诊室里
好像整个下午
护士最后说医生已经为你准备好了
你不会有任何感觉的，我们会给你一些奴佛卡因
那颗牙一两分钟后会好起来的
但他把针扎进了我的牙龈深处
我还没麻木他就开始钻了）

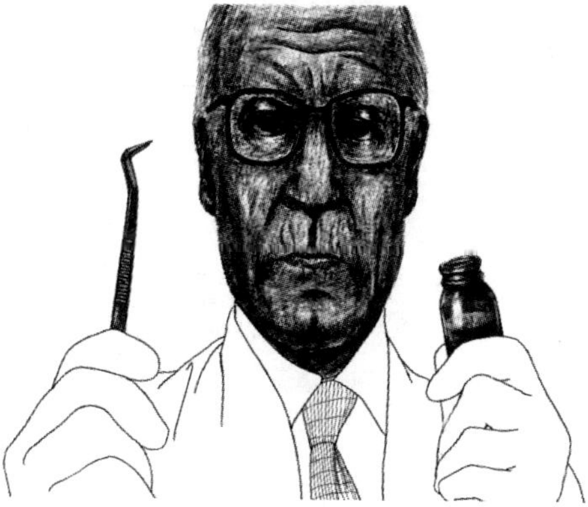

图1.1　电影《马拉松人》里的牙医

最可恨的是，我在门诊还经常听到家长用牙医来威胁孩子。有位爸爸为了让孩子安静地坐到牙椅上居然说："再不听话就让医生把你的牙全拔掉！"听了以后我超级愤怒，心里暗想："我真想先把你的牙全拔了！"作为一个牙医，我从不吓唬自己的病人和亲朋好友，也尽量做一个快乐、幽默、充满正能量的

人，以消除他们对有一个牙医朋友而存在的潜在不适感。

工作之余，我很喜欢研究一些医学历史，进行一些人文收藏。在这里，我也根据自己的牙医学“考古”经验，给大家讲一个恐怖牙医的故事。

“恐怖牙医”与《午夜北平①》

走进协和医院存放老病历的阁楼，戴上手套，在一排排落满灰尘的书架上面找到编号为3218的病历，抹去灰尘，翻开第22页，你会看到记录于1929年4月19日的一段字迹和签名（图1.2）。

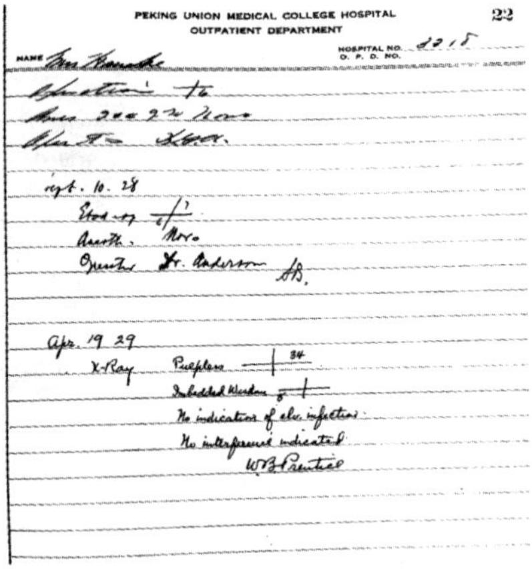
PEKING UNION MEDICAL COLLEGE HOSPITAL
OUTPATIENT DEPARTMENT
22
NAME
HOSPITAL NO.
O. P. D. NO.
Apr. 19 29
X-Ray
No indication of alv. infection
No interference indicated

图1.2　老协和医院中编号为3218的病历中“恐怖牙医”普兰蒂斯的字迹

① 北京的旧称，1949年改为北京。

对！他正是W. B. Prentice，英国作家保罗·法兰奇创作的著名小说《午夜北平》（*Midnight in Peking*）中的“恐怖牙医”（图1.3）。

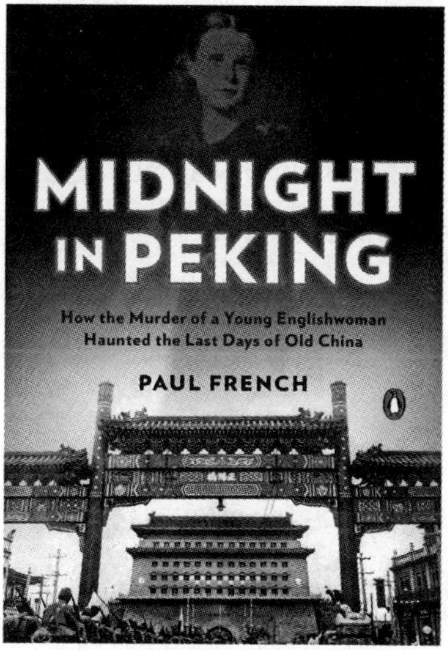

图1.3　保罗·法兰奇《午夜北平》的封面

1937年2月8日，傍晚。

在北平协和医院牙科工作的俄国医生Baranoff给最后一个病人看完牙，先跷着腿在椅子上休息了一阵，然后站起来对着镜子洗手，一边琢磨着约上几个老友去六国饭店喝上一杯，这时护士却突然进来说：“包大夫，医学校那边的胡正详医生请您无论如何马上过去一趟。”奇怪，解剖教研室的人这个时候找我干什么？Baranoff擦干了手，穿着白大衣径直走了出去，穿过寒冷的外走廊，直奔南面的协和医学院。

当走进阴暗的解剖室，Baranoff吓得面色苍白，尽管行医多年，眼前的情景仍让他不寒而栗。在正中央的解剖床上，灯光直射下，一具白人女孩的尸体惨遭肢解，胸腔腹腔敞开，里面空空如也，棕色的秀发上凝结着干涸的血块，布满雀斑的脸颊上，一双灰色的眼睛半睁着，两只小手紧紧攥着，拇指紧握在手掌里，空气里弥漫着血腥味道。

胡正详医生、妇科的James Maxwell医生，还有几个穿制服的使馆区白人警察站在旁边。胡正详向警察介绍了Baranoff，然后说，一个白人女孩，年龄为18~20岁，今天早上被发现死于使馆区南面的城墙下，请您检查一下受害者的口腔和牙齿，看看有没有什么线索。

Baranoff缓慢戴上手套和口罩，显然这件事情发生在晚餐之前是十分令人感觉倒霉的。当然，对于见过很多口腔和面部外伤的他虽不是十分的害怕，但最引起他不安的是整个尸体承受了残忍的灭绝人性的肢解。稍微定了下神，他眯起眼睛，屏住呼吸，看到女孩的门牙已经脱落，那应该是近期受到严重伤害所致，而其他的牙齿非常健康，两颗下颌第一磨牙缺失——从牙床黏膜看，这是专业的拔牙手术后的愈合情况，而且，女孩的一颗虎牙有接受过牙齿矫正治疗的痕迹。详细记录所见之后，Baranoff匆匆离开了解剖室。

Baranoff彻夜难眠，第二天，几乎所有的报纸都在报道一件恐怖的事情：前任英国驻华领事Edward Werner的养女潘蜜拉傍晚出门滑冰后失踪，凌晨有人发现她被人残忍杀害于北平使馆区西南的狐狸塔下，而Baranoff也不由得因为女孩牙齿的各种治疗痕迹，联想到一个人——在北平工作的美国牙医Wentworth Baldwin Prentice。

Prentice 1894年生于美国康涅狄格州的Norwich（诺里奇），1916年毕业于哈佛大学牙学院，在波士顿的Forsyth Dental Infirmary for Children（福赛斯儿童牙科医院）工作一年之后，1917年和妻子（图1.4）一起来到北平卫理公会医院（Methodist Hospital）。他是第一个在北平做牙医的美国人，被中国人称为“潘大夫”。来中国之后，Prentice创建了卫理公会医院的牙科。

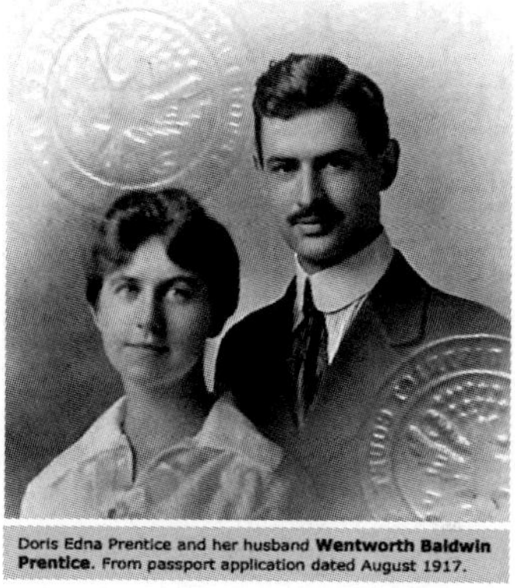

图1.4　Prentice和妻子的合影

取得卓越成就后，Prentice也得到了洛克菲勒基金会的赏识，新任的协和医院牙科主任Bert G. Anderson与他接洽，最终达成了北京协和医院和卫理公会医院联合培养牙医助理和互派教师给学生授课的合作。Prentice正式被聘为协和牙科的兼职医生和讲师。

此后，Prentice除了在使馆区的牙医诊所工作，还兼任了老协和牙科的助理医师和授课教师，而且在北平早期口腔助理医务人员培养方面完成了大量可贵的工作，前后还培养了三四十位中国牙科助理学生。遗憾的是，由于资金的缺乏，卫理公会医院与洛克菲勒基金会、协和医院的合作不久便终止了。Prentice在北平的生活并不幸福，其中最大的打击是1927年妻子带着三个孩子回到洛杉矶，并一去不返。

那么为什么在小说《午夜北平》里，作者会把Prentice与潘蜜拉的惨死扯上关系呢?

潘蜜拉是英国外交官Werner夫妇收养的白俄罗斯弃婴，外交官对这个可爱的女儿视若掌上明珠，细心呵护，从小让她去最好的学校，接受最好的教育，而潘蜜拉在一位好友的介绍下曾到Prentice的诊所看过牙齿，也许是俄国女孩特有的开朗热情拉近了她与独居在北平的Prentice的距离。但是出于谨慎和自保，当潘蜜拉出事后，Prentice面对警察的询问，矢口否认了他曾给女孩看牙和与其交往的事实。后来，Werner在自行调查女儿案件的过程中，似乎很多“证据”都直接或者间接地指向了Prentice。现在看来，这些“证据”尽管映射出潘蜜拉遇害前的生活轨迹，但作为呈堂证供也的确牵强，有些历史悬疑永远不会有答案，但是瑕不掩瑜，《午夜北平》仍然是一部全方位实景展示20世纪初北平外国人生活的优秀著作。

潘蜜拉的惨案，虽然历经了外国巡捕、中国警探等多方调查，但最终并没有侦破，真正的恶魔也没有被绳之以法。尽管有种种迹象表明，Prentice可能与之有关，但在日本人入侵中国的前夕，人心惶惶的北平城里，以及各方利益博弈的大背景下，没有人愿意真的花费心思去查证和破案，以至于后来，痛苦至极的老Werner不得不自掏腰包展开了一系列的调查，但是他所收集到的一切证据，被英国当局以缺乏事实依据为由，匆匆拒绝了。为女儿昭雪的努力，最终化作乌有。潘蜜拉的尸体被葬在了北平的英国人墓地（图1.5），就在她的养母Ravenshaw墓旁。

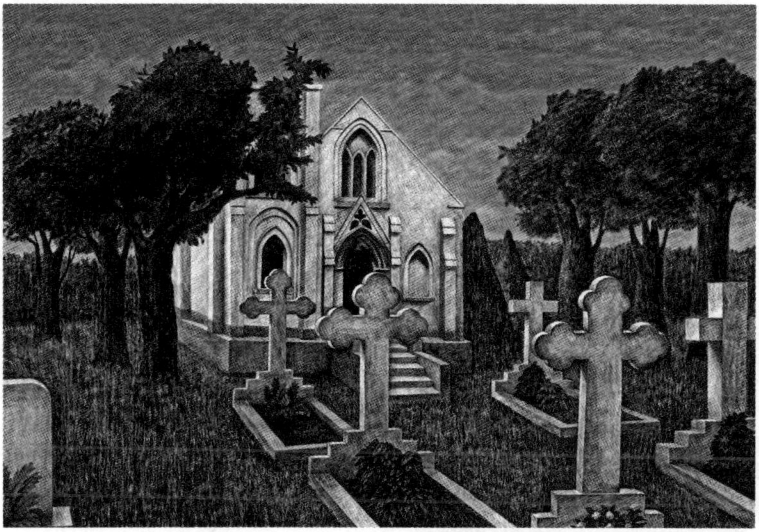

图1.5　位于北平西郊的英国人墓地

位于北平西便门城墙外北面的英国人墓地（今复兴门外）曾在义和团运动中被毁坏，后来重建，成为20世纪初西方人在北平的一处公墓。

在中国，自从妻子病逝之后，潘蜜拉是Werner唯一的亲人，而爱女惨死，给他带来的痛苦是不可想象的，他在日记中写道：……那天我一看到我孩子可爱的小脸被砍得只剩一半，血肉模糊、支离破碎的尸体躺在地上，我的眼睛都要暴出来了。这种伤害在我心里永远也无法抚平，那一惨状无时无刻不在刺激着我的大脑。（图1.6为潘蜜拉的照片）

但是这些，又有谁愿意倾听？

1943年，占领北平的日军以“保证安全”为由，将北平所有盟国居民拘留，关押到山东潍县的集中营里，Werner和Prentice也在

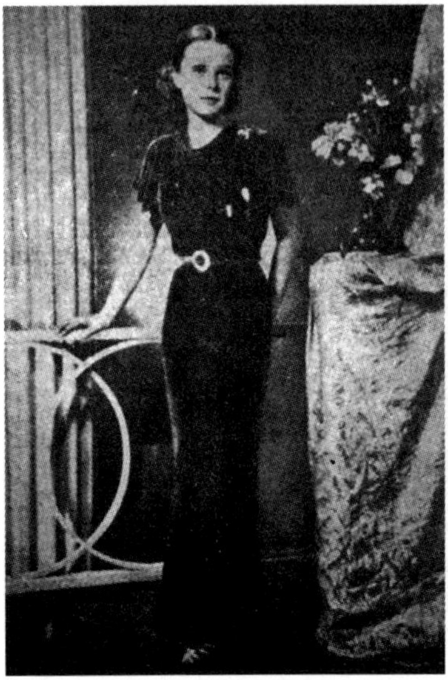

图1.6　潘蜜拉的照片

其中。在集中营里，失去女儿的Werner和Prentice戏剧般地被关在一起，Werner保持了英国绅士应有的理性与平和，尽管“仇人”就在身边，他也仅是用目光和言语去声讨和谴责，而Prentice，则继续着老本行，为集中营里的囚犯们治疗牙齿。

1945年8月17日，日本投降，美军解救了这批被关押近4年的外籍人士。Werner和Prentice被释放之后都选择继续回到北平居住。Prentice继续在使馆区开牙科诊所，而Werner几乎每个月都要到西便门外的英国人墓地去看望自己的爱人和女儿，那里的树荫、绿草、鸟鸣，会让他暂时忘记孤独，然而1951年，因形势所迫，在向亲人的墓碑伤心道别之后，他离开北京回到了英国。这个老人在世界上已经没有任何亲人了。

1947年，Prentice 心脏病发作，死在了他在使馆区大街3号的寓所里，享年53岁。他的遗嘱里并没有谈及故乡美国，而是要求诊所的助手和学徒一定将其葬在北平的英国人墓地里，个中缘由，可能只有他自己才知道 。

1954年，Werner病逝于英国Kent（肯特），享年89岁。在中国生活的34年里，他失去了心爱的妻子和女儿，也见证了这个国家从封建帝国到中华民国，再到社会主义国家的风雨历程。

而主持潘蜜拉法医解剖的协和医院著名解剖学家胡正详教授，

因为研究过细菌，在“文化大革命”中竟被污蔑为美国人制造细菌武器用于朝鲜战争。1966年8月，在遭到毒打和抄家之后，一代解剖学大家不堪侮辱，和妻子先后自杀。遗憾的是，直到今天，在互联网上能查到的关于胡教授的生平事迹少之又少。

也是在1966年，在红旗招展和激昂战歌声中，一卡车身穿绿军装、臂戴红袖章的血气方刚的青年男女，挥起锤子镰刀斧头，彻底铲除了英国人墓地，而这曾经属于生活在北平的外国人亡灵的小墓地再也无法让他们安息，东西方文化的激烈碰撞最终剥夺了他们的静谧之所。

参与潘蜜拉尸检的协和医院牙医Baranoff，后来辗转去到美国，晚景凄凉，1972年身故于宾夕法尼亚州，葬在月桂树山墓地，享年80岁。他是在老协和医院工作过的最后一个外国牙医。

……

今天，在车流熙攘的西二环复兴门外南侧鲜花盛开的草坪之下，女孩潘蜜拉和她的母亲，还有Prentice的尸骨，仍在静静地沉睡着，等待着……

有的时候，牙科恐惧还来自一种对别人痛苦的见证。我遇到过这样一个母亲，她带着孩子来看牙，显然小姑娘对看牙产生的一系列恐惧的心理和状态让这位母亲很不安，最后她竟然在诊室里晕厥了。

牙科恐惧的成因——我真的恐惧

在牙科恐惧的病人群体里还有一类人，我们可以称他们为内源性焦虑（Endogenous Anxiety）病人，这其实是一种独立存在，或者说在出现牙科恐惧之前就已经存在心理疾病——焦虑症。这部分病人发病是一个渐进的过程，从一开始偶尔对某些事物——如需要与工作相关的社交活动的恐惧——一步步发展为对任何可能与别人面对面交往和交流的事情的恐惧。他们会有各种各样的躯体症状，比如觉得嗓子噎得慌、胸痛、喘不上气等，但是当他们去医院经过问诊和身体检查后又被告知并不存在任何实质性的病变。他们对很多事物都会有一种越来越强的想逃避的心理状态。恐惧社会交往、不愿意出门，对陌生的环境、广阔的场面产生恐惧，会对某个朋友或者家庭成员产生特别强大的依赖。他们拒绝牙科治疗，并不是因为之前存在的不良牙科体验或者是刺激，而是一种内心产生的对外界事物的恐惧。当然，对于这类病人的治疗是非常复杂的，首先，要和普通的非内源性焦虑（Non-endogenous Anxiety）病人鉴别区分；其次，这类病人大多数需要专业心理医生的干预，否则仅仅使用常规的全麻、镇静手段并不能缓解他们的恐惧，甚至有时候会令恐惧加重。

第2章

你应该了解的牙科恐惧

记得大学时有一位老先生姓佘。他是一位资深牙医，对病人非常好，会花很多时间跟病人沟通，尽管他的主要工作是拔牙，但是他给每个病人拔牙花的时间是所有牙医里最长的，当然这不是技术问题。当时也有很多学生嘲笑他，说他总是谨小慎微，但是今天看来，其实他所做的正是实践了医学的本质，就是你要花足够的时间和病人在一起。佘老先生给我们开了一堂课，叫作“牙科恐惧”，这个词汇在当时我们的脑海里反映出来的东西，就是一种神经过敏，或者一种歇斯底里，当时这门课因为不考试也没有引起大家的重视。但是今天看来他当时所提到的牙科恐惧，正是我毕业后这近20年所从事的事业。如果当时认认真真地学习这门课，并且主动去找佘老师，和他一起深入探讨研究问题，也许今天会有更大的成就。

牙科恐惧的种种表现

那么，一个人害怕了怎么办？Fight or Flight（战斗或逃跑）是百万年来人类在残酷的进化环境中习得的天性和本能——打得过就打，打不过就逃。

牙科恐惧有着各种各样的表现，当我们在和病人沟通的时候，通过肢体语言就能看出他们是否处于焦虑状态并判断焦虑的程度。比如，有的病人不愿意平躺在牙椅上，而坚持要坐着，或者单找个椅子坐在上面，身体前倾和医生沟通；有的病人连诊室都不愿意进，只在诊室外和牙医沟通；有的病人显然头一天晚上睡眠不佳，来的时候睡眼惺忪；有的病人手心出汗一直搓弄，后背衣襟湿透，甚至可以看见汗珠从脖子、额头上、鼻尖上渗出来；还有的病人做牙齿检查的时候，永远是下意识地抬着双手，做出一种防卫的架势，准备随时推挡医生的操作。观察病人的双腿也对判断他们是否有牙科恐惧很有帮助，比如，双腿分开平放是最放松的，双腿重叠、屈曲，或者身体偏向一侧则提示着某种焦虑和恐惧。最严重的情况是，有的病人仅在和医生陈述病史时，就流下了眼泪——果然是血泪史啊！还有的病人面色苍白，手脚冰凉，呼吸急促，这往往是要晕厥的前兆。

有的病人（特别是男性）会在医生面前尽量掩饰他们的紧张与不安，但依然会展现出一些可以觉察的肢体语言，比如下意识地用手去摸脖子或后脑勺，或者挠头之类；有的病人愿意站着，手插在兜里，但是会把大拇指以外的四个手指放到外面，这也是一种紧张的表现。此外，还有不经意的单腿抖动，双手手指相互交叉呈现祈祷的样子；有的病人在说话过程中会突然不自主地咽口水，而有人会用碰触面颊、前额或挠挠鼻翼的方式缓解焦虑心情。

还有的病人会对医生表现出极度的配合，会非常积极地回应医生的每个指令，但是也会喋喋不休地一直吐露心声，却不愿意让医生开始实质的诊疗操作。我还注意到，有时当病人对医生表达的观点、看法持不同意见时，或者感受到某种否定和挑战时，他们一侧眼眶下的皮肤会出现瞬间的抽动。

眼睛是心灵的窗户，很多时候病人眼神里的惊恐与渴求已经告诉了你一切。给大家讲个有趣的事情：我有个病人的一只眼睛斜视。我发现每当我认真地向他讲一件事情的时候，如果他也在认真听，那么他的两个眼球就会保持朝向前方一致的位置，和我对视；但是只要他走神了，那个有斜视的黑眼珠就会慢慢地滑到一侧去。每当此时，我就有必要改变一下语气，或者轻轻地碰触他一下，表示我是很认真地在说，然后我会观察到，他那个移开的眼珠会重新转回正常位置。

恐惧的一种表现是咽反射亢进，也称作咽部敏感，即病人在看牙时，甚至看牙之前就出现恶心干呕的症状。咽反射亢进有两种类型：一种属于真正的亢进，由病人先天发育情况导致的，其嗓子眼后部、舌头、舌根、舌侧等部位无法碰触，此类病人往往自己刷牙或是碰到嗓子后部的时候就会恶心，有一部分咽炎病人也是如此；另一种是由于极度紧张焦虑导致的。上述两种类型要根据病人的具体情况加以区分，这部分会在第8章《特殊的人》中进行详细讨论。有一位病人在幼年做扁桃体手术时因咽部敏感遭受了很大的痛苦，此后无论看牙还是吃饭甚至刷牙都非常难受。还有一位病人只要看到水垢和黄色痕迹就会干呕不止，所以她家里收拾打扫得一尘不染，而且每到一个酒店，她老公就要先去帮她检查并打扫卫生间的台盆地面，绝对不能有任何污渍，这真是很可怕。

很多病人在与牙医进行初步沟通时就已表现出极度恐惧了。比如，当医生谈及拔牙或杀神经时，有些病人会出现浑身哆嗦、额头冒汗等症状。甚至会有病人说，“大夫，您等会儿，我得去一下卫生间”，看来真是被“吓尿了”。更有甚者，有位女病人听到我说要给她拔颗智齿就立刻慌了，反复问：“大夫，能不拔吗？”“大夫，是不是很疼呀？”我向她仔细讲了不拔的危害还安抚了半天，她依然深陷恐惧中无法自拔，然后她突然红着脸说：“大夫，您能等我一会儿吗？”我问怎么了，她有点不好意思地说：“我不是去洗手间，我得去趟超市，‘大姨妈’突然来了，我得买卫生巾去。”当时连我的护士都惊了，悄悄对我说：“有吓出一身冷汗的，有吓尿的，今天第一次见识竟然有把‘大姨妈’都吓出来的！”

有一个从东北来的女病人更夸张，看牙的时候，她会悄悄用手掐自己胳膊上的肉，特别是当她觉得快要疼的时候。有一次她甚至把老公叫进来，拔牙的时候狠狠掐着她老公的胳膊，把他都掐红了，老公眼里含着泪说：“媳妇，那啥，咱不怕，啊！”我跟这位女病人开玩笑说：“你这是一种疼痛转移法呀！”

当然还有一部分牙科恐惧的病人，会有一些生理上的实实在在的改变。这些情况在年轻人身上主要体现为心率的加快。我曾经遇到一位姑娘，坐在牙椅上浑身颤抖，我接上心电监护仪，一个20岁的年轻人，心率到了每分钟131次。老年人身上的牙科恐惧则更多表现为血压升高，特别是收缩压的升高，很多老年人到了牙科诊室尽管没有表现出极度的恐惧，但是一测量血压——请注意必须测量血压——因为你会发现他们的血压异常。比如，我经常看到这样的血压：185/100mmHg。我还遇到过在牙科诊室，因为过度的紧张和焦虑，突发哮喘、癫痫发作、通气过度的病人。至于胃肠痉挛、头重脚轻、眼冒金星、紧张晕厥的更不在少数。

这里特别要说一说晕厥。牙科最常见到的晕厥就是血管减压神经性晕厥，或者叫迷走神经晕厥。其发生的原因是人在极度紧张的时候，体内血液会重新分配，这是百万年进化的结果——血液会优先向四肢分布，主要目的就是让人来完成逃命或者是战斗这样的运动，但是当人们躺在牙椅上接受治疗的时候，显然四肢是不运动的，所以大量的血液流向四肢势必造成中枢神经也就是大脑相对缺血，当大脑的血量低于某个临界值的时候，就会出现头昏眼花、视物模糊、浑身无力的感觉，好像人一下子就瘫软下来了，这就是晕厥。晕厥在牙科很常见，根据我们的调研，在所有牙科诊室发生的与紧张焦虑有关的医疗急症里，晕厥是占第一位的。晕厥是很好处理的，只要把病人置于一个头低脚高的位置，让血液重新回流到中枢神经，保证大脑的灌注，很快就会恢复过来。因此，晕厥虽然常见，但并不会造成严重的后果。

国外还有这样的报道：有个老年病人在候诊区，因为过度的紧张，突发胸口疼痛，意识丧失，最后经过抢救被诊断为急性心肌梗死——真有人是被吓死的！

你有多恐惧？

对于牙科恐惧的诊断，显然并不能像大多数实质性的躯体疾病，比如骨折、高血压、糖尿病等可以通过各种检验方法、影像学方法得到明确的结果，不过还是要感谢很多在此领域研究多年的先贤们，他们结合心理学的方法，创造出很多有助于医生判断病人是否恐惧以及恐惧程度严重与否的量表，这些量表通过一系列类似于问卷的形式对病人进行评估，帮助医生深入了解病人。最有名的就是Corah牙科焦虑量表（表2.1），1969年由Dr. Norman L. Corah发明，是最早用来评估病人牙科恐惧程度的量表，一共包括4个问题，每个问题后面有5个选项，从轻到重，分别对应1~5分的不同分值。大家可以给自己测一测，如果你最后获得的4个问题总分为9~12分属于中度恐惧；13~14分属于严重的恐惧；如果你的分值超过15分，那么应该说，你有非常严重的牙科恐惧，甚至是牙科恐惧症了。

表2.1　Corah牙科焦虑量表

序号	问题	答案分值
1	如果明天将要去牙医那里检查牙齿，你会感到	
2	如果你正在牙科候诊区等待，你会感到	
3	如果你已经坐在牙椅上，医生正在准备钻牙的器械，你会感到	
4	如果你已经坐在牙椅上，医生正在准备洗牙的器械，你会感到	
1分：很轻松；2分：有点紧张；3分：紧张；4分：精神焦虑；5分：特别紧张，一身冷汗或者感到恶心		

牙科焦虑—牙科恐惧—牙科恐惧症

当初建立无痛中心的时候，中心主任万阔教授本来想学术一点，命名为“牙科恐惧症治疗中心”，但是考虑到国人是十分惧怕被诊断为有心理问题的，于是在医院老专家们的建议下，起了一个相对通俗的名字——无痛牙科治疗中心。当然，随随便便地就把病人诊断为牙科恐惧症也是不负责任的。

就牙科恐惧的轻重程度来说，一般可以分成三个层次：第一个层次是牙科焦虑（Dental Anxiety）。例如，李先生对看牙比较恐惧，他预约了一次牙齿治疗，但在治疗的前一天晚上他在家里开始坐卧不宁，甚至不能安然入睡。第二天来到牙科诊所，在等候区就坐时就开始出汗，感觉自己心跳加快、心情烦躁，这些都是焦虑的表现。其实大多数出现焦虑的病人并没有处于危险中，也就是说无论在家里还是在牙科诊所的等候区，他们并没有马上遇到危险，只是预感自己即将遭遇危险并为此感到不适，而且在焦虑下发生的一系列反应仍是相对可控的，且程度相对较轻，他们还是能够非常理性地对待自己的口腔健康，而且能够配合牙科医生进行治疗。

第二个层次我们就要谈牙科恐惧（Dental Fear）了，如果李先生经历了一切焦虑的过程，当他走进牙科诊室坐在了牙椅上，医生马上就要拿起嗡嗡响的牙钻，或者拿起长长的注射针在嘴里进行操作的时候，李先生的表现是肌肉紧张、浑身颤抖、冷汗涔涔，出现躲闪、推挡、逃跑等一系列行为，甚至一些女病人还会哭泣、晕厥，这些都是恐惧的表现。与焦虑不同的是，牙科恐惧表现得更为直接，更为严重，而且所有与牙科恐惧相关的症状都是在直面牙科治疗的当下即刻发生的。

在焦虑、恐惧的层面之上，我们再来谈谈牙科恐惧症（Dental Fear Odontophobia）。提起牙科恐惧症，首先我们会想到的是这已经是一种心理疾病。其实我不太愿意让病人感觉他们有心理疾病，毕竟在中国来说，大多数人愿意承认自己有躯体上的疾病，但是不愿意承认自己有精神上的疾病。这也就是为什么现今的中国患抑郁症的人很多，但去医院就诊的人很少，因为国人是很害怕承认自己有心理问题而被周围的人孤立与另眼看待的。

我们要明确，牙科恐惧症与牙科焦虑、恐惧的人有一个很大的区别，就是他们会有一些不理性的做法。还是举李先生的例子，李先生对看牙的恐惧由来已久，并且愈演愈烈，已经是一个终身陪伴他的噩梦了。每次当他牙疼的时候，他宁愿吃大量的止疼药，也不愿意去医院看病。他有很多牙齿已经坏了，不能吃东西，严重影响了他的咀嚼功能和享受食物的乐趣，但是他宁愿吃软的食物，只用一侧的牙齿咀嚼，或者干脆少吃。他的精神状态很差，食欲受到影响，胃肠功能减退，瘦弱，郁郁寡欢，缺乏自信，但是他仍然不愿意去牙科寻求帮助。他会梦到自己去看牙，偶尔会有牙科治疗产生剧痛的幻觉。当他有一颗牙齿疼得实在不行时，牙科医生建议他通过治疗保留这颗牙齿，但他宁可让医生采用最直接、简单、粗暴的办法——把这颗牙齿拔掉，也不愿意忍受任何因为治疗而可能带来的痛苦。偶尔他会鼓起勇气去看牙医，但是到了约定时间又会打电话取消预约，有时甚至都到了牙科门口，他还是选择临阵脱逃。

从上述的一系列症状可以看出，李先生是个严重的牙科恐惧症病人。他对牙科的畏惧超过了理智的范畴，不仅仅是停留在焦虑、恐惧的层面，而很可能是他的精神已经不十分正常了。大家听了也许觉得很可怕，怎么还会有这样的人呢？然而现实生活中，我遇到过很多这样的病人，他们在所有害怕看牙的病人中占的比例不高，为5%~10%。他们组成了最为困难的治疗群体。很多牙科恐惧症病人还同时患有一些其他的心理问题，最多的就是抑郁症和焦虑症。

这些病人做出决定是非常困难的，有时候谈一个治疗方案就会花费很长时间，牙医如果没有非常充裕的时间或者很好的耐心，是很难和这些病人深入沟通的。在诊疗过程中稍微出现一点点瑕疵，就可能让业已建立的信任付之东流，又跌落回最初的状态。患有牙科恐惧症的病人，在生活中随时都有可能被与看牙有关的事件场景惊吓或者诱发恐惧，所以他们会极力回避此类话题或者场景。

就我个人而言，这些年在与害怕看牙的病人的沟通中渐渐发现：牙科焦虑、牙科恐惧、牙科恐惧症这三个层次（图2.1），不是孤立存在的，而是可以彼此转化的。一个对看牙焦虑的病人，如果反复遭遇不良的牙科刺激，比如看牙时确实发生了他们之前所担忧的情形，完全可以变成牙科恐惧的病人，也可以继续恶化为牙

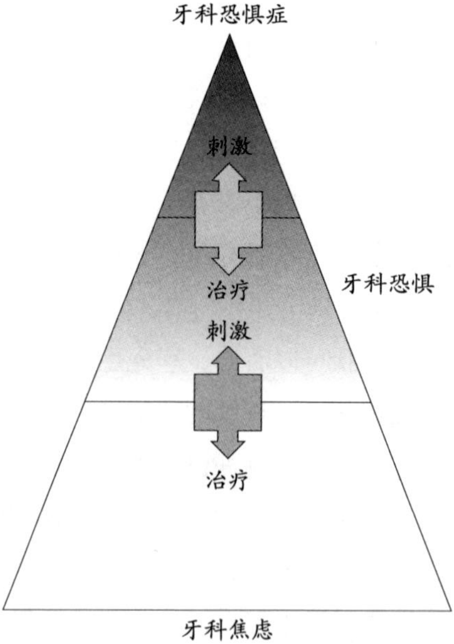

图2.1　牙科焦虑、牙科恐惧、牙科恐惧症

科恐惧症病人。相反，经过一系列的舒适化治疗和心理行为辅导，我们完全有希望把一部分牙科恐惧症病人变成牙科恐惧病人，继而变成牙科焦虑病人，甚至变为正常的牙科病人。所以无论你处于这三个层次中的哪个，都应该积极地寻求牙科医生和心理医生的帮助，亡羊补牢，犹未为晚。

关于牙科恐惧的其他问题

美国人是否也害怕看牙?

美国无疑是现今牙科医疗技术、科技研究和整个体系比较先进完善的国家之一，在牙科恐惧的研究领域也起步很早。2014年，我在美国华盛顿大学牙科学院做访问学者时，有幸拜会了在全美最早建立牙科恐惧中心（Dental Fear Clinic of UW）的学者Peter Milgrom老爷子。他告诉我，美国人的牙科恐惧与中国人有相似之处，害怕看牙的人也很多（占30%~40%）。但是，由于美国无痛舒适化口腔治疗开展得好，所以医源性牙科恐惧者已经比较少了，但是他们的非医源性牙科恐惧者则远远超过中国。在美国牙科恐惧好发于低收入人群，有很多人害怕看牙是因为付不起钱（据说美国有近1/3的人口因为贫穷或没有牙科保险而得不到牙科服务），还有的是遭受过医生的过度医疗，如被安装了全口的“美容害人冠”（一种牙冠）。伴有心理问题的也不少，我在那里和他一起出门诊的时候，亲眼见过一个严重牙科恐惧的中年女病人，她害怕看牙是因为长期自卑、抑郁。当Peter循循善诱继续追问下去时，她竟然哭起来，告诉我们她内心崩溃是因为从几年前开始，老公嫌弃她身体发胖而不再和她“嘿咻”了……好可怜！

我还遇到一个从国内到美国去的病人，这是一位很优雅的女士，她张开嘴，是两排白森森的陶瓷牙。她说：“这并不是我想要的。大概10年前我初到美国，因为两个门牙有些不齐，在朋友介绍下去了一个香港牙医开的牙科诊所。我当时英语不好，根本没有搞清牙医在跟我说什么，就被忽悠着草草签了治疗协议。牙医给我静脉推注了麻醉药，在睡眠中把我16颗门牙全部磨成小锥子，套上了这种惨白的美容冠，之后牙龈一直流血肿痛。我气得要去告那个牙医，但律师说，没有可能打赢，因为你签了协议，但我真的不知道牙医要这么干！我从未得到任何详细的解释！”痛苦不已的她执着上诉了5年，期间还卖掉了一些房产，支付高额费用聘请了专业的律师团，最后终于艰难胜诉，让无良的牙医付出了代价。

医务人员是不是也害怕看牙？

这是个有意思的话题。我可以告诉大家，越是水平高、临床经验丰富的牙医，其实越害怕看牙——他们除了害怕疼，更害怕各种治疗并发症（因为他们对此都心知肚明）。那么内外科的临床医生害怕看牙吗？答案是与普通人群没有差别，只是害怕的内容有所不同：比如感染科的大夫会担心看牙消毒不彻底，染上乙型肝炎、丙型肝炎、梅毒、艾滋病，所以看牙常自带毯子、枕巾、矿泉水之类；变态反应科的医生总爱问补牙用的啥材料？胶水中含不含能让人过敏的成分？核磁室的医生特别怕嘴里被装上银汞合金和金属牙冠；心脏科的医生拔牙前会先悄悄吃一片抗生素；耳鼻喉科医生最怕拔上槽牙断根“上楼”（牙医操作时不小心把上槽牙的牙根捅到病人上颌窦里去）。根据我的观察，看牙最怕疼的其实是大刀阔斧、五大三粗的外科和骨科医生，而最不怕疼的则是妇科医生，也不知为什么。

男人和女人，谁更怕看牙？

在来找我看牙的牙科恐惧病人里，绝大多数是女性，且以年龄段在20~40岁最为常见。在接受静脉镇静的病人中，女性与男性的比例更是达到了3：1。那是不是就说明在自然人群里，女性比男性更容易害怕看牙呢？经过我们的调查发现事实并非如此。来门诊看牙的病人里，虽然对看牙恐惧的女性占绝大多数，但这恰恰体现了女性更容易向他们的医生展现出自己的恐惧、焦虑，更容易通过一些情绪化的方式（比如哭泣）表现出来，更愿意主动寻求牙医的帮助。事实上对看牙恐惧的男性一点儿也不比女性少，只是大多数男性出于面子的问题不愿意向医生坦露。他们甚至把不来看牙医归结为没时间、太贵、牙病不严重，不需要看等原因，而且爽约的男性也很多。男性其实更害怕疼痛，我一度认为，在进化的长河中男性最终先于女性被淘汰，因为从染色体角度来说，男性本身就属于进化不完整的个体，其实他们更加脆弱而敏感。

举个例子，我有一个病人，是位又高又壮的24岁小伙子。他是一名特警，就是那种看见坏人作恶就压不住火、听见枪响就敢往上冲的连死都不怕的人，但是在牙椅上我们仅谈了5分钟，做了个简单的口腔检查，他的T恤就湿透了。当我准备给他进一步检查并请他随我到里屋去拍摄X光片的时候，他刚一起身就直接晕倒在了地上。我们几个人费了很大的劲儿才把他——这块壮硕的肌肉抬到牙椅上。我知道作为军人他很能隐忍，他的表情不会显露他有任何惧怕的心理，这是他的职业训练所造就的，但这并不能改变他内心的恐惧，反而会让这种恐惧带来的躯体反应更为强烈，并最终晕倒。

有多少人害怕看牙？

关于牙科恐惧的患病率，不同国家的数据各不相同，低的从3%~5%，高的国家可以达到50%~70%。当然这个可能也与样本的采集有密切关系。我们在2003—2005年走入首都北京的多个普通社区，通过发放口腔保健品进行了一次覆盖5000人的流行病调研，我们发现在社区的人群中，对看牙存在或多或少恐惧的人占近50%！

当然我们知道，就牙科恐惧这样的事情开展大规模的流行病学调查并不容易，而在门诊，特别是针对到牙科就诊的病人开展调研，其实很难做出客观的评估。因为我们很清楚，严重的牙科恐惧症病人有很多并不会来牙科就诊，而且对于牙科恐惧的诊断，尽管有国外的量表，但是这些量表是否符合中国人的文化、氛围和理解，还有待商榷。另外，也期待能够开发出一个适合中国人的牙科恐惧评价系统，测定信度和效度，这将是我们未来重要的工作之一。

老人们害怕看牙吗？

有句话叫身经百战，战无不胜，说得很有道理。如果什么样的事物都见识过了，也就见怪不怪了。我所遇到的牙科恐惧病人里面老年人是非常少的。随着年龄的增长，阅历的增加，无论是拔牙、补牙、镶牙、根管治疗、洗牙，自愿或者不自愿的，老年人可以说是久经沙场了。我经常开玩笑说："你一辈子可能不会经历一次心脏手术，但是很少有人一辈子不去看牙，原因很简单，你至少有28颗牙，但你只有1个心脏啊。"

老年人即便什么都见过了，也不意味着他们不怕疼、不恐惧，只是很多生活上的不幸和躯体上的疼痛与疾病的折磨，让他们有了很强的承受力、忍耐力。由于经验丰富，他们能更好地应对生活中不良的事件，有更好的情绪管理和适应能力。他们做过手术、开过刀、经历过输液、化疗、放疗和各种痛苦的检查和临床治疗。就像周星驰在《月光宝盒》里有句经典台词说的那样：我是吓大的！

说实话，很多西医的临床诊疗确实是机械而残酷的，我曾亲自陪一个亲属做过膀胱镜，那是在没有任何麻醉或镇静的前提下，把一根管子插到男性尿道里，一直到膀胱，要知道，完整参观这个痛苦的操作之后，我真的认为牙科的很多刺激和疼痛都是小菜一碟。虽然这些疼痛发生的部位距离大脑很近，但它们的严重程度与很多的临床检查和操作比起来其实相差甚远。

针对老年人的操作是要十分小心的，因为有很多老年人患有基础病症，国外管这类人叫作Walking Cripples（行走的伤员），他们患有高血压、糖尿病、冠心病、心绞痛甚至有过心梗发作，他们带着起搏器，吃着激素、化疗药、抗凝血药。所以当你为他们提供牙科治疗，又不注重镇痛与缓解焦虑的时候，他们可能会没有任何预兆，不发一声地"跌倒"在你的诊室。这就是与老年人相关的口腔诊室意外事件在逐渐增多的原因。作为牙医，不能想当然地认为老年人理应对这些操作刺激见怪不怪，就忽略他们的感受，这种忽略往往会导致非常严重的后果，甚至为你的职业生涯画上休止符。要知道，他们可能不在意，但是他们的身体在意。

牙科恐惧会不会遗传？

很多家庭都有自己的传家宝，比如一串项链、一个戒指、一本书、一件衣服等。然而不幸的是牙科恐惧也可以成为这样的传家宝，从一代传给下一代，有意或无意。

我在美国的时候，曾经去一位著名的外科教授的家里做客。他的家里有很多的古董，他带我走进书房，打开一个有玻璃门的老式木头柜子，给我看一些他收藏的古籍。在书籍的“霉香”中，我无意间注意到在小柜子的角落，摆着一副满是灰尘和污渍的义齿。我问：这也是您的收藏吗？

他笑了：“Please，say hello to my grand grandpa and this is the best thing he left for us. As a dental phobic，he had been fighting painfully with his decays，gum boils and his dentists，all the life.”（请代我向爷爷问好，这是他留给我们的最好的东西。作为一位牙科恐惧症患者，他一生都在痛苦地与自己的龋齿、牙龈疖子和牙医抗争。）

我有过一个这样的病人，侯先生，他特别害怕看牙。有一次牙疼得厉害，我帮他把牙齿神经打开，放入杀神经的药，他是强忍着疼痛完成这个治疗的。但是在此之后他再也没有来找我复诊。尽管他的信任和我的技术改变了他以往对于牙科恐惧的理解并使他走出了其他的牙医操作给他造成的不良心理阴影，他仍然没有办法战胜那种恐惧，或者说他直面这种恐惧的自信还没有达到能让他主动来看牙的程度；但有意思的是他会主动定期带自己的孩子来看牙，而每次我检查以后发现他的孩子有龋齿，建议补牙的时候，他都会十分配合，坚决执行：“弄，只要不疼，多少钱都给他弄，长大了少受罪，别像我！”

也有大量的研究表明，人体的一些基因变异也与牙科恐惧相关。身体里携带这些变异基因的病人，对疼痛的感知和对刺激的记忆以及情绪的波动等都与常人不同。这也就说明了为什么有些家庭里的很多个人都是牙科恐惧的病人。据说有个研究发现在北欧有很多头发是红颜色的人更容易对牙科产生恐惧，对疼痛过度的敏感。

我想说牙科恐惧是可以遗传的，这种遗传可能主要不是基因上的遗传，而是一种生活在共同家庭环境中的互相影响，特别是上一代对下一代的影响。所以我知道侯先生骨子里是想破除这种不良遗传的，但这确实需要很大的决心与智慧，而我作为牙医，更是责无旁贷的。

牙科恐惧的危害

有句老话，叫作“怕什么来什么”。牙科恐惧也是这样，你越怕，就越容易出现牙病，但最可怕的是牙科恐惧造成的危害是多元化的。

从病人方面讲，他们因为恐惧，常常出现避医行为，不愿就诊或定期检查，牙病一拖再拖，到被迫治疗的时候，往往已经错过了最佳治疗时机。病人由于看牙恐惧，配合度差，势必影响医生的情绪与状态，影响临床治疗的效果，导致牙科疾病得不到有效治疗或被迫中途停止，治疗效果下降，这进一步危害了病人的口腔健康。

从医生角度讲，病人在治疗时的负面行为和较差的配合程度直接干扰医生治疗的顺利实施，影响治疗效果，常使医患丧失彼此之间的信任，导致关系恶化。绝大多数的牙科操作算得上是真正的慢工细活，因此很多牙医都会有这样的感觉：治疗的效果与操作过程是否流畅，甚至操作时心情是否愉快都有直接关系。若牙科医生在操作中被频繁打断，那么操作的效果——肯定会打折扣。当病人频繁地表示出恐惧、喊疼，要求医生暂停；或者因为恶心难受频繁地起来漱口；或者不能保持持续的张口；或者推挡、乱动、一惊一乍等，那么牙医操作的流畅性被打断，会产生明显的挫折感。挫折感特别容易造成操作失误，甚至引发并发症、意外事故等。

此外还有这样的情况，很多牙科恐惧病人会爽约或者迟到，这是一个非常让牙医头疼的问题，对绝大多数牙医来说，时间的损失就是收入的损失。

我见过这样一个案例：有一次有人在一个牙医的微信群里发了一张照片，是一个牙科医生非常痛苦的表情，因为他的脑门上有一道伤痕，看起来是被某种锐器划过。大家问事情的缘由，原来在他给病人洗牙的时候，病人感觉疼得太难受了，结果与这个牙医发生了矛盾，病人用手推挡，洗牙器械划到了医生的额头，把他弄伤了。这是谁都不愿意看到的，但从另外一个方面也可以体现出牙科恐惧的存在确实可以导致不良事件或者医患纠纷的发生。

从社会角度讲，牙科恐惧病人的不良经历往往被扩大或转述给周围的人，导致更多人产生牙科恐惧，使口腔预防保健的实施、口腔医生的形象受到严重损害。

此外，对于一些患有系统性疾病（如心脑血管病）的病人或老年病人，牙科恐惧和不良刺激还有可能引发诊室意外急症（如高血压危象、心脏病发作），造成更为严重的后果。在我的牙科恐惧病人中，我经常会看到这样的案例：一个年轻小伙子，身体十分健康，但是在牙椅上坐下来，还没有进行任何治疗，通过心电监护发现他的心率居然已经高达每分钟130多次；有的高血压病人，尽管已经按时服过降压药，并且在家里的时候测量血压都是正常的，但是到了诊室在牙椅上还没有接受任何牙科治疗，收缩压一下子就飙升到了180mmHg甚至 190mmHg——有人管这个叫作“白大衣高血压”，这种情况其实是十分危险的。如果病人不说出自己的问题，牙医也没有关注这个问题而强行进行操作，引发的后果则不堪设想。美国就有这样的案例，病人在看牙的时候因为疼痛诱发了心肌梗死，然后老牙医因为过度着急手足无措，也发生了心肌梗死，最后两个人都死了。除了这些系统性疾病，我们看到的更多是病人发生晕厥。在牙椅上晕厥是很常见的。晕厥不是丧失意识，是一种浑身陷入虚弱的状态。还有本身患有癫痫的病人会因为看牙而受到刺激，或者是因为在牙科治疗中的恐惧而导致癫痫发作，还有哮喘病人因为恐惧诱发哮喘发作等。由于牙科恐惧诱发的这些情况都严重危害着医疗安全。

当深入探讨牙科恐惧的危害时，我们会发现一个可怕的恶性循环（图2.2）。

害怕看牙—牙病得不到及时治疗或治疗质量差—牙病加重—口腔健康恶化，美观功能受到损害—更复杂而痛苦的牙科治疗以及更高昂的花费—对看牙产生更多的恐惧。

陷入这个魔咒之圈后，很多病人因此不仅健康、形象受损，难享美食，还出现了生活上的障碍，社交、求职、搞对象都受影响，最严重的可能对生活失望、抑郁，乃至轻生……

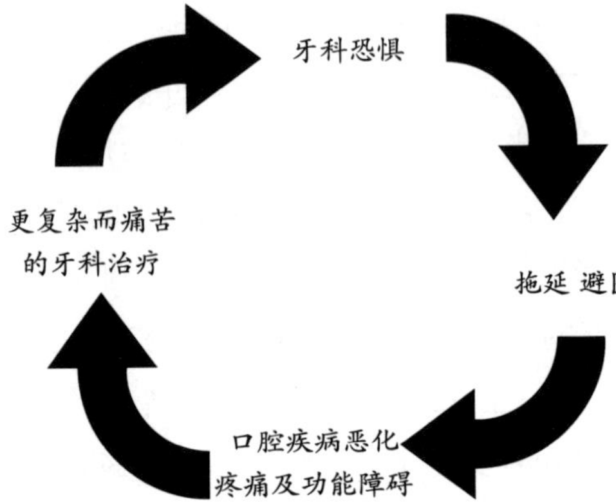

图2.2　牙科恐惧的恶性循环

大量科学研究证实，牙科恐惧直接与恶化的口腔健康状况密切相关，可以说我们见到的绝大多数牙科恐惧病人的口腔健康状况都是非常令人担忧的。我有一个病人，是一位模特，她是气质优雅、身材完美的大美女，巴掌大的小脸绝对是明星级的。但是多年的牙科恐惧，不敢寻求有效的治疗，导致她只有上下口12颗前门牙是好的，而后面的槽牙全都烂没了。她经常形容自己吃东西就像老鼠，因为无论吃什么，都只能用这几颗门牙，而且她已经对此十分习惯。但常年的后牙不能咬合和对门牙的过度使用，导致她产生了严重的颞下颌关节紊乱病，张闭口时关节咔吧咔吧响，还有多次下颌关节脱臼的经历。她经常因此失眠、头疼，十分痛苦。唯一能安慰她的，可能就是由于职业原因不需要吃很多的东西。

很多情况下，牙科恐惧症病人所患的严重口腔疾病，会使他们失去自信，以至于羞于见人，避开各种社交活动，不能享受食物的美味。他们的消化系统出了问题，营养状况堪忧，情绪压抑，心情沮丧，如不及时治疗，可能会成为一种身、心共同受累的顽疾。

第3章

牙疼和打针

整个牙科的历史，也是人类与疼痛斗争的历史。

——作者

英文的疼痛——Pain一词最早出现在1297年，源于古希腊语ποινή、古法语Peine和拉丁语Poena，含义都是“偿还”“惩罚”。疼痛包含感官、情绪、认知和行为诸多方面，并且和环境、发育、社会文化、具体场景相关联。

当然，人们对于疼痛的感知和判断也不是天生就有的。没有人能告诉你，这种或那种感觉是疼痛，就像我们跟很小的孩子解释，看牙会疼或者不疼一样，因为他们并不能理解，这些感觉只有跟个人的经历与具体的事件和感知相关联的时候才会产生。开个玩笑，如果你在第一次给孩子打预防针的时候就问他“打针痒不痒？”告诉他要勇敢不怕“痒”，他以后一定会一直把疼说成“痒”的。

疼痛是罪恶的，这种罪恶是双向的。首先，当一个人觉得疼的时候，他显然处在一种非常不愉快、不舒服的状态。其次，有很多现实生活中的场景会让人们即使产生疼痛感，也会因为觉得尴尬而难以说出，而且久而久之的疼痛会让一个人精神抑郁。事实上，有些精神方面的心理问题，也会转化为疼痛，比如一些人长期承受精神压力后会出现莫名其妙的头疼和腹痛。

医生为病人提供服务的时候也经常遇到这样的情况，如果病人的精神极度紧张，他们的痛阈似乎也会降低，会对一些原本轻微的刺激变得极度敏感。这也就是为什么医生常说，有时候病人反映出来的疼痛是跟他们的恐惧程度直接关联的。

人们对于疼痛的理解经历了很漫长的过程，比如最早对于疼痛的定义是这样的：疼痛是一种关于组织损害的不愉快的经历。后来，有关疼痛的定义一改再改，以至于最后人们说疼痛是一种主观的感受，而且这种感受并非一定伴随组织器官的损害。疼痛的定义从客观变得越来越主观，而且包含三个主要构件。第一是个体，我们知道，不同的人的个性、个人经历、精神状态等都会决定其对于疼痛的感知。第二是对这种感知的理解，即当出现了这种不愉快的感受时人会进行一系列的行为和心理的活动。第三疼痛是有质和量的，包括存在的时间、部位和性质，都是能够被感知的。

疼痛不仅可以被感知，而且可以形成记忆，还可以变成一种条件反射，影响人们日后的行为。这就是为什么疼痛是导致牙科恐惧的一个重要原因。从疼痛的形成来看，牙科恐惧有几种概念模型：第一种情况是最常见的，一个人去看牙，牙医钻牙的时候，他感觉到了疼痛，这让他非常痛苦与不快。以后每当想到要去牙医那里钻牙的时候，他就会联想到疼痛，如果不去钻牙就不会有这样的疼痛感觉，于是他会不自主地避免看牙医。当然，反过来说也有这样的情况，如果一个人去牙医那里看牙，几十年都没有疼过，而某次，这个牙医不小心把病人的牙弄疼了，这只是一次偶然的事件，和他几十年的看牙经验相比完全是可以忽略的，所以他也并不会因为这次事件而对牙科产生恐惧。当然，有的时候病人并非不能忍受疼痛，而是他们担心自己因为突然出现的疼痛而产生失控的行为，他们害怕这样的行为会给自己或牙医造成伤害，或引起他人的不快和尴尬。

作为医生，我们也遇到很多对疼痛有感知，但是并未发展为牙科恐惧的病人。这些人显然在学习疼痛的过程中，因为某种个人的性格气质让他们对疼痛与恐惧之间的转化产生了免疫。有时候我和同事开玩笑说，有些人心大容易忘事，没心没肺反而快乐无忧，这样的人在看牙的时候也许会表现出紧张，但看完就过去了，什么都忘了，从来不会把看牙时遇到的一次或者几次的疼痛变成对看牙的恐惧，更不会因此而拒绝牙科治疗。其实我的朋友中就有很多这种神经非常大条的人。从某种意义上来说，这样的人更容易和医生建立良好的关系，在面临一些重大疾病的时候，也更容易展现出积极的一面。要知道，对很多患有慢性病的病人（包括肿瘤病人），良好的心态十分重要。

2014年，我在西雅图华盛顿大学牙学院做访问学者时访问了美国第一个牙科恐惧症中心——Dental Fear Clinic（牙科恐惧门诊），见到了慕名已久的老前辈Peter Milegrom医生，他1989年到访过中国，谈起中国牙科恐惧与美国牙科恐惧的区别时，他说："绝大多数中国病人对牙科的恐惧都来自疼痛，很多中国医生还不懂得牙科治疗中的疼痛管理有多么重要。"

疼还是不疼 谁说了算?

有一位年轻的女学生来看牙，我还没有开始给她补牙，她就在牙椅上痛哭起来。她向我讲述了自己的心痛经历：之前她有一次补牙，医生给她打了麻药，但是钻牙的时候还是特别疼，她就跟医生讲还是觉得很疼，但医生竟然不屑地说不可能，然后继续狠狠地钻下去。据说当时女学生的惨叫声响彻了整个医院的楼道！连别的科室的人都过来围观了。她讲述的这段经历让我想到两个问题：第一，打了麻药还感觉疼痛，医生首先应该分析原因，而不能一味无视病人的感受；第二，我记得有一位知名的麻醉科主任曾说，在疼痛这件事上，医生应该遵循的原则是病人说疼就是疼，病人说有多疼就有多疼。

怕疼的基因——麻药不好使

就像有些人天生就容易对牙科或者是对外科手术产生恐惧心理，并较长时间遗留在脑海中一样，有些人对疼痛也是超级敏感的，甚至是对麻药的药效不“感冒”，俗称耐麻药。当人们受到外界的各种刺激时，身体里会产生很多化学物质（递质），有些递质就是专门用来传导疼痛刺激的，当人们看牙出现疼痛时，这些递质把信号传输到大脑皮层的相应部分，与中枢神经表面的受体结合，大脑就会有感知，然后根据以前学习到的经验，就判定疼痛刺激，并产生相应的反应——躲避、逃离、分泌肾上腺素……而有些人的基因与常人不同，相同的刺激在他的身体中会产生比大多数人更多或更少的递质，或者是中枢神经表面的受体更多或更少，导致他们与常人有不同的反应，这就是被基因决定的牙科恐惧病人。现在，任何事情都会追本溯源到基因，比如家长给孩子做基因检测，期望知道他们有没有当音乐家的天赋、运动员的天赋、科学家的天赋，等等。从此意义上说，每个人的特质在冥冥中——基因序列里早已写好。所以现在人们经常说，性格决定命运，基因决定性格，那么这样来看的话，命运从根本上来说是由基因决定的。

比较有名的是促阿黑皮素原（Proopiomelanocortin，POMC）基因，它负责产生黑皮质素（Melanocortin），已经证明它的分泌量及其受体MC1R和MC4R与人产生牙科焦虑、疼痛有关，存在这些受体变异的人群与正常人相比，全麻和局麻的效果会变差，也就是俗称的耐麻药。这些耐麻药的人可能有两个共同特点——白皮肤和红头发。

另一个与病人自身相关的决定局麻效果的因素就是组织的缓冲能力。所有的口腔局麻药物都是酸性的，而人体是弱碱性的，把麻药注射到体内后，如果想让它进入神经细胞发挥麻醉的作用，需要人体自身的组织液发挥缓冲能力，把酸性的麻药中合成与人体一样的pH值。这个有点像喝咖啡，主人做了一杯Espresso（浓缩咖啡），如果客人就想喝拿铁，就要往里面兑水或牛奶，但是主人兑水或兑牛奶的速度不同，客人喝上这杯拿铁的时间就不同。比如有的人缓冲得非常快，麻药起效就快；有的人缓冲能力差，甚至十几分钟，还不能有效地把麻药缓冲成弱碱性。这就可以解释为什么同样的麻药，有的人起效快，效果好；有的人则起效非常慢，效果也差。

无论如何，天生耐受或者抗拒麻药的人，毕竟是少数中的少数，打了麻药却效果不佳，绝大多数情况只有一种——牙医没扎对地方。这时候牙医应该做的就是重新选择注射部位并补针。千万不要推卸责任，草率地宣布或暗示病人属于耐麻药型的，这样做常常会导致病人由于认为自身结构异常而丧失了对局部麻醉注射技术的信任。

扎麻药针：为了不疼的疼

口腔治疗中有很多操作，比如杀神经、拔牙和一些口腔手术等都会带来疼痛。在没有局麻药物的时代，医生采取的办法有：几个人把病人抱住、捆住，用棒子把他打晕，灌酒，吸入笑气或者是其他的全身麻醉剂，其痛苦和风险可想而知。20世纪初合成的局部麻醉药（以下简称“麻药”）是牙科病人的一大福音。这种药物最初被注射在口腔里的神经末梢，会在几个小时内让神经传导暂时受阻。病人会感觉那个部位好像变厚了（Feel Heavy）或者有一种被冻结（Freeze）了的感觉，甚至有的人觉得打麻药的部位和器官“消失”了。

但是如何让麻药进入人体的组织里呢？因为麻药只有进入组织中一定的深度，即到达神经根或神经末梢，才会起到相应的麻醉作用，让一定区域而不只是表面的一个点被麻醉。医生需要使用一个输送麻药的管道，并且它要具有把药液输送进去的力量。注射器的发明促成了这件事。注射器的前端是一根细长的针，针是空心的，尖端有个斜面，非常锐利，保证可以轻松刺入组织里。注射器的后面是注射针管，通过三根手指操作：一根手指推动针栓，两个手指与之方向相反，三根手指共同作用，将药液通过针头中的管道输送到组织里面去（参照不同时期注射器的图片）。所以打麻药无非就是三件事：第一件是准备麻药，第二件是准备针，第三件就是怎么给病人打针。

在口腔里的不同部位扎针的麻醉效果是不同的，即便效果是相同的，疼痛感也会有所区别。一般来说，扎针的地方肉厚、疏松、水分多就不容易疼；相反，肉越薄、越紧致就越疼。最疼的部位有四个：首先是距离牙齿很近的旁侧牙龈上；其次是上颚，特别是在上颚的前部；再次是舌头；最后是唇红部。最不疼的地方是腮帮子和嘴唇内侧——俗话说皮糙肉厚。

我们现在所使用的牙科麻药，说起来也有近100年的历史。种类繁多的局麻药物的英文名字都有一个词缀Caine，其意思是合成麻药，它的中文名叫××卡因，比如利多卡因、普鲁卡因、阿替卡因、甲哌卡因等。这些卡因都是无色的液体，不同的种类有不同的麻醉效果，当然也有着各自的特性。比如，较早期使用的普鲁卡因，现在基本上不用了。原因之一是，它有导致人过敏的风险。利多卡因和甲哌卡因安全性非常高，是牙科最常用的，而且对孕妇和儿童也都是非常安全的。当然也有很时髦的阿替卡因，它的麻醉效果更快、更好，当下最受牙科医生的青睐。这里大家需要了解，所有的麻药都不可过量使用，打到嘴里的量刚好够麻醉牙神经，并且在几个小时逆转回来，是我们对它唯一的要求。过多注射麻药可能会使病人产生中毒反应。所以打麻药不是越多越好，而是越少越好。很多医生抱怨病人打了麻药效果不好，认为是打少了，我常常跟他们解释，不是你的麻药打得少，而是你没有打对地方。

还有一个有趣的点是我们用的麻药口感都很苦，在注射的时候，如果有少许滴到病人嘴里，他们就会明显感受到一股莫名的苦味，这点对于儿童来说很难接受。我们也设想让生产麻药的厂商在麻药里面加一点橙子或者草莓味道，不知道未来有没有可能实现，但是至少现在为了去掉这种苦涩的味道，有时候我们不得不在病人嘴里放一块纱布来防止麻药直接落在他们的舌头上。

遗憾的是，在很长的一段时间里，人们关注的是麻醉效果更佳的麻药和更方便医生使用的注射器。事实上，打麻药的过程非常疼痛这件事，一直被人们“理所应当”地接受着，很多病人都会强忍着那阵疼痛，憧憬着后面就不疼了。

很多人对于局部麻醉有很强烈的畏惧心理，特别是在嘴里扎针这件事情，对很多人来说，这可不像扎了鱼刺那么简单。有一次，一位非常紧张的姑娘来拔牙，我给她打麻药时，她浑身紧缩成一团，所有的肌肉都绷得紧紧的，双目紧闭，表情痛苦。好不容易麻药打完了，我对她说“我们已经打完了，您可以闭上嘴了”，但她依然张着嘴。我去写病历时，护士来跟她说“女士您可以闭上嘴了”，但她还是没有反应，而且似乎浑身蜷缩得更厉害了。我又说了句：“闭上嘴，闭上嘴！”她这才慢慢睁开眼睛，看着我说：“哦，您是说闭上嘴是吧？我还以为让我并上腿呢！”我和护士相视一笑，这里难道是妇科诊室吗？

在我所写的另一部书里曾经提到局麻注射疼痛的放大效应：某病人去拔牙，先打麻药，A医生打麻药的技术有点猛，狠狠地戳了他一下，病人就感觉打针怎么这么疼呢，于是他认为打麻药等于疼。第二次他还找A牙医来看牙，这回是补牙，A牙医还是如此打麻药，又把病人扎疼了，于是病人产生了这样的条件反射，即看到这个A牙医就想起疼痛。后来，病人决定不找A牙医看了，换了一家医院，结果这家医院的B牙医打局麻还是一样疼，病人势必认定所有的牙医看牙都是疼的，牙医脸上就写了“疼”这个字。如果病人在每家牙科医院都是这种体验，久而久之，经历多次痛苦后，他们就产生了这样的联系：在他的脑海里，一想到去看牙，就想起疼，还没进牙科诊室，仿佛就已经开始疼了。从一次痛苦的局麻经历到形成由于疼痛导致的牙科恐惧慢慢被强化，形成条件反射，这就是牙科注射疼痛的放大效应（图3.1）。

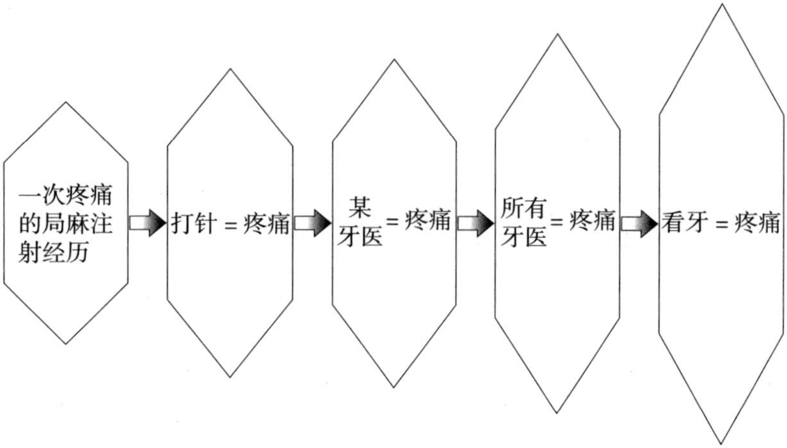

图3.1　牙科注射疼痛的放大效应

扎麻药针：其实可以不疼

没有人喜欢在嘴里打针，这显然比在胳膊上、肚皮上和屁股上打针更令人难以接受。人的口腔黏膜没有皮肤那样粗糙的表层结构，而且布满神经末梢。打针最“痛苦”的时刻，就是当针刺入口腔黏膜的一刹那。所以很多医生都在研究，如何能尽量让刺入的这一刹那不疼。最常用的方法是医生在打针之前，在注射部位涂抹一些表面麻醉膏，有带着水果味的啫喱，也有一些像牙膏似的剂型，然后只需等待1分钟，麻醉膏就会从口腔黏膜表面渗透到里面，这样打针的时候确实可以明显缓解刺入的疼痛感。还有的医生会在病人牙床上喷少量冷冻剂，其主要成分是干冰，可以让口腔黏膜的表面被冷却而暂时失去感觉。甚至有的医生会在注射前，先用一根棉签或者手指在注射部位揉搓一会儿，让口腔黏膜适应这种刺激而使感觉变得迟钝起来。

还有一个问题，也是大家经常讨论的，就是注射针的粗细。就我们大多数人的感觉而言，注射针越细，扎到肉里的疼痛就越轻微，但注射针越粗，它输送麻药的效率越高，药液进到肉里的速度就越快。如果注射针太细，医生就不得不用比较大的力量去推，这个过程就会变慢。2019年我在匈牙利布达佩斯时参观了小有名气的Semmelweis（塞梅尔维斯）医学博物馆，看到了早期的牙科注射针（图3.2），说实话，我看着的时候嘴里都觉得疼。那个注射针甚至比现在血液科做骨髓穿刺和呼吸科做胸腔引流的针还要粗很多！近百年来，作为一种输送麻药的管道，注射针从粗到细的变化也体现了金属加工工艺的飞速发展。

在进行局麻注射的时候，把针头的角度进行适当的改变，也会起到很好的效果。比如，有些医生认为把针的方向偏斜45度角刺入，或者在刺入的时候轻轻向上挑，相比垂直方向刺入，有助于减少疼痛。还有一些可以辅助“疼痛转移”的设备：美国研究出一个类似BB机大小的牙科注射针，给孩子打针时，医生把这个装置紧紧贴在他们的脸上，打开开关，机器的振动就会传导到面部皮肤和肌肉上，这时进行局麻注射，疼痛就被有效地转移了。这个装置很好地利用了一种名为神经传导的生理机制。

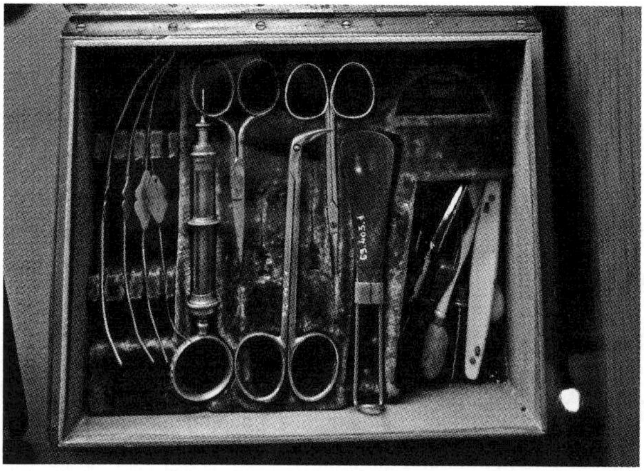

图3.2　博物馆里的早期牙科注射针

把注射针头刺入病人的牙床里或者口腔黏膜下面之后，接下来就是推麻药。在这个过程中，如果医生操作时不注意，仍然可以引起病人的疼痛。我们建议推药速度不要太快，因为短时间内大量的麻药进入病人肉里，若来不及渗透，会形成一个麻药的“池塘”，就像吹气球一样，会造成组织撕裂。这是引起注射疼痛的一种典型原因。个别医生习惯直接将麻药扎到病人牙床下面的骨头（牙床骨）上，甚至狠狠地在上面戳一下，再使劲推麻药，感觉似乎这样麻药起效更快。人类的牙床骨表面有非常丰富的神经末梢，当注射针尖直接戳在牙床骨上，就会引起突然的剧烈疼痛。现在提倡的舒适化注射麻药的方法就是轻轻地一边往前推进针头，一边缓慢地给麻药，使麻药一点点地到达要注射的深度，尽量不要戳牙床骨的表面。这些年，很多厂商生产了由计算机辅助控制的牙床局麻注射装置（图3.3），解放了牙医的双手，他们不用考虑用多慢的速度去推，机器设定好后，只需要把针扎到牙床里，计算机就会给出一个非常合理的注射速度，缓慢匀速地进入组织，真的可以称得上是无痛打麻药了。但是带来的问题也显而易见，很多牙医抱怨这样的设备把一个他们认为并不重要的打麻药过程变得复杂化，浪费了太多时间。

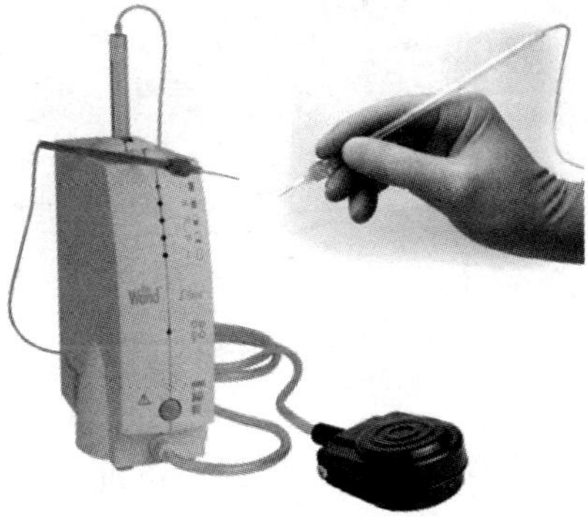

图3.3 由计算机辅助控制的牙科局麻注射装置

还有一个引起病人不适的原因是麻药药液的温度。现在牙医所用的常规麻药都储存在一个叫作安瓿的细长的玻璃管里。为了保证麻药的有效期，一般会把安瓿放在冰箱里冷藏。如果刚从冰箱里拿出来就给病人打到牙床上，麻药的温度远低于体温，势必引起病人的不适。内科医生使用听诊器给病人前胸后背听诊时，有职业素养的医生会把听诊器的金属头放在手心里捂一捂再去听诊。其实最难受的还是冬天做腹部超声，那个润滑油涂在肚皮上才是真的“凉爽”！所以很多医生会预先把麻药从冰箱里取出，在室温下放一会儿再给病人注射。

图3.4为现在牙科使用的各种安瓿，不同颜色的标签代表不同的药物成分。

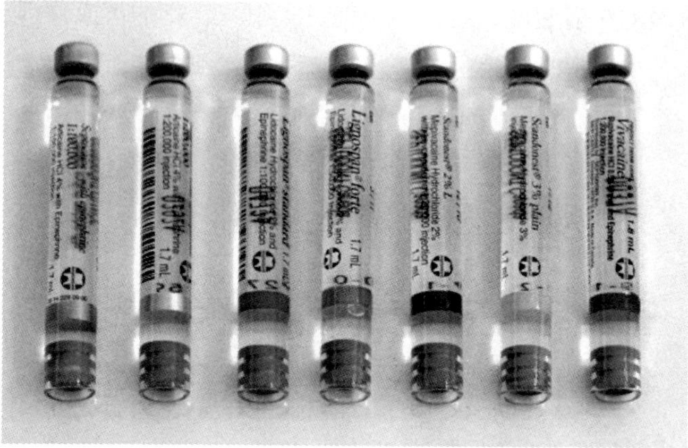

图3.4　安瓿

当然，即便是注意了温度，以最慢的速度推针，一点一点地给药，有时候病人仍然会觉得注射的部位有一种酸胀感，这很大可能是由麻药本身造成的。人体的pH值是 7.35~7.45，但是为了保证效期，麻药都是偏酸性的，pH值为4~5。酸性的麻药进入人体组织后，会让里面有一种烧灼感（当然这个酸度不足以让组织被腐蚀），因此有牙医发明了一个装置，在注射之前，先用碳酸氢钠把麻药进行缓冲，使其变成和人体pH值近似的酸碱度，这样注射进去后，酸胀感就会小很多了。

若要打针不疼，还有一个重要的操作技巧，那就是牙科医生的手一定要稳。牙科医生是一种非常要求精细操作能力的工作，手的稳定性是必不可少的要求，但事实上，有很多人越是到了精细操作或者注意力高度集中的时候，手反而会抖起来。我就亲眼见过我的一个同学，他的手很巧，但是当他去做特别精细的工作的时候，手就会不由自主地抖。记得在学校实习的时候，有一位带教老师观察到了他的手抖，下意识地停在他旁边，他的手抖得就更厉害了。老师说：“哎，同学，你这个手怎么老抖啊？”结果全班同学都转头去看。老师似乎意识到，这样也许会打击他的自信心，于是又补充了一句：“嗯，呵呵，也不知道是你的手抖还是我眼睛在抖。”好在我这个同学手抖的“毛病”并没有影响行医，他的技术这些年来始终是一流的。要注意，有些人的手抖是一种老化的表现，牙医也是“青春饭”，有很多老牙医会说，当出现眼花手抖的情况时，你的职业生涯就要进入尾声了。

看完这些，读者是不是也会觉得，其实打麻药没那么可怕，完成舒适无痛的局麻注射并不是一件不可实现的事情呢？

20世纪初美国的无痛牙科，误导性的商业宣传使一度在美国给牙科诊所起名为“Painless”（无痛的）的行为属于非法，图3.5为名为“Painless”的牙科诊所。

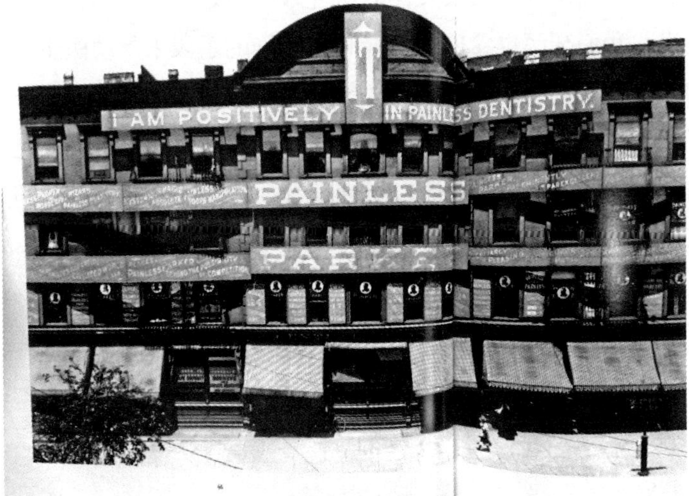

图3.5　名为“Painless”的牙科诊所

牙科检查的疼

有很多牙科疾病在诊断中需要引发病人一定程度的疼痛，这是判断区分很多牙病的主要方法，至少在以前是这样的。记得上学的时候，一旦发现有一个牙洞很深，老师总是希望大家用一个钩子样的器械（牙科探针）往牙洞的深处扎一下，如果引发了疼痛，就可以判断这是一个深龋。当然，如果从关心病人疼痛的角度来说，特别是对那些牙科恐惧的病人，这样的操作是绝对不可取的——宁可打好麻药一点点磨出来，也不要用牙科探针一下子查出来。这样的例子还有很多。比如，判断一个病人的牙髓是不是发炎，常用冰棒和加热后的牙胶进行温度测试，这样的温度测试有时候也会引起病人比较明显的疼痛；为了确定病人根尖是不是发炎，有时候需要敲病人的牙，当急性根尖炎发作时这样敲一下是非常疼的。从关爱的角度讲，我们牙医也希望未来能有更精确的手段来帮助医生诊断牙齿的疾病，而不会同时引发病人的疼痛。试想让一个已经被牙疼折磨了几天的人，为了帮助牙医诊断来承受新的疼痛，这无疑是雪上加霜。在有了X光片和电活力测量以后，这些通过直接诱发病人疼痛来诊断的方式已经逐渐弱化了。

拍摄牙科X光片有时也会令病人产生不适感。牙科常见的X光片有两种，一种叫全景片，病人站在一台机器旁边，调好位置头不要乱动，机器围绕着病人的头颅转一圈，就可以把病人全部的牙齿，包括上下颌骨，平铺在一张照片上。这其实是由很多张小的照片拼凑而成的，这个过程一般不会引发疼痛。另一种叫牙片，是一种传统的拍片方法，确实可能引发不适，操作方法是把一张小长方形的感光板放到病人嘴里，并且让病人用手把它压在牙床上，或者用一些器械辅助。总之，是要放在嘴里一些特定位置的。当感光板碰触到舌根和牙床就会引发病人疼痛甚至恶心。好在牙片拍摄的时间很短，医生只要关上门，然后按一下曝光键就行了，绝大多数病人还是能够忍受这几秒钟的。有时候我们会让病人深吸一口气，但这对于儿童来说确实比较困难，拍片时会让家长在旁边辅助。从病人的角度来说，能够配合拍片很重要，因为无论是拍全景片还是牙片，在曝光的过程中，病人都要尽力保持不动，否则会让片子出现重影，牙医看到的信息不够清晰准确，就不得不反复多次拍摄，这就增加了病人暴露于放射线的风险。

错判的疼

如果我们做一个这样的解剖：人的面部只留下神经，把其他所有的肉、血管和骨头都去除，那么我们看到的是一张神奇的网：这张网的边缘上密密麻麻的就是牙齿的神经末梢，就像小河汇入江海一样，先到面部三叉神经主干，最后再汇集到人的痛觉中枢。它们之间的神经纤维就像树根一样互相交错——这就解释了为什么人们在牙神经疼的时候，经常分不清到底是哪个牙在疼，甚至明明是下牙神经发炎，却会出现上牙疼的情况。好在这种不定位的神经疼一般不会超过人体的中线，也就是说，一般不会出现左边的牙神经发炎，却带着右边神经疼的情况，但是牙疼会引起同一侧的头疼、眼睛疼和耳朵疼。

图3.6为复杂的牙神经结构。

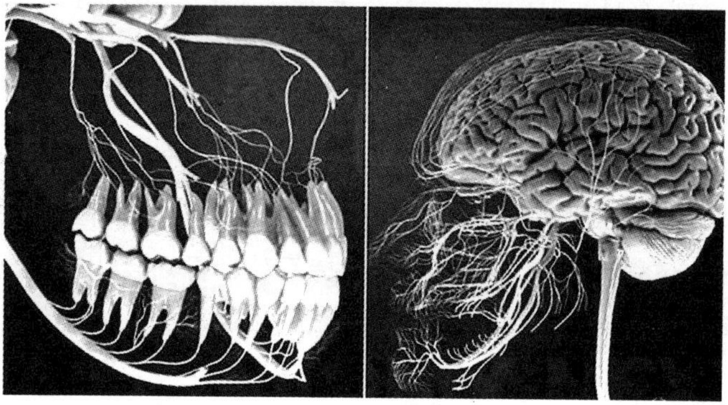

图3.6 复杂的牙神经结构

有这样一个同行，他是一位资深的牙医。有一次，他自己的牙疼了，而且他非常明确地感受到，那个疼痛来自左侧上面的倒数第3颗牙。于是他自作诊断并让他的学生把上面倒数第3颗牙钻开杀掉神经。学生按照老师的意思把这颗牙钻开了，把神经也杀死了。老师回家待了2个小时又给学生打电话说，好像不是那颗牙，感觉是钻开牙的后面那一颗，于是学生又帮助把老师后面的倒数第2颗牙也钻开杀掉神经。又过了2个小时，老师还是觉得不对，因为这回他的疼痛还是没有任何的变化，于是他又把学生叫来，这回学生仔细地检查了一下，发现是左侧下边的一颗槽牙坏了。当学生把这颗牙钻开，把神经杀死后，老师的疼痛终于完全缓解。这位老师心里很懊恼，本来只是一颗牙的神经发炎，却赔上了两颗无辜的好牙。所以牙科有这样一个定律：当病人自己分不清哪个牙疼，而在临床检查上，牙医也不能确定究竟是哪颗牙出了问题时，请记住，千万不要贸然钻下去，因为有很大概率会钻错。这种情况下，我经常会选择给病人服用止疼药，让他们继续观察。因为牙不会一直疼，症状总会有变化，当有了变化，特别是当某颗牙敲上去有点疼的时候，再把它钻开就很有把握了。作为牙医，记得不要过于自信。有一次，巴西的两位父子来找我看牙，他们到中国来旅游，儿子的一颗牙突然出现了明显的疼痛，恰好爸爸是一名牙医。爸爸一进来就对我说："我在餐厅已经用勺子敲过他的牙了，我知道是哪一颗，麻烦你帮我把它钻开就好了。"我拍了X光片，也做了测试，发现有两颗挨着的牙敲上去都有明显的疼痛感。我对病人的父亲说，我们还是要弄清楚到底是哪颗牙，而病人的父亲有些不耐烦，坚持跟我说是他认定的那颗牙坏了。出于对这个老牙医的尊重，我让他签署了知情同意书，并按照他说的这颗牙钻下去，当我把牙髓钻开，看到粉红色的血液一点点地流出来，我觉得恐怕是钻错了，这完全是一个健康牙齿的牙髓。一瞬间，老牙医的表情凝固了。后来，我们只好把另一颗牙也钻开，事实证明真正出现根尖感染的恰恰是后面这颗牙。所以在复杂的牙神经面前，谁也没有100%的把握，这时候只有仔细检查，认真辨别以及适度观察，才能最大化避免误诊。因此当病人们牙疼的时候，如果牙医也分不清是哪颗牙出了问题，可以再观察一下，这并不一定是因为牙医的技术不够高超，而是他们真的不希望出现把好牙钻坏、坏牙却没有治疗的结果。

牙钻、车针和补牙的疼

无论是龋齿造成的牙缺损，还是其他原因比如吃硬东西硌伤以及刷牙造成的缺损，目前主要的治疗方法就是补牙。大多数情况下，在补牙之前需要用钻在牙表面打磨一下，一方面是为了清洁；另一方面，也因为需要制造出一个相对粗糙的表面，这样可以让补牙的材料粘得更好。补牙的疼痛主要来自用钻打磨。牙钻存在了上百年，从一开始需要牙医脚踏提供动力的“人力车”到电机驱动的电钻，再到现在牙椅上的集成高速涡轮气动钻，速度越来越快，打磨能力也越来越强。当然，打磨牙齿的疼痛感却没有任何的改变。尽管迄今为止很多厂家都说自己的牙钻切削能力如何强大，使用寿命如何长，但是我确实没有听过哪个牙钻厂商夸耀他们的钻比别的厂商的产品更加无痛。我想，若要实现无痛，必须淘汰牙钻，我把这个期望寄托在未来的激光和等离子设备上。

牙不是麻将牌，它是空心的。最外面一层白白亮亮的叫牙釉质，难以想象它竟然是人体最硬的组织，比骨头还要硬。牙釉质里面一层是牙本质，它的硬度比牙釉质差很多，再往里一层就是牙的空心部位——牙髓腔，这里被血管和神经占据。这些血管和神经像电线一样一直通向牙根下面的牙床，并且和颌骨里面的神经相连通，一直到大脑的痛觉中枢。若要在牙釉质上面打磨成型，必然要使用高速且非常坚硬的牙钻，而且需要同时在牙表面打磨，这势必会产生巨大的热量，产生的热量可以通过牙釉质、牙本质传导到牙神经。牙神经受到刺激后就发出信号，由树枝一样的下颌骨神经丛传到大脑里，在那里形成疼痛信号，于是就会引发人一系列的不适反应，比如肢体上的躲避、心理上的烦躁等。因此，无论是速度高的钻还是速度低的钻，都要在打磨牙的同时用水冷却，以减少对牙髓的刺激。好在补牙的范畴只涉及牙釉质和牙本质，一般不至于直接碰触牙神经，所以补牙的疼痛大多数还是能够忍受的。补牙的疼痛通常是由钻通了牙釉质引起的，如果钻到牙本质，特别是到了牙本质深层，就会让人产生非常明显的酸痛感。因此如果医生预期会钻到牙本质，不如事先就把麻药打好，让牙髓彻底失去感觉，这样牙医就可以踏踏实实地进行操作，病人也可以比较安心地接受治疗。当然，也有很多病人不愿意一上来就接受麻药，因此牙医需要与病人商量好，打磨的时候如果病人能够接受就继续，如果接受不了可以举手示意，牙医会停止打麻药，这样能够更好地让病人参与治疗。其实牙医也有很多技巧可以在打磨的时候减轻病人的疼痛，比如磨的时候先把牙洞敞开，这样在打磨牙洞深处的时候，水就可以大量地喷到牙洞里面去，以降低热量。记得我刚开始实习的时候，用的牙钻里没有水，所以补牙时整个诊室里都是煳味，可见冷却是非常重要的。此外，还要注意的就是打磨的时候不要一直在牙上磨，而应该是磨一下停一下，即俗称的点磨，这样既有助于局部冷却，也可以帮助神经适应这样的刺激。

牙医大多会选择比较锐利的车针，车针大概有1厘米长，它的一端装在牙钻上，被牙钻驱动转起来，另外一端是一个打磨头，这个部分就是和牙齿相接触的部分。车针的打磨头有很多种形态，球状的，也有带齿的杆状的。打磨头越锐利，切削牙齿效率越高，产生的疼痛就越少，所以经常更换车针，也可以减少病人的不适。

在某些罕见情况下，当牙医磨到靠近牙髓的牙本质上时会有些信心不足，因为害怕不知道哪一下就磨穿牙本质而侵入牙髓了。如果不打麻药，病人肯定会因为突发疼痛而发生不可预料的抖动，所以在这种情况下，我通常会坚持建议病人先把麻药注射好再继续操作。

高速牙钻在打磨牙的时候用的是一种“硬碰硬”式的接触，形成牙—颌骨—颅骨的传导，可以把这种打磨时产生的噪声和振动感直接带到中枢神经——也就是人们的大脑中。在医学上这叫作骨传导。其实我们听到的很多声音，并非都是从听觉器官传入的，从颅骨一样可以传入声音和振动。现在有一些高科技耳机就是利用骨传导来帮助我们欣赏音乐。有的科学家正在研究如何采用波形相反的振动来消除钻牙时产生的噪声。

若要打磨牙这样超硬的组织，迄今为止除了牙钻，我们确实没有更好的武器。很多人痛恨牙钻，但是它也并非一无是处。有的时候，还会在其他地方有妙用。记得有一次，我正在诊室看病人，护士长突然火急火燎地跑进来，还推着一个童车，里面坐了一个金发碧眼的小宝宝。护士长说：“景大夫，快给想想办法，看看你们的‘家伙’能不能帮上忙。”我低头一看，原来童车的扶手上有一个插遮阳伞杆子的圆孔，孩子调皮，把一个手指头伸到了孔里，结果被卡住了。孩子“哇哇”直哭，手指也胀得有点发紫，要是不尽快解决这个问题，孩子的手指就会有缺血坏死的风险。我拿起牙钻，装上高速车针，用口镜的塑料柄保护孩子手指，就在这个扶手的圆孔周围，呈90度豁开两道沟槽。好在扶手是硬塑料材质的，很快这个圆环被我掰掉了1/4，孩子的手顺利得救。护士长和孩子的家长都非常高兴，一直给我“点赞”。我说：“别客气，赶紧的，下一站骨科！”

还有一次，我值急诊夜班，分诊台给我打电话说：“泌尿外科请您去会诊。”怎么，泌尿外科还会请牙科的医生去会诊吗？我跑下楼，看到诊室门口围了几个建筑工打扮的人，还有一个穿西服的可能是位领导。他见到我就说：“您是牙科的吧，快给想想办法吧！”我走进诊室，泌尿外科一位医生迎上来，指着一个躺在平车上黑瘦黑瘦、痛苦万状的中年汉子说：“牙科大夫，看能不能给帮个忙，你们那里有没有合适的‘家伙’，要不然这老兄后半辈子的‘性福’就不保了。”这时我发现病人的裤子被脱下来了，顺着外科医生手指的方向，我看到他的下面肿得像个小茄子，黑紫黑紫的，血管迂曲起来，而阴茎的根部竟然套着一个大螺丝。天哪！这是怎么弄的？太可怕了。“下夜班累到昏睡，工友和他开玩笑，给他套上这个，晨勃之后……”还没等外科大夫说完，病人就咬着牙说道：“我要知道是谁干的，我就和他拼了！”然后又痛苦地倒下了。我赶紧推着病人来到诊室的牙椅旁，在牙钻上安装最锋利的车针，直接挂上“S”挡，拼命地打磨起来，谁知任凭火花飞溅，我万能的牙钻这回好像没那么灵光了，一连磨断了好几根车针，都没能把螺丝磨开。我非常遗憾地说：“你们赶紧想别的办法吧，我这个‘家伙’看来是不奏效的。”后来，据说他们是用电锯解决的。唉，真心疼这个病人，过激的玩笑开不得啊！

补牙的过程中还有一些其他的操作步骤也可能引起病人的不适，比如，当牙齿表面已经清洁和打磨完以后，牙医需要在这部分已经充分干燥的牙齿表面抹上胶水。牙医会使用一个叫作“三用枪”的小器械，它前面是一个长长的管子，后面有两个按钮，一个按钮会让管子喷冷气，另一个按钮会让管子喷水。如果一起按下两个按钮，强烈的水汽会一起喷出。在干燥牙齿表面的时候，牙医会用三用枪往牙齿表面吹气。当缺损比较深，或者位置靠近牙根的时候，三用枪吹出的冷气会让病人“一激灵”，很酸爽的感觉，好在这样的刺激仅仅是一过性的。

总的来说，补牙的疼痛并非不可忍受。大多数病人会选择让牙医先打磨牙，并和牙医约定好，一旦感到疼痛，他们可以向牙医示意，然后牙医再给他们打麻药；但是对于那些有牙科恐惧的病人来说，他们更愿意让牙医在操作前就把麻药打好，这样他们就可以彻底放松下来任凭牙医操作了，而牙医们其实也更喜欢这样的方式，因为他们的操作可以不被病人打断。

钻开牙髓的疼

2014年5月的某个深夜，在睡梦中的我不知为什么突然醒来。我感觉右侧的腮帮子、耳朵后面还有头部都在一下一下地抽动。那种感觉不能完全说是疼，但是让人心神不宁且坐立不安，无法入睡。我很清楚地知道，之前有一颗被智齿顶坏的牙补得很潦草，估计是开胶了，而且细菌已经突破了牙本质侵入牙髓。在这之前的几天，我能够感觉到吃凉的东西和热的东西时有所隐痛。我给自己下了这样的诊断：右下第7颗牙急性牙髓炎。我看了一下手机，当时是夜里2点多。看来，我必须要吃一片止疼药，否则根本无法入睡。我爬起来，小心地走到厨房，打开装药的抽屉。谢天谢地！我在那里储存了一盒乐松——一种很强效的止疼药，起码对于牙科是这样的。一片药吃下去，疼痛很快就缓解了，我终于得以踏踏实实地睡觉到天亮。第二天我匆匆赶到单位，药物让我有些恍惚，但我还是第一时间找到了科里的同事。今天必须把这个牙钻开，把神经杀死，否则就只能靠持续吃止疼药挺着了。

这些年来，我曾经目睹无数个患有急性牙髓炎的病人，这种疼痛大多数是夜间发作的，发作时令人无法入睡，而且疼痛会波及同侧的头部、面部、耳部和眼眶。最可怕的是，大多数病人常常不能准确说出究竟是哪颗牙引起的，而这种疼痛又特别剧烈。在VAS评分上（视觉模拟评分法：一把尺子上0~10的刻度间隔相等，0为无痛，10为极痛，让病人评价自己感受到的痛感），曾经有不少病人把急性牙髓炎的评分设定为9~10分，那真是一种剧烈而难以忍受的疼痛。

这种疼痛还有个特点就是一阵一阵发作，可能前几个小时疼得受不了，过一会儿又突然好转，然后又突然加重。有的时候这种疼痛带给人的感觉就像被电击了一样，我见过病人疼得用头撞墙，在嘴里含冰块、漱冷水、嚼花椒，甚至用鞋底子抽脸，还有的会瘫倒在地上。

牙医明确诊断后，接下来要做的事情就是在有问题的牙上钻一个孔，一直钻到牙髓暴露，让牙髓里面的感染，特别是大量血液蓄积形成的压力尽快地释放出来。一旦牙齿里面的脓血流出来，压力释放，疼痛就会非常快地缓解。在没有局麻药物的情况下钻开牙髓是极端痛苦的，因为牙钻打磨牙齿本身会产生大量的热，而这样的热刺激碰到已经发炎的牙髓，疼痛会进一步加重。记得我上学时，急性牙髓炎的开髓操作大多数是不打麻药的，老师传授的技术就是稳准狠，以最快的速度钻上去，大约也就是十几秒的时间，钻开的一刹那，牙医会提示病人“别动啊，疼一下”，大多数病人疼得一哆嗦，然后马上看到一小股鲜血从牙齿上的洞口流出来，于是长吁一声，终于解脱了！在大量诊疗负荷压力下，这样的方法确实是效率最高的，但是也给很多病人造成了很大痛苦，如果能够打上麻药后再操作，确实可以让病人舒服很多，而且在钻开牙髓的一刹那，那种剧痛也基本上感觉不到了。

现在，钻开牙髓的操作绝大多数情况下都是在注射局麻药物后完成，但是谁也不能保证局麻药物100%奏效。少数情况下，即便给病人注射了足量的局麻药物，他们的口唇已经麻木，但在钻牙的时候，病人仍会感受到疼痛。这种情况一般发生在牙髓炎症比较严重的时候，或者是牙根已经产生脓肿。这时，局麻药物对于神经根的渗透效果会差很多，钻开神经时，麻醉效果差还常常发生在下颌后面的槽牙——这个区域的牙齿受到很多不同来源的神经交通分支的支配，常规的方法很难麻醉所有的神经。因此，下颌后牙的牙髓钻开操作很麻烦，好在现在有很多改良的新方法，比如用计算机辅助注射的装置在最靠近牙齿的地方加压注射，可以有效缓解疼痛，弥补常规局麻注射技术的不足之处。

抽掉神经的疼

人们在牙齿受到损伤和感染的时候能够感知疼痛，要归因于牙齿中央空心部分里面的牙髓。牙髓是血管和神经的统一体，如果外层的牙釉质和牙本质证明了人类的基因部分来自海洋深处的甲壳动物，那么牙髓就证明了某种身体布满神经末梢的腔肠动物也曾经把基因贡献给了我们。因此在牙齿发生炎症感到疼痛的时候，钻开牙髓仅仅是第一步，其目的除引流外，最主要的是能够让医生用一种非常细的器械经由这个钻开的孔隙深入牙髓，并把它完整取出。这个和头发丝差不多细的器械，叫作拔髓针。其实很久以前，并没有工艺能够生产出如此细的金属器械。那时候，医生为了止疼，大多数情况下是把一种含有类似砒霜成分的药物塞到病人的牙髓里，并把孔堵上，然后让病人回去等着牙髓慢慢坏死，也就逐渐止疼了。据说在古老的欧洲，牙医会把一根细铁丝烧红，然后直接插到病人牙髓里，伴随一缕青烟和一声惨叫，牙髓死了，这颗牙也就不疼了。

使用拔髓针拔掉牙髓的过程依然需要麻醉。麻药可以打在牙床上，也可以把麻药通过钻开的孔直接注射到牙髓上面，让牙齿彻底失去感觉。绝大多数情况下，一旦在牙床上进行了常规的局麻药物注射，拔髓的时候病人是没有感知的，但是也有一些特殊情况——这经常出现在牙髓有比较明显的炎症时，还有就是下颌后牙，抑或是牙根又长又弯的情况下，此时在牙髓深处，也就是最靠近牙根尖端的位置，即根管的尽头，那里的牙髓往往很难被麻药彻底麻醉。所以经常需要病人适当的忍耐，而牙医则要快速地把那一点点牙髓清理掉。对大多数病人来说，如果事先沟通清楚而且牙医的手足够快，这种疼痛病人是可以忍受的，但对于特别敏感的病人来说，这是一个有难度的事情。在这种情况下，反复地注射更多的麻药不一定能解决问题。还是那句话，局麻效果的好坏不在于麻药注射量的多少，而在于麻药针扎得准不准以及到不到位。我们在培训牙医的时候，常常把局麻注射比喻成扎针灸——得扎到麻筋上才有用。

拔牙的疼

拔牙是很多人牙科恐惧的开始，但是从一个牙医的角度来看，其实拔牙并不是牙科所有的治疗里最疼的。尽管现在的局麻药物不能彻底麻醉牙髓，但是把一个牙齿周围相连的牙床骨和牙肉麻醉掉还是很有把握的。

那为什么还有很多人害怕拔牙呢？我觉得最主要是因为拔牙的场景很吓人：病人被要求把嘴张得很大，头顶上是刺眼的手术灯光，两个蒙着口罩戴着眼镜的人，近距离地贴在旁边，一会儿说拿钳子，一会儿说上刀子，一会儿又拿个大钻头在牙床上磨，有时会清晰地看到牙医和助手的口罩上被溅上了血，还会看到他们戴的眼镜反射出自己张着嘴的影像。特别是当牙医拔牙遇到了困难时，会把一个像改锥似的东西（牙挺）插在病人嘴里，然后对助手说“帮我搞两下”，于是助手就像《封神榜》里的雷震子一样，对着牙医手中握着的改锥，叮叮当当地敲下去。在牙科学校上学时，这种敲锤子的技术是要专门培训的，有的敲法是一下轻一下重，也有的是两下轻一下重，但无论何种敲法，都需要轻重结合，这种牙科诊室特有的打击乐也要符合韵律，而且根据牙学院里授课老师的不同，这敲锤子的技术也分了派别。叮叮当当的敲击声还会通过牙床和颌骨的骨传导传到大脑里去，于是病人会感觉像是有人在敲他的脑壳。

有一次，我给一位同事的妈妈拔牙，不小心把她的牙根拔断了，于是我和助手用各种粗细不同的改锥敲了将近2个小时，终于把那个牙根找出来。晚上同事给我打电话说他妈妈回来后一直倒在床上下不了地，只要一坐起来就头昏目眩、恶心呕吐，连厕所都去不了。当时我很崩溃，想了半天也想不出什么原因。后来我打电话咨询了我们医院在眩晕方面非常有名的一位权威专家——蒋教授。电话那边，蒋教授操着江浙一带特有的口音，不慌不忙地帮我分析，最后他的结论是由于敲击，耳朵里面的很多耵聍脱落，影响了耳蜗深处掌握平衡的结构。解决方法也很简单，第二天，他让病人坐在一个类似转椅的椅子上，让头在不同的方位上稍微转几转，就解决了。

拔牙有时候也是一种体力活。虽然在上学的时候老师一再强调正确的方法是拿钳子夹住牙轻轻摇晃，但是很多时候我们会发现，如果没有劲儿往哪边摇也摇不下来。我们科里有位老牙医力量特别大，有次我们医院麻醉科的一位牙医找他拔牙，老牙医把钳子夹在他牙上，然后手一拉，牙没下来，居然把病人从牙椅上拽了起来。后来这个麻醉科大夫很坚决地加入了我们的无痛治牙团队。

当然我们也见识过不害怕拔牙的。我有个在公安系统奋战的警察朋友，他的工作主要是反间谍。有一次半夜他给我打电话说抓住了一个特务，他身上携带着一个微型的窃听器，但我们找了半天也不知道在哪，他问我能不能帮忙想想办法出出主意。我说这个窃听器估计有电子零件，给他拍个X光片估计能找着。后来这位大哥聊起这件事说："兄弟，那天真得感谢你，我们从头到脚给他拍了X光片，发现这东西在他的一个槽牙里。这帮人真厉害，他们把他的一个槽牙掏空了，把窃听装置装进去，上面再用补牙的材料补上。在和别人说话的时候，通过手机就可以控制这个装置的开和关了。"我说："那你怎么没有把他带来，我有办法帮你取出来。"大哥说："时间紧，任务急，到你这儿也不方便，我们当时拿老虎钳子把他按住，直接把这颗牙给拔掉了。这家伙一看就是受过训练的，竟然一声没哼！砸碎了牙齿，我们发现这个窃听装置太先进了，先进到已经远远超过了我们的技术水平。”我听完，后脖梗子一阵发凉，第一次听说不打麻药拔掉槽牙的。好在我想出的这个主意为我们国家窃听器材的更新换代多少做出了一点贡献吧！

我在网上也看到过一些视频，在那个气功十分流行的年代，也有个别神棍宣称自己能用气功拔牙，而且不需要打麻药。我觉得他们所演示的，都是拔一些松动的牙根，这些牙齿本来就好拔，疼痛更可以忽略不计。我就想知道，如果找一个复杂阻生智齿，让他们用气功拔下来，能无痛才怪！

所以拔牙的疼痛并不是非常严重，刺激病人的往往是拔牙操作的血腥场景和恐怖的声音。

洗牙的疼

其实洗牙并不是很疼，我感觉洗牙主要是有一种“酸爽”的感觉，有点类似牙齿过敏的感觉。时至今日，洗牙的设备主要是超声波洁牙机，它是通过超声波振动松解牙结石、菌斑和色素，来把牙齿清洗干净。当然超声洁牙机高频地振动打在牙面上会产生热，因此需要喷水冷却。此外，喷水也可以及时地把牙齿上松脱的牙垢冲洗下来。洗牙的时候力量过大，或者病人的牙床萎缩，暴露出来的牙根比较多（要知道牙根的保护层是比较薄的），则会刺激到牙神经而产生酸痛感。洗牙还有一种形式，是牙医使用一种金属的钩子进行手工清理，主要是去除牙肉下面眼睛不能直接看到的牙结石。这个操作在医学上叫刮治，病人会有一种“刮骨疗毒”的感觉，牙医除了要把坚硬的结石刮掉，还要把牙床内侧的烂肉也一并清理下来，那确实不是一般人能忍受的。

我有这样一个老年病人，由于触犯了法律被收押，可能当时他已经预感到了自己的命运，所以提出把牙齿洗一洗。他个子高大，穿着得体，一直是一个非常注重自己形象的人。那天，四个小伙子带着他来，之前他找我洗过很多次牙，我知道他属于比较怕疼的那种人，于是我跟他商量，是不是还按照以前的方法，吸上笑气并且在牙上抹点儿麻药膏再洗。他却意外地说：“这次不必了，把我的几颗门牙洗干净就行。”我注意到他没染头发，虽然花白但是梳理得很整齐有型，合身的黑色夹克笔挺而干净。我开始轻轻地给他洗牙，生怕弄疼他，更不敢和他聊天，心里想着新闻上的一系列报道……我非常轻、非常轻地清洗着，他的牙垢不多，牙龈边缘和门牙表面上有不少黄褐色的茶渍。有几次器械的尖端不小心戳到了他的牙床，但他一声不吭，双目微闭，没有龇牙咧嘴，十分平静。漫长的1个小时过去了，这一次不舒适的反倒成了我自己，因为太过紧张，我头昏眼花，双手酸疼。洗牙完毕，他慢慢起身漱口，用纸巾擦干净嘴和下巴，整理好衣服和头发，站起来转过身向我伸出手说：“大夫，感谢你，这么多年没少给你添麻烦……”我心怀忐忑，竟没敢去握，他尴尬地笑了一下，然后就和陪他来的人离开了。我知道，他即将去偿还自己所犯下的罪行了。

有句话叫作：“人之将死，其言也善。”但我想说的是，人之将死，也顾不上疼了。

在我大学实习的时候，超声波洁牙机的应用还不是很广泛，那时候老师为了让我们练基本功，不让我们用，于是牙周科实习的主要内容就是每天努力刮掉各种各样颜色（居然还有绿色的）、质地、厚度的牙结石。那种感觉对于病人来说都是次要的，单是让他们看到钩子，体验那种金属在牙面上刮来刮去的感觉，就很有“威慑力”。我们也经常对龇牙咧嘴的病人说：“请一定好好刷牙吧，你之所以承受这种痛苦，就是因为刷牙不认真、不仔细、不全面！”说实话，牙医有时候会不自觉地用这种痛苦的方式来惩罚那些不注意口腔卫生的病人，而且很奏效。我记得当时使用的钩子有三四种，其中有一种比较大的钩子，清理牙结石比较给力，我们称之为“大镰刀”。它的样子真的很像镰刀。我有个理工科的发小寒假从外地回来，听说我在口腔医院实习，就想把牙清理一下，为了关照老同学，我把他交给了一位非常孔武有力的女学霸同学。要知道，那时候学生找一个病人练手不容易。女学霸也不含糊，给我的发小努力地刮了半天，发现他的牙结石太硬了，弄不下来，便对助手大叫：“亲，这个人牙结石太硬，把大镰刀给我拿过来！”我的发小听她喊这句话，吓得差点从牙椅上滚下来。他后来跟我说：“兄弟，你同学真够猛的，连农民伯伯的镰刀都用上了！”话说我这女同学确实很猛，记得实习大临床那会儿，老师发给大家每人一把小锤子，让互相练习膝腱反射，她直接“咚”一锤子凿在同桌膝盖骨上，那位男同学当即就满含热泪给她跪下了。

也有很多实在不能耐受洗牙酸痛的人，牙医会给他们预先注射麻药，那倒是100%不痛了。

有些病人会觉得洗牙最难受的并不是酸痛。比如，我有个病人长期抽烟，患有慢性咽炎，时常咳嗽，而且鼻黏膜增生，所有呼吸都通过口腔来完成，只是他自己不知道。这种症状在洗牙的时候就会被放大，因为嘴里有很多水，他不得不用鼻子呼吸，这样就会觉得非常难受，有种窒息的感觉，这是他不喜欢洗牙的一大原因。还有一位女士，她不喜欢洗牙的原因是洗牙的时候难免会有水喷在脸上。记得有一次我给她洗牙，特别是在洗上门牙的时候，有很多水溅在她脸上，尽管她戴着护目镜，护士也在帮着擦，但是她的妆还是花了。我经常和女病人开玩笑，说洗牙是检验女士使用的粉底液高不高级的重要方法。我去理发的时候常常想，如果洗牙的时候也给病人穿上托尼老师提供的颈部有松紧带的类似雨披的东西，就会有助于防止更多的水把他们的衣服弄湿了。

洗牙还可以考验一个人嘴里含水的能力。尽管护士会拿着小管子持续地帮助吸水，但是嘴里有水的感觉总会让很多病人非常不适。有些病人会定期地在牙医停下来的时候，用嘴去嘬一嘬那个小管子，帮助把水抽出去；也有一些病人则张着大嘴，任“大江东去浪滔滔，细水长流到脖梗”；还有一些病人，当水到嗓子眼儿的时候，会不由自主地用嗓子眼儿像漱口一样把水打出水花，这类病人大多数是悬雍垂比正常人要长一点，只有这样才能玩出这种花样。

切开脓肿的疼

牙床化脓有时候也会引起比较明显的疼痛。当然这种疼痛往往局限在生病的牙齿附近，而不会像牙髓炎那样带着半个头疼，难以定位。某些脓肿造成的压力也会引起剧烈疼痛，使牙齿无法咬合。当牙医发现牙床上鼓起脓包的时候，最好的办法就是把脓包切开，让脓排出来，这样既可以控制感染，也可以缓解疼痛，但是随之而来的问题是：在化脓的地方注射麻药的效果很差。因此，大多数情况下，切开脓肿的时候只能依靠一些表面麻醉。好在大多数牙医运用锋利刀片的手法还是比较灵活的，往往1秒就能解决战斗，而且由于切开脓肿后带来的舒适感和之前发炎部位的胀痛感之间会形成鲜明的对比，大多数病人在此之后都有一种如释重负的松快感。

不是牙疼的疼

2008年夏天，大约在奥运会前夕，有一位女士带着她60多岁的老父亲来看牙。她说老人从昨天下午到晚上下边的门牙一直疼。我一看这几颗门牙上面确实有一些小的缺损，想照例给他补上呗，但是我仔细一想，第一，这个牙齿缺损理论上不会导致牙疼这么久；第二，我一看老人面色比较苍白，据说昨天晚上也没怎么睡好，状态很疲惫，而且他女儿说老人的血压一直比较高。我觉得情况比较复杂，于是说："这样吧，你们先去看一下内科，今天出诊的有个知名专家（据说80岁的人有20岁的心脏，每天早上跑5公里[①]），我给你们联系让他先给看一下。"之后老人和他女儿没再回来。这个

①1 公里 =1000 米。

事过去半年了，年底的某一天，老人和他女儿来找我，俩人一进屋就走到我面前，给我鞠了一躬，说："景大夫，我们全家都得感谢你！"我当时也没太反应过来，老人的女儿赶紧说："您可能都忘了，您那会儿让我爸去看心内科，到那做了心电图，查了心肌酶，直接抢救了，后来又转院到阜外做了心脏搭桥手术，他当时得的病是前壁心肌梗死！多亏您诊断准确及时啊！"这件事情证明，很多时候牙疼不一定是牙齿本身的疾病引起的，在住院医师培训中，我常常给学生讲起这个案例，心肌梗死可以引起牙疼，如果当时我只想着牙的事，把这几颗牙一补让他走了，没准儿这老人就去世了。

记得还有一次，有个同事带他的一个邻居来找我，是个将近60岁的老大爷。同事说："这位大爷是我邻居，满口牙床疼了有一个多星期了。一吃东西碰到牙就会疼，还会出血，满口牙都特别难受。去了社区医院，诊断是牙周炎，给他输了三天抗生素也不见好，而且觉得浑身没劲儿，还有点发低烧。"我让老大爷张开嘴一看，他的牙床问题确实很严重，但是和我经常见到的那种牙周炎不一样。他全口的牙床都肿了，有些地方增生的牙肉都快把牙齿盖住了，而且牙肉的边缘还有一些渗血。最主要的是他的牙床不像我们正常人那么红润，而是没有血色的惨白。我突然想起教科书上有张照片和这个类似，就对他说："大爷，咱们先不着急输液，你去化验一下血吧。"老头去查了血，回来报告显示白细胞竟然有20多万。我一看就说："您赶紧去血液科吧！"果然不出所料，老大爷得的是急性淋巴白血病。遗憾的是，虽然经过了化疗，他还是在3个月之后去世了。

嘴唇和舌头的疼

有一天早上，一个女孩戴着厚厚的口罩来找我，眼睛哗哗地往外流眼泪。

我问："你怎么了？"

她说："嘴唇疼，疼死了。"

我问："被人打了吗，还是撞在墙上了？"

她说："不是，昨天晚上老公给我带回来几个芒果，我平常很少吃芒果。我觉得老公拿回来的芒果特别的香，就立马吃了一个，味道太棒了，于是一口气连吃了三个。还没过几分钟，我就觉得嘴唇特别痒。到了今天早晨我居然疼醒了，一看镜子，两个嘴唇肿得不行，而且疼得好像要爆炸了似的。"她摘下口罩，我一看，不禁想起《东成西就》里的梁朝伟。这种过敏，或者说是嘴唇发生感染引起的肿胀是非常疼的，确实就像要爆炸了一样。

我当住院医师的时候，有一次值夜间急诊，大半夜护士叫我去病房，病人是一位男士，主诉喝酒喝醉了，人事不省的时候把自己的舌头咬掉了一半。他大概30岁左右，文质彬彬的，穿着西服，西服上还有好多呕吐物，他手里拿个杯子，像嘴里含着个枣似的和我说："大夫，在这呢！"我一看杯子里面真有一块舌头的残块，属于舌尖那部分的，大概1厘米左右，已经没有血色了，而且上面都是血痂。他的嘴唇和下巴颏上都是血，嘴里能看见一个舌头的断面。我说："我得给你做急诊手术了。"这哥们当即从兜里掏出一个纸包就往我兜里塞，我捏了一下大概有1万元，立刻还给他（贫穷限制了我的胆量），但是手术完成后，一位高年资医生悄悄告诉我，他是自找的。这个伤绝对是别人咬的，为什么呢？因为那个舌头上的断面的弧形是朝向内侧的，如果要朝向外侧才是自己咬的。遗憾的是，我为他缝合的舌头没长上，但后来他自己的肉长出来一点，伤口也就凑合愈合了，现在说话有些轻微的问题，但是不太严重。这哥们一来二去和我成了熟人，他后来坦诚相告，其实那晚是去声色场所喝醉了，想跟一个陪酒女孩强行舌吻，被人家给咬了。我问他当时疼不疼，他说喝多了，根本没觉得疼啊！

很多人嘴里都会定期或不定期地出现口腔溃疡，如吃烫了、吃辣了、吃到硬东西划破了、快要来例假了、上火了、生气了、烦心了、假牙不合适了、绑上牙齿矫正的钢丝了、自己咬到了。我曾经一度认为口腔溃疡是一种病，但是今天来看，有些确实是病，比如复发性口腔溃疡，但也有很多其实是内分泌失调的一种表现，是一种“症状”，就和发烧、便秘一样。当然，无论哪种原因引起的口腔溃疡，都是让人很难受的。这种难受最主要体现在吃饭和说话时，因为嘴唇的运动，牙齿和口腔黏膜之间的摩擦难免会刺激到溃疡表面裸露的神经末梢。

我有个病人，是上市公司的一位老板，一天，他的秘书给我打电话说，老板嘴里长了个口腔溃疡，吃不好饭，心情特别差，请我想办法帮他解决。而且今天有一个重要的饭局，是一笔大生意，谈不妥老板估计得把他“劈了”。我让他给老板的嘴里拍了张照片，一看，原来是在下嘴唇里侧，与虎牙对应的地方，有一个非常大的黄色溃疡，说实话我看着都疼。我对这位秘书说：“我给你推荐一个药，吃饭前让老板抹上，就能搞定。”后来，他的秘书告诉我，老板按我的方法抹了这个药确实是不疼了，踏踏实实地吃完了这顿饭，生意也谈成了。他感叹，这个药真是太神奇了！我心里暗自好笑，其实也没有什么神奇的，那不过是一管儿表面麻醉膏而已，在吃饭前涂到溃疡上，至少能管用半小时。我开玩笑说："这单生意是不是也应该给我提成啊？"

但是也有的溃疡持续时间很长，比如超过1个月，疼痛也不见缓解，甚至有愈演愈烈的趋势。这种时候，我觉得病人应该警惕了，这恐怕很可能已经不是简单的口腔溃疡了。我遇到过一个老年病人，图便宜在早市上镶了一个特别差的活动假牙，经常把舌头侧面划破。后来，他就出现了口腔溃疡，而且位置就在舌头边缘。连续疼了三个多月后，到我这里来检查的时候，黏膜表面已经像一个菜花一样麻麻扎扎的了。我告诉他赶紧手术吧，这个可不是溃疡了，恐怕是口腔癌的早期症状，今天就把那个劣质假牙扔掉吧，这一切都是它害的。

塞牙的疼

有一天我正在出门诊，突然一个外科医生穿着手术衣匆匆忙忙地冲进来，对我说："哥们，能不能先给我看一下，我一会儿要做手术，但是中午吃的牛肉塞在牙缝里，太难受了，真是太难受了，我都没有办法集中注意力了。"我听了赶紧掰开他的嘴，拿着探针，把他两个槽牙之间的牛筋完整地勾了出来。"买个牙线吧。"我对他说。

塞牙的疼，严格上来说不是疼，而是一种酸胀的感觉，这种感觉有时让人心烦意乱，无论是用指甲还是牙签，总是要想尽办法地把塞进去的东西弄出来才算轻松。当然，这个事情如果自己解决，常常会把牙肉弄伤，第二天牙床就会肿起来。所以，随身带上牙线，一直是我给很多容易塞牙的病人的忠告。

打针的危险事件

麻药是救命稻草，但是有时候也给我们带来一些“意想不到”的问题。记得刚工作不久时我给一个同事补了牙，她很害怕疼，所以我多给她打了两针麻药。补牙在半小时左右就完成了，但她离开的时候，半张脸还是完全麻木的。补完牙的第三天，她突然来找我，一副痛苦的表情。我问她怎么了，她含含糊糊地告诉我，补完牙心情愉快，就赶紧去吃好吃的了，但因为麻药还没有退却，舌头没有知觉，进餐时她很奇怪地感觉到嘴里怎么老有一块牛肉咬不动呢，于是就狠狠地咬了几口。结果半夜麻药劲儿退去了，她就疼醒了，一照镜子，自己居然把舌头侧面咬掉了一块肉，现在变成一个大的口腔溃疡，疼得要死，什么都吃不下。我很愧疚地对她说：“这事儿也怪我，没有提醒你，应该等麻药劲儿完全过去了再去吃东西。”这件事情我一直记得，此后，我会提醒每个接受局麻注射的病人麻药失效之前先别去吃好吃的。最近有个好消息：国外已经在研制一种能让局麻药物逆转的制剂了，在治疗结束后已经不需要麻药的情况下，在嘴里注射这种药物可以让局麻药物的麻木感很快地消退。这对于那些要去从事社交活动、聚餐的朋友，确实是个福音呢。

喜剧片《憨豆先生》里有个很有意思的场面：有一次，憨豆先生去看牙医，很顽皮地玩注射器，当牙医突然出现时，他一不小心把注射针扎在了牙医腿上，导致牙医被麻醉倒下了。尽管这很可笑，但是在实际操作中，真的要特别注意，特别是当我们给小孩子、恐惧的病人或者是一些有精神或肢体残障的病人注射的时候，牙科助手需要小心并适当地控制病人的双手，否则注射就有可能引发一些意外的伤害。

有个有趣的事件，一位同行给一个病人连打了两针麻药，病人都没有觉得丝毫的麻木，这位同行很是疑惑，就回过头去问护士，原来护士是新来的，第一天上班精神十分紧张，居然把生理盐水抽进针管里给了医生，弄得我这位同行哭笑不得：幸亏是生理盐水啊！

既然局麻药物能让人的神经麻木，说明它也是一种毒药，就像非洲部落在弓箭尖上和长矛尖上涂的毒药一样，可以让敌人瞬间丧失战斗力。因此谈局麻药物也不得不谈量的问题。我记得有这样一位女病人，多年前在一次医美手术中，医生在她的脸上打了一针利多卡因——这是牙科最常用的局麻药物，但是当注射了这一针麻药后，她立刻就感到怀里小鹿乱撞，眼前乌云密布，耳边一片朦胧，出现了一种濒死的感觉，瘫软在椅子上。过了好几分钟才慢慢恢复了过来。当时把这位医生吓得手足无措。最后医生说："你看来是对利多卡因过敏。"这个看似权威的论断如阴影一般笼罩了她之后的人生，造成她10多年不敢去看牙，一想起看牙要打麻药，她就想起那场"噩梦"。之后，她的牙就一颗一颗烂掉，导致了轻度抑郁。后来，她找到我，希望我能采用全麻的方法给她治牙，我听了她的讲述以后，非常明确地知道她当时所经历的根本不是过敏，而是医生在注射的时候，误把局麻药物推进了她的血管里。我们知道，局麻药物只能用在身体的局部组织，是绝对不能直接推到血管里去的，否则，轻则造成病人中毒而引起不适，重则可能出现心脏和循环衰竭。为了帮她解除牙疼的疾苦，更为了彻底消除她的心病，我们给她进行了静脉镇静，这种方法可以让她放松下来，而且也能为她保留一部分意识，因为我需要她在放松的状态下证明给她看，她并没有对局麻药物过敏。当她平稳地躺在牙椅上，享受着静脉镇静带来的释然的时候，我给她嘴里注射了一针牙科常用的局麻药物，然后指着心电监护上的读数告诉她，你看你没有任何的不对劲儿。手术顺利结束了，两颗坏牙在局麻药物的帮助下“搬了家”。我宣告：“从今天开始，请相信你对局麻药物不过敏，但是以后看牙的时候，请记得提醒你的医生，一定要在注射局麻药物的时候回抽一下，以防止麻药被推进血管。”很多人都经历过在打了麻药以后出现各种不舒服的反应，比如心跳加快、头晕、恶心、耳鸣、头疼、浑身瘫软无力等，但是我告诉你，在全世界范围内，我们牙科最常使用的利多卡因和阿替卡因这样的局麻药物，真正引起过敏并经过医学验证的报道非常少。判断自己是不是局麻药物过敏，有个最简单的办法，那就是局麻药物造成的真正急性过敏反应——和青霉素过敏一样——不经过医务人员的急救是绝对不会自己缓解的，而且这个急救基本上是那种“救命”的形式。所以只要你能自行恢复，只要你没有喘不上气，没有起一身皮疹，那就不是过敏。之前的情况，有的是肾上腺素反应（局麻药物里加了少量的肾上腺素，所以心跳会快），而更多的是局麻药物的毒性反应，也就是医生不小心把麻药推进了你的血管里，其实这也很好预防，就是医生推麻药的时候慢一点。另外，当把针扎到组织里后，要轻轻回抽一下，确保没有血液随之抽出来，这样就证明麻药没有在血管里了。这并不是一种复杂的操作，早就是牙医在学校时的培训内容了。当然，考虑到全中国15万牙医每天给病人注射的局麻药物可能多达百万支，根据不良事件报道的统计，事实上，即便是中毒也是非常少见的。

拥抱局麻

为了解决看牙疼的问题，麻药已经是牙科必不可少的配置了。随着局麻药物的出现和越来越多先进的注射装置的不断研发，已经越来越让病人远离了治牙的疼痛。我一向认为，无痛局麻是牙科医生最应该掌握的基本功，这也最能体现医生对病人的关爱。尽管看牙永远不可能像去足疗那样舒适，但至少我们应该让病人平静、放心地接受治疗。

有的病人会好奇，一支1.7毫升牙科使用的“必兰”安瓿里，究竟有什么样的神奇成分，会让牙齿嘴唇产生麻木感呢？其实也没有什么特别的，不过是68毫克的纯局麻药物阿替卡因，这种化合物能够暂时阻断牙齿痛觉神经的传导，其中含有17微克的肾上腺素，其目的是增加麻醉效果的时间，减少毒性和局部出血，还有就是一些注射用水、微量的防腐剂和缓冲剂。因此对牙科病人来说，完全不必排斥局麻，更不用担心那一个小小玻璃瓶里的药水会损害你的神经和智力。甚至对于一些患有高血压、心脏病的病人，局麻更是他们的福音。因为如果牙科治疗的时候引发疼痛，身体里释放的疼痛递质会强烈刺激他们的心脏和血管，威胁他们的安全；而局麻药物给他们带来无痛的感受，恰恰是对他们安全的一种保护。

那么当牙医注射麻药的时候，病人该如何配合呢？首先，如果你有严重的糖尿病、高血压、心脏病、食物或药物的过敏历史或者是以前打麻药出现过不舒服的情况，一定要告诉牙医。接下来，选一个舒服的姿势躺好，双腿平放，两手轻轻搭在牙椅的扶手上（也可以握住护士的手，记得不是牙医的手），深吸一口气，把呼吸调整得慢一点，深一点，在心里默念：我相信我的牙医，我不会觉得疼痛。此时，你可以闭上眼睛，当然也可以选择听听音乐。如果医生忘记，一定要提醒他在打针的地方抹点表面麻醉膏。当注射要开始的时候，先使劲咽几口唾沫，让嘴里变得干燥，然后把嘴张大（记得，张大嘴不是面部肌肉抽搐和咧嘴角挤眼睛），四肢放松，如果万一有几滴麻药滴在嘴里，要忍一忍那种苦味。不要刻意琢磨和感知针刺入的那一下，当然，也可以让牙医在刺入的时候提示你一下，同时慢慢进行深吸气。这时，适当地转移一下注意力或许更有帮助，想想美好的事情。当注射针深入牙肉里面，随着牙医缓慢推注麻药，你可能会觉得那个地方有一点微微发热。对于一个无痛注射技术非常过硬的牙医，这个过程完全不会让你觉得疼痛。有的时候注射了麻药，你会觉得心跳有点快，这时候不要害怕，那是为了保证局麻的效果，麻药里添加了少量肾上腺素。当然这个肾上腺素并没有毒，而且它的剂量更不会严重影响你的血压和心率，它只是让你有一种轻微地坐过山车的感觉。注射结束，牙医会慢慢地把针抽出来，之后让你去漱口。这时候你可能已经开始觉得注射的部位有一种奇怪的感觉了，那说明麻药开始起效了，操作胜利完成，和你的牙医击掌庆祝吧!

如果在注射完麻药之后，有恶心、头晕、呼吸困难的感觉，或是眼睛、脖子发痒——尽管发生这种事情的概率是非常低的——请一定要第一时间告诉你的牙医。当然，在之后的整个牙科治疗过程中，如果你觉得麻药的效果没有一开始那么足了，或者感受到明显的疼痛了，也不要不好意思，请坦率地告诉你的牙医，因为这是你的权利。

爱尔兰剧作家萧伯纳说过：“牙疼的人，会认为世界上有一种人最快乐，那就是牙不疼的人。”作为病人，能够充分理解牙科的各种“疼”，和牙医一起正确地面对麻药和局麻技术，团结一致战胜疼痛，就可以构筑起征服牙科恐惧的第一条，也是最重要的一条战线了。

第4章

行为疗法

绝大多数的牙科恐惧病人都会有本书一开头C先生的想法，那就是希望牙医用药、用药、再用药，让我不疼，让我彻底睡着，让我彻底断片儿……但是我想说，如果想真正治好牙科恐惧，或者真正给予病人一些可持续的根本性帮助，非药物疗法才是重中之重。这就好比一个人心情抑郁，我们应该纵容他借酒浇愁，还是让他通过健身、旅行、社交、阅读、欣赏音乐来慢慢改善呢？非药物疗法在西方叫作Iatro Sedation，其含义就是牙科医生运用自己的态度、行为、言语沟通等一系列的非药物方法来帮助病人改善恐惧焦虑的心理，让病人在牙科诊疗中获得舒适感。在此我们也可以把非药物疗法简单地理解为心理行为疗法。

20年前在我上学的时代，教科书里涉及的对牙科病人心理学方面的理论和牙科恐惧的行为管理内容还是非常少的。虽然老师在平常讲课的过程中，或多或少会传授这样的经验，但是内容大多数是主观碎片化的，并没有上升到系统理论层面。所以在很长的一段时间里，我所学习和理解到的牙科更多是修机器。

某次参加一个学术会议，一位非常资深的同行前辈私下和我聊，他说现今的牙科，在医学院阶段教授的实用性知识很少，即便是硕士生、博士生，他们更多的时间也是花在实验室和课题上的。大多数与临床相关的实用内容恐怕都要到住院医师培训阶段才会学习，住院医师培训机构水平参差不齐，缺乏同质化培养，有些学生甚至需要花费额外的经历和费用去参加各种各样的商业培训，尤其是想学习一些能够赚钱的技术（比如种植、矫正等）。这是不是和我们现在很多公立教育走向一致，就是学校所教的东西并不能决定你的成败，真正决定你成败的是要花时间和精力去参加各种各样的课外补习班，那么校内教育又有多大的意义呢？我深感，促成一个牙医世界观、人生观和职业价值观形成的黄金时期其实恰恰就是在医学院学习的阶段，特别是最后1~2年至关重要，如果能够把很多牙科相关的行为管理和心理学内容从理论的层面融入医学院阶段的临床实习和教学中，将十分有助于一名医生的成长。

保持自信

行为管理的第一步也是面对牙科恐惧病人的第一步：要保持自信。还记得有一部描写医院实习生的美国电影里，有这样的桥段：指导老师问大家："当你发现一个病人心脏病发作，躺在地上的时候，你要做的第一件事是什么？"学生们争着说："打电话求助！喊护士来！开始CPR[①]！判断病人的呼吸意识和心跳！……"老师说："错了！你要做的第一件事就是先摸一下自己的脉搏。"

牙科医生是一种压力很大的职业，为牙科恐惧病人提供服务，

①心肺复苏术。

则意味着要面临更多的压力和挑战。当我们面对无法回避的职业耗竭（Burnout）时，应当有足够的力量与之抗争。你必须信心满满地面对病人，即便心里没底，甚至是操作出了问题；即便是你认为你们的关系受到了伤害，场面尴尬；即便是病人展现出各种各样的恐惧、焦虑，他们哭泣、躲避，甚至退缩放弃——你也要保持自信，让他们知道你是一个意志力非常强的人，是不轻言放弃的人，是有很多的经验和办法的人，是没有办法也能想出办法的人。这样的形象对于病人来说是十分重要的。你必须积极对待很多事物，必须信心满满地面对每一天，即便是早上起床想到预约了很多疑难而复杂的病人，你也要坚强地从床上爬起来，洗个脸，对着镜子冲自己微笑一下，然后能量满满地去上班。有时候，你需要停下来，深呼吸，喝杯咖啡；有时候，你需要到卫生间去对自己做几个鬼脸或者到天台上透透气；有时候，你甚至需要找个没人的地方去自言自语，甚至哭泣咒骂……但无论如何，当你面对这些牙科恐惧病人时，必须坚强、自信，充满服务精神，微笑着去面对。

环境舒适

这些年因为讲学和访问的机会，我参观过很多牙科诊疗机构和大型医院。无论是公立、私立的，还是国内、国外的，我看到所有的老板都希望给病人，当然也包括员工，营造一个非常舒适、友好的，充满温馨的诊疗环境。我注意到大家对于颜色的理解都十分到位，我没有看到任何牙科诊所会把墙漆成鲜红色——那是让人感到非常紧张和刺激的色彩；我也几乎没有看到病人等候区大声播放节奏激烈的摇滚乐，或者在屏幕上播放恐怖片。即便是摆放盆栽，大多数也是以绿叶植物为主的。记得在美国，我曾经参观一家非常高档的牙科诊所，当我走进候诊区时，不经意之间，闻到了一股非常淡的薰衣草的香味。这种香味伴随昏黄的灯光，装满书籍的老式书柜，还有那十分柔软的沙发，十分恬静；用来让病人使用的牙椅则十分柔软，头枕带有按摩功能，躺下会让人有一种瞬间就想睡去的愿望。我们中心有一位优雅的中年护士，特别喜欢鲜花，她夏天喜欢穿带有鲜花图案的裙子，背印着鲜花图案的包，她的微信头像也是鲜花。每逢星期一她都会在网上订一束花送到诊室，然后小心地把它们插在一个漂亮的白色花瓶里。虽然我对花一窍不通，但印象最深的是有一次别人送了她一大束蝴蝶兰，有黄色、白色、紫色的，实在是太美了！蝴蝶兰盛开了将近1个月，给环境增添了不少温馨的感觉，以至于有段时间，她生病休假了没有订花，我们都觉得好像少了点什么。在华盛顿大学附属医院的走廊里，墙上挂着美丽的油画，即便角落里，也摆放着精美的艺术品；一扇落地窗户，能让你把绿色的湖、森林和皑皑的雪山尽收眼底；在梅奥医学中心佛罗里达分院的候诊区，舒适的沙发周围，台灯散发着柔和的光，毛茸茸的地毯踩上去则没有一点声音。芝加哥大学医学中心的餐厅坐落在大楼的顶层，远眺风城美丽的天际线和浩瀚的密歇根湖令人心旷神怡。每家医疗机构的装饰、色调、布局及陈设，都充分体现了管理者的品位和要表达的文化气息。环境舒适是使牙科舒适化的第一步，也是病人最容易感受到的“温暖”。

关注

牙医要让牙科恐惧病人充分了解自己是十分关注他们的，因此当他们在治疗中出现了一些对治疗担忧、焦虑的迹象（当然作为牙医，你需要时时观察这些蛛丝马迹，绝对不能忽视）时，不管我们面临的诊疗压力多么大，都要停下来，然后平心静气地询问“您是不是觉得疼了，是不是哪里不舒服了？”然后耐心等待病人给予回应。如果我们漠视不管，便会丧失此前好不容易建立起来的信任。

我在向病人询问病史的时候，一般都会站在他们的牙椅旁，身体略向前倾，以一种十分尊重和恭敬的态度，保持与病人的目光交流，以显示对他们充分的关注。此外，在与病人的交流中以及为某个病人服务的整个过程中，医生和护士都应该以当前的病人为核心和最需要关注的对象，努力屏蔽来自周围的干扰。比如，我正在给一位病人洗牙，这时有位同事跑过来想咨询我几个问题，大多数情况下，我都会示意他稍等，或者简单问明来由，然后告诉他稍后电话回复等。每位躺在牙椅上的病人都希望在这个固定的时间，自己是牙医最关注的那个点，不应该被其他人打扰。牙医在诊疗中保持专注，排除干扰，则是一种职业素养的体现。

舒适化词汇

有的同行会很难分清给病人看病的场景和与同行交流的场景，因此会把一些过于专业的词汇或者是带有创伤性的词汇传递给病人。比如，我要给你打一针，我要扎你一下，我要在你牙床上切一刀，我要磨你的牙，我要给你抽神经等。记得曾经有一个害怕看牙的病人希望我向他介绍一下牙髓治疗是如何操作的。如果我想把他吓跑，那么完全可以这样说："我先在你嘴里边儿duo（一声）一针麻药，等你木了就把你的嘴撬开，然后拿金刚钻在你牙上使劲地zuan（三声）下去，一直干到牙髓腔里，让你的神经露出来，这时候可能会有点煳味，然后我拿一个钢针，插到神经里，对，钢针，带倒刺的那种，把神经一搅，然后挑出来，这样神经就彻底死了，齐活！"——要是这么说，基本上病人就会哭着跪下来说："大夫，我求你饶了我吧，让我走吧，我不看了。"当然我也可以这么说："我会先在你嘴里抹一点麻药，让你的牙齿彻底没有感觉，然后我会轻轻地在你的牙齿上面一点一点地打开一个很小很小的孔，然后把里面的神经轻轻取出来，冲洗一下彻底消炎，就彻底止疼啦，棒棒哒！"

所以，当我们不注意区分专业场景和医患之间沟通场景的措辞时，就会把一些创伤性的词汇或者一些过于专业而无法在病人脑海里形成明确含义的词汇传递给病人，这会造成医患之间的不愉快和误解。比如，输液这件事情在全国各地会有不同的叫法，在北京可能叫输液，在东北地区叫打滴流，在南方很多地方叫挂水或者打吊瓶。记得我们有一次历尽千辛万苦把病人脸上长的一个瘤子切掉了，手术做得非常精细，需要把瘤子和它周围像头发丝一样细的面神经仔细分离开来，因为每根面神经的损伤都可能导致病人出现半侧眼歪口斜，所以有些步骤甚至需要借助显微镜完成，而且还要处理好每根血管并轻轻地将伤口冲洗干净。最后用一种叫作扣线的美容缝线，轻轻地比绣花还要仔细地缝好皮肤，以免给病人脸上留下难看的疤痕。但是，当我们回到病房向病人家属介绍手术已经成功完成的时候，家属却留下一句令人非常难受的话："大夫，这个瘤子你们ga（二声）干净了吧？"这个ga字似乎让我们所进行的一切有技术含量的操作，瞬间一文不值了。我注意到很多国外的医生在和病人谈及手术时，用Remove而不是Cut off或Cut open；谈起局麻注射，也常常规避Prick、Shot 或者Injection，而说Numb或者Freeze。因此我们在培训的时候，经常会帮助学员们制定一个介绍有创牙科操作标准的舒适化用语讲解。在这个讲解里，用什么样的词语，是一定要经过仔细斟酌的。我们应该让自己说的每句话都包含着舒适和关爱。

作为一个开展舒适化治疗的牙医，要特别注重与病人的沟通。无论是谈话的语音语调还是表情、肢体语言，一定要充满正向而积极的态度，要使用一套合适的词语，而避免说出那些令人尴尬、心生恐惧的字眼。所以从某种意义上来讲，首先，你要使自己变成一个乐观向上的人，对工作和生活必须要有一种乐观向上的态度，要爱周围的人并愿意帮助他们。记住，当你每次面对新病人的时候，永远应该问他们的是："请问我能够为你提供什么样的帮助？"而不是："你哪颗牙疼？"牙医应该尽量避免使用"疼"这个字。

甚至在一些场合下，你也可以问病人："你喜欢我怎么称呼你呢？"比如，我自己就比较喜欢熟人管我叫二爷。尽管二爷这两个字听起来很二，但它代表着一种玩世不恭，也代表着在某个领域深谙其道的实力。记得有一次我去门诊，走过分诊台的时候，一位老护士和我开玩笑："哎哟二爷，哪股风把您吹来啦？"结果整个候诊区的病人都"刷"地看着我，搞得我非常囧，当时都恨不得把头插在白大褂的上衣兜里。当然，如果你和病人能够成为很好的朋友，不妨问一问，他们有没有这样的昵称？或者从微信中了解他们给自己起的昵称，并亲切地称呼他们，这样会很容易拉近你和病人的距离。牙医能和病人做朋友，是一件可遇而不可求的事情。

Tell-Show-Do（讲解—演示—操作）和预先告知

行为管理一个很重要的内容就是Tell-Show-Do。这个技术不仅应用于儿童，对很多成人牙科恐惧病人也很有效。害怕看牙的一大原因就是很多人对即将发生的事件存在陌生的恐惧或者缺乏信心，所以他们往往更需要牙医提供这样的信息：钻牙之前，让病人看看牙钻的工作状态，声音、喷水，向病人讲一讲钻牙时的感受；在局麻之前，向病人讲一讲麻药注射器，谈一谈刺入黏膜时的感受，然后再开始操作，让病人有一个从感性开始的认识。

对一些恐惧程度不那么高的病人，我们需要提供一个预先告知的过程，需要告知的不仅是接下来做什么，还包括这样做了会有什么样的感受，而且有时还需要把治疗中可能产生的不适感稍微夸大一点点，这样反而会取得比较好的效果。比如，我们在钻开下颌牙齿的时候，先对病人说：“接下来可能会疼一下，请坚持住。”这样即便出现少许疼痛，病人提前有了心理准备，可能会使劲抓一下椅子，但是他们很快就会觉得“还好啊，也就这么疼了吧？”这就是把心理预期适度打压产生的正面效果。

当然，这种方法也得分人。当你从实际的评估中得到一个极度敏感，或对某种类型的操作有过特别不愉快经历的病人的时候，这种Tell-Show-Do的办法并不奏效，过分详细地告知和演示反而会导致后面的治疗无法开展或中断。所以此方法一定要根据具体情况来实施。对于恐惧程度比较严重的或者缺乏一定自控力的人来说，多说无益，还是采取缓解紧张和疼痛的办法最有效，用“大网兜”彻底兜住最保险。

直面疼痛和恐惧？

鲁迅曾说：“真的猛士，敢于直面惨淡的人生，敢于正视淋漓的鲜血。”那么，是否存在这样的可能，即经过磨炼打造出心理足够强大的牙科的“猛士”，能够勇敢面对各种恐怖的牙科操作呢？回答这个问题时，我常反问：“有这个必要吗？”

在一次学术讨论场合，一位同行和我探讨：“你们就是对病人太温柔了，越温柔他们越害怕，牙科恐惧就是惯出来的，在我们那个时代，都是这么看牙的，有几个恐惧的？”我无言以对。我在想，如果全体牙医都十分粗暴地进行牙科诊疗，不关注病人疼痛、舒适与否，是不是就真的不会有牙科恐惧这个问题存在呢？

我想起一位血液科的同行曾讲述病房里一些患白血病的孩子，他们小小年纪做骨髓穿刺已经是“家常便饭”了，这些孩子对这种有创操作从恐惧哭泣到习以为常，很令人赞叹。那么假使一个牙科病人在一定的时间里频繁地直面牙科疼痛与恐惧，会最终得以“脱敏”，练就钢筋铁骨、百毒不侵并战胜自我吗？我想，这里面有一个问题，前者（骨髓穿刺）是救命，是刚需，而后者（看牙）则可以被逃避。恐惧经验的叠加真的能减轻恐惧吗？我持怀疑的态度。一位哲人说过，人无法在道德或智慧层面凭年迈取胜，人不会从时间中获得任何东西，这样的说法也许有些偏激，但也提醒了我们，当你产生恐惧后，它在你心中生根发芽，后面的重复只是雪上加霜。

这些年，我也试图验证过，但是，事实上我并未见到一位这样的“猛士”修炼成仙，我见到的更多的是当一个人反复在看牙这件事情上遭遇生理心理的刺激，最终的结果只有一个——牙科恐惧症病人。牙医们确实看不到这样的病人了——这不是恐惧的病人变少了，而是因为这些人根本不来看牙了。

注意力转移

在诊室牙椅头部位置正上方的天花板上，我们放置了一个大显示器，可以连接计算机，治疗时为病人放一些有趣的电影或者动画片，使之沉浸其中，转移注意力，以便减少他们对于治疗刺激的关注，这不仅是跟孩子们相处的一个很好的方法，其实有很多成年人看牙也希望能看一些纪录片、风光片或是经典电影之类的节目以转移注意力。下面讲个有趣的事情，有位怕疼的男士每次看牙时都要求我们放一些革命历史战争题材的影片，例如《上甘岭》。我们都很奇怪，因为很少有人喜欢看这种刺激的片子。治疗结束后我就问他为什么喜欢看这类影片呢？他说："你看这些英雄负了伤都不下火线，命都不要了，肠子流出来都继续战斗，跟他们比我看牙疼这两下又算得了什么呢？"我听了不禁肃然起敬。

在给一些恐惧的病人看牙的时候，我会和我的助手闲聊以便转移病人的注意力。我们俩有一些段子，已经是约定俗成的了，一旦讲起这些段子，将会极大限度地吸引病人的注意力。这些段子往往都有非常好笑的结尾，以至于曾经有病人说：我特别喜欢听你和你的助手聊天，你们俩聊的事情太逗了，有时候我都得憋着，怕自己笑出来。听你们聊天，我真的可以忘了害怕忘了疼。所以，这也是一种转移注意力的方法，只不过病人不知道我们聊天的内容其实都是经过精心的设计和安排的。

依赖与鼓励

很多害怕看牙的人一旦获得了比较好的治疗效果，就会对医生产生一种莫名的依赖感。医生除了能为他们治疗口腔疾病和心理恐惧，还可以成为他们的心理支柱甚至是梦中情人。说是梦中情人并不夸张，因为这并非男女之间的爱情，而是一种可以托付、信任、依赖的亲情关系。不过牙医们要注意的是，有时候这些病人可能会对医生产生一种莫名的依赖或好感，在其他医疗领域也经常会发生，比如有的肿瘤病人会爱上他们的肿瘤医生，特别是长期在一起互动和接触的。“移情”（Transference）是心理咨询和治疗学中的一个术语。它最早是由心理学大师、精神分析学派的创始人弗洛伊德创造的，是指病人不由自主地将医生当成是生活中的一个重要的人物，比如父母、配偶或恋人等，并将对这些人的情感投射到医生身上，而这一点对治疗是很有帮助的。一方面，它可以帮助医生通过对病人情绪宣泄和情感流露的观察，更清晰地洞察病人心理问题的症结所在——因为精神分析学派认为，个体的心理问题往往是日常生活中与别人的人际冲突或自身欲望与环境约束冲突的反映；另一方面，医生可以利用这一点使自己对病人拥有更强的影响力，进而帮助病人调整观念和心态，最终缓解病情，改善心理状态。

在我的诊疗经历中，就有两个这样的病人让我记忆深刻。其中一位女病人40岁左右，从外地来北京，到我们医院治疗血液病，化疗期间牙齿出现了剧烈疼痛，她来诊室找我时，显然对看牙非常恐惧，于是我给了她非常耐心的倾听、非常温柔的手法以及非常友好的态度和有效果的治疗。经过4次治疗，她的牙不疼了，问题彻底解决了，她很开心，但是此后她隔一两天就会到我的诊室门口坐着，却并不和我说话，只是远远地看着我。护士会问她：“景大夫今天没有时间给你看牙了，你有预约吗？”她很平静地说：“我不找他看牙，我就是想在这里看一看他，看一看他我的心情就会好很多。”

第二个病人，是我们医院的一个30多岁的女性同事。她想拔一颗智齿，但是因为之前听说了很多别人的有关拔智齿的痛苦经历，所以有了恐惧心理。于是我给她采用了无痛技术，让她在超乎想象的、完全没有痛苦的情况下就把智齿拔掉了。她很开心，此后又来找我几次，送礼物给我，包括巧克力等零食，我也向她表示了感谢。但是过了两三个月，我突然接到她的一个电话。在电话里，她对我说："景大夫，你还记得我吗？我是某某某。"我说："哦，您好，有什么事情需要我帮忙吗？"她说："没什么事情，嗯，我就是想你了。"当时在电话这端的我非常囧，估计脸也红了，更不知道该说什么好。我嗯啊了一阵说："嗯，我正忙，改天再聊吧。"就把电话挂断了。后来，几乎每个星期我都会接到她这样的问候，以至于诊室电话一响，我就"提心吊胆"。

这两个病人其实并没有给我造成任何严重的困扰，不过也有别的医生建议我应该采取冷淡的态度对待她们，甚至拒绝接她们的电话，最终不理睬她们。确实，过了一段时间，她们也就不再找我了。从内心来说，我觉得这样的处理方式并不十分妥当，但是就如何开始、继续与终止医生和病人之间的关系，特别是牙科医生和牙科恐惧病人之间的关系的"合理度"，可能有时候还是要被迫采取一些更为理智的、冷静的方式，在适当的时候说"No"。这两个病人都害怕看牙，有意思的是她们的名字中都有一个共同的字——梅花的梅。时至今日，科里的同事偶尔还拿我开玩笑，特别是向新来的年轻同事介绍我时，会说："景大夫可是特别有魅力的人啊，你们想听听关于'二梅'的故事吗？"

在行医生涯中，我遇到过很多次类似的情况。不只一个病人在经过我的治疗后，心里的恐惧感得到了或多或少的缓解，对我会有发自内心的感激。有的甚至会扑到我怀里和我拥抱，甚至抱着我不撒手。这种情况经历得多了，如今我渐渐能够体会到，在医生面前，病人永远是弱者，他们需要关怀的不仅是躯体的病痛，更是脆弱的内心。所以理智地接受他们的拥抱，在他们的肩膀上轻轻拍一拍，握着他们的手，甚至帮他们擦去泪水，给予他们鼓励的时候，你会相信这样的做法，其实也是很职业的，也是治疗的一部分。

榜样的力量

正如我在第1章提出的那样，有一部分病人的牙科恐惧是通过一种替代学习（Vicarious Learning）的方式患上的。这种方式也可以让亲近的人因为目击他人的惨状而产生恐惧。当然如果反过来，让某个人能够看到他的配偶、子女、好友或父母等这样亲近的人愉快而自信地接受牙科治疗，并表现出很舒适开心的状态，也可以极大限度地抵消他心中对这类未知事物的恐惧。

我有这样一个小病人，记得第一次来看牙的时候是爷爷陪她来的。爷爷说：“童童，我先让牙医给我检查一下牙齿好不好？”于是我和她爷爷就装模作样地摆弄起牙齿来，一会儿碰碰这里，一会儿照照那里，爷爷还时不时地冲她说：“宝贝，这很痒痒，很好笑的。”然后爷爷让童童也给他看看牙齿，童童拿起我的小镜子在她爷爷的嘴里照了又照。最后爷爷说：“好了，该你了，你也让牙医帮忙这样看看好不好？”于是童童非常开心地完成了人生第一次牙科检查。请记住，当这个病人对“榜样”足够信赖，或者与“榜样”的关系非常好的时候，这种方法是很奏效的。这种方法既可以从一开始就让孩子对看牙建立起信心，也对牙医产生信任，还可以让那些有过不良牙科经历的人通过这种方式重获信心，让他们变得勇敢起来，这就是榜样（Role Modeling）的力量。

所以找一个非常合作的孩子，完整地拍摄一套成功治疗的视频，让孩子表现出非常好的合作状态，而且非常享受牙科治疗，在整个过程中非常舒适放松，如果将这样的视频发给那些恐惧的孩子，会有很好的指导意义。

有时候，成年人也可以从儿童那里受到教育，下面举一个特别有意思的案例：我有一个病人李先生，他对看牙特别恐惧，经常跟我提起要洗牙，但是好几年过去了，他只在我这里洗过一次牙，而大多数情况下是经常爽约，临阵脱逃。我决定找机会给他一个很好的“教训”。恰巧有一次，他带着4岁的宝贝儿子来找我检查牙齿。孩子属于那种性格非常活泼顽皮的，因为是第一次看牙，尽管我也采用了很多的方法，但他儿子还是表现出非常犹豫、不愿意接纳的神情。于是我对孩子说：“宝贝，你爸爸是不是特别勇敢的人呢？”“当然了，爸爸最厉害了！”我赶紧说：“好！那么现在我让你爸爸表演给你看，他是勇敢的人，他不害怕看牙，好不好？”儿子说：“好的，爸爸你先上！”于是勇敢的李先生无奈地坐上了牙椅，竟然在没有笑气辅助的情况下，任我把他的牙从头到尾认真洗了一遍。尽管他四肢拔凉，肌肉紧绷，但还是故作镇定地对儿子说：“你看，爸爸多勇敢，啊？看牙多好玩，是吧？哈哈哈哈！”但是我看到，他的汗水已经把整个后背都湿透了。这个勇敢的爸爸为了树立自己在孩子心目中的光辉形象，与牙科恐惧做了一次最终决斗，当然，最后他胜利了。这件事之后，这个爸爸和儿子都成了我的好客户，而且李先生再也没有提过害怕看牙的事儿。

我要特别感谢我的一位病人，她本身就是一位牙科恐惧病人，但是她除了自己积极配合治疗，还在社交媒体上支持鼓励我的其他病友，记录自己每次看牙的经历，有时候甚至会义务陪着这些素不相识的病友来找我看牙。她把自己战胜恐惧的故事与这些病友分享，帮他们树立信心，也给了我很多信心。我想，不久的将来，我要建立一个牙科恐惧病友的互助微信群，让他们获得更多的来自其他病友的帮助，互相成为彼此的榜样。

虚拟现实技术

在美国访问的时候，我去参观了华盛顿大学的牙科恐惧中心，说是中心有点夸大，其实它只是一个很小的门诊，但是里面的几位医生都非常有名，特别是Peter老爷子，应该算是全球牙科恐惧研究的先行者了，他写过一本很有名的书*Treating Fearful Dental Patients: A Patient Management Handbook*（《牙科恐惧病人的治疗：病人管理手册》）。我观摩了他给一位害怕打针的病人进行脱敏疗法的过程：他让病人张开嘴，然后把一个注射针套上针帽，放到病人面前，然后让病人深吸气，把针轻轻放到他的口腔里，只放进去一点，很快就拿出来，再让病人深吸气，重复上面的动作，之后再往里边深入地放一点。在这个过程中，他会对病人说："如果你有任何不适随时举手，我们停下来。”病人停下来深吸气，再张开嘴，再把针往里面深入一点，这样一步一步病人坚持配合，尽管中间休息了很多次。最后，病人允许他把带着针帽的注射器碰触自己的牙床。那一刻病人虽然颤抖了一下，但是很快就平静了。Peter高兴地鼓励他说：“今天你做得非常棒，非常非常棒，我们又进步了，对吗？”病人脸上渗出了汗珠，但是也露出了喜悦的神色，他说：“天哪！我从来就不敢让别人把针放到我嘴里，我竟然做到了！”这次治疗就这样结束了，病人很高兴地离开，并且约了时间，下次再来继续治疗。

回国以后，我也尝试着这样做，我们从第一视角录制了一个牙医打针钻牙的视频，在这个视角里你可以看到牙医戴着口罩的脸，看到他手拿的器械，看到牙椅上面的手术灯——就像病人看到的一样，然后我们把这个视频稍加修改，配上声音，拷贝在闪存里，通过一个头戴式虚拟视频眼镜给病人反复观看。开始时有的病人看到场景，会下意识地把眼睛挪开或者左右躲闪，但是反复观看之后，似乎形成了某种脱敏，当我们再把真的器械拿到他嘴里边去尝试时，他很容易就接受了。这就是虚拟现实技术与逐步深入方法的一种有效的结合，可以称为Imagery Flooding（意象泛源）。

有一次，一个朋友跟我开玩笑说：“你这个视频内容能不能放一点男人们喜欢的？保持私密性就更好了。”我把这个故事讲给一个男科的医生听，他对我说，其实这个技术在男科已经广泛应用了，用于评价勃起功能障碍治疗的效果。另外，捐精的地方也会有这样的视频。我必须承认，欣赏这种特殊视频时，人们确实需要戴上一个VR眼镜，不能与别人分享看片儿的愉悦。当然，真正的虚拟现实设备只有视觉和听觉刺激是不够的。希望将来能开发出更加优秀的虚拟现实产品，来模拟更为真实的牙科治疗场景。

情绪宣泄与释放

我有个病人在一家研究区块链技术的公司工作，他们公司的员工都是二三十岁的理工男。他平常工作压力非常大。我能理解有些行业，在该赚钱的时候如果没有赚到钱，或者说没有赚到大钱，那就是白忙活了——站在风口上猪也可以飞起来，但遗憾的是，很多人都爬不到那个风口。他们公司有一个固定的活动，就是去一家压力释放中心释放压力。在中心里，他们穿上厚厚的，像宇航服似的东西，然后在屋子里对打，或者是打一些充气玩具，可以玩命打，怎么打都行，反正谁也伤不到谁。这种方法在他们公司很奏效，有的人边打边哭，有的人边打边嚎叫，但是结束的时候大家很快恢复了常态，彬彬有礼地离开。这个病人觉得牙科恐惧的病人有时候也需要释放压力。我说："有啊，我们有很多释放压力的方法。比如，我们有一个橘子大小的充气橡胶球，这个球上面有很多麻麻扎扎的东西，好像一个放大的病毒。看牙的时候，我们会把它放到病人手里，有一些病人就会使劲捏它。后来，有人觉得还不过瘾，送给我们一个玩具小鸭子，也是橡胶的，样子很可爱，胖胖的肚子，长长的脖子，再配上一个张开的嘴，表情惊悚的脑袋。当病人因为紧张去捏它的时候，小鸭子会发出'嘎'的一声。这声音很尖锐，也很可笑。还有一种带有反馈刻度的压力球，可以让医生实时知道病人所承受压力的情况。我还记得，有个病人给我讲起他中学时去一家部队医院治牙的经历，他说那个年轻医生里面穿着军装，外面披着白大褂，当他向医生说很怕疼的时候，小伙子把眼睛一瞪，不怒自威的样子：‘抓紧扶手！不许动！’此刻，他脑海里突然浮现出儿时看到的电影里的解放军叔叔用枪顶着坏蛋的场景，立刻一动也不敢动了，他紧紧地抓住牙椅两边的扶手，坚持着把牙看完了。”

释放压力还有其他的方式。有一次，一个病人发给我一张照片，上面是他的胳膊，胳膊上有很多抓痕。他告诉我，他去一家医院洗牙，太酸疼了，于是每疼一次，他就用指甲在自己的胳膊上挠一下，用这种方式来转移疼痛。我还见过一个女病人，看牙时吓得要死。每次躺在牙椅上，都要她老公把胳膊伸过来放在她怀里，当她张嘴配合检查的时候，就用手指使劲掐她老公的胳膊。这样的检查每持续1分钟，她老公的胳膊就要承受1分钟的疼痛。所以她老公一直咧着嘴——真不容易，这是个好老公！

牙医的圈套

我有一个病人——赵大爷，最逗的是他经常会在微信或者电话、短信里跟我说：景大夫，我下周找你去看牙啊！并且会认真地和我讨论治牙的计划和细节，表现出非常强烈的、想马上治疗的欲望。于是我非常认真地说：“好的，给您约好了。”但他总会提前一天突然发信息给我，要么说："哎呀，家里有急事，明天不能去了。"或者是："不好意思拉肚子了，这样一般不能看牙吧！"等等。我知道这个人就是个No Show（不能如约出席的人），他期待看牙的想法会在出现牙齿症状后变得很强烈，但是随着时间的延长和症状的缓解又会逐渐减弱；而他害怕看牙、想逃避的想法则相反，一开始很弱，之后会越来越强，以至于在来就诊的前一天，这种规避的想法超越了看牙的想法，所以他总会临时向我取消预约。对付这样的病人，我有一个特别好的办法。有一次，当他又和我说："我下周一定得找你去看了，我的牙非常疼。"那么在第一时间我就说："你现在就来，今天就来，我先看一下是什么问题。"等他来了以后，我就和他说："赵大爷，赵老哥，咱择日不如撞日，今天就治！"这样他想跑也跑不了了，因为此刻他想看牙的愿望是远远强烈于他规避的愿望的。所以，对付这样的病人的方法就是有了症状，立刻就看，正所谓"择日不如撞日也"。

催眠术

曾经有一个做销售的朋友跟我聊天，说有的客户非常难被说服，要是自己会催眠术就好了，直接把客户催眠，然后让他一口气买下我推销给他的产品，签下大单。要是我的催眠术能够解决所有客户的问题，那我岂不就发大财了？我跟他开玩笑说那多麻烦呀，你不如每见到一个人就给他催眠，让他给你100元钱，你如果一天能见到100个人的话，1万元钱不就轻松到手了吗?

其实我一直不相信催眠术，但看了很多专业的书籍以后，我开始逐渐意识到，有时候我们确实可以暂时甚至长时间影响一个人的思维，改变他大脑中某个区域的兴奋程度，唤起某种记忆，当然也可以擦除其中某种记忆。这种方法可以让一个人从悲伤变得快乐，也可以在快乐的时候，突然痛不欲生。世界上真的有催眠术，只是大多数人都不了解或者存在某种偏颇的想法和认识。有的人会错误地以为，并不是所有的人都能被催眠，然而事实是所有的人都可以被催眠，但是需要找到适合的催眠方法。因为每个人都是不同的，而且每个人在被催眠以后所表现出来的“征象”也不尽相同。催眠是可以“训练”的，当一个人经历过一次非常成功的催眠体验之后，他再次被催眠的可能性就会大大增加。当然，我们要理解的是，所有的催眠都根植于被催眠者有一种主动的意图或者是动机，即想要被催眠，这点十分重要，而且他要对催眠师非常信任。

2008年的某一天，在英国格拉斯哥的牙医Mike Gow的诊室里，正上演着一场异乎寻常的现场直播。这是世界上第一例在没有局麻的情况下拔掉病人两颗门牙（当然，这两颗门牙已经坏了），并且同期植入两颗钛合金假牙的手术。对，你没有看错，确实没有任何镇痛药物辅助，包括局麻药物在内。牙医先让这位中年妇女躺在治疗椅上，让她躺到最舒服的姿势，然后开始用半小时的时间对她进行催眠。病人进入一种注意力集中的状态，当然，其所集中的内容并不是来拔牙种牙，而是冥想着自己躺在一片非常美丽的沙滩上，沐浴着阳光，享受着微风，身体深深陷入松软的沙土里，一切都那么安详、平静与舒适。病人渐渐进入催眠状态，然后牙科医生从外面走了进来，开始拔牙手术，在这之间，Gow持续地向病人描述沙滩的美景，并且要病人随时把自己的舒适度用一系列数字写在一张纸上，病人闭着眼睛，在牙齿被拔掉那一刻居然写下了零，这代表的是最舒适的状态。病人非常平静地完成了拔牙手术，尽管嘴里流着鲜血，接着Gow开始用钻在她的骨头上钻眼，这是为旋入钛合金的种植体做准备，此时Gow再次要求病人写下自己的舒适度，这次的舒适度是1，仍然是接近极度舒适状态。两个外科医生的手也很利索，顺利地完成了种植体的植入，种植体很好地嵌在了病人的骨头上面，同时两个临时的牙冠也被装了上去——病人通过一次手术就享受到完全更换两颗门牙的效果。手术结束了，Gow慢慢地唤醒病人，这位中年妇女一点点张开眼睛，惊喜异常，她一直在向牙医说："我真的做了一个梦，非常舒服，梦里有一片沙滩，我都没有想到会有那么美的地方。"站在旁边一直参观手术的病人亲属也觉得十分不可思议。当被问及手术中的哪个过程有点不舒服的时候，病人说："拔牙的时候完全没有感觉，在种牙的阶段，当医生在我的骨头上钻孔的时候，我会觉得有振动和噪声，但是这些并没有影响我欣赏沙滩的美景和阳光。这是多么神奇的一台手术啊！"后来，这位医生还成功使用催眠完成了另一例更为复杂的上颌窦提升手术。

其实，把催眠术用于牙科不是什么新鲜的事了，至少也有六七十年的历史。Moss在其1953年出版的《牙科催眠术》一书中，第一次给出了Hypnodontics（牙科催眠术）的概念。他认为牙科催眠术应该是牙科学的一个分支，将催眠术和暗示应用于牙科的临床实践中。尽管近些年单纯使用催眠术在牙科已经不是那么流行了，这主要是因为有大量的镇静和麻醉药物的引入，但是在很多医生那里，催眠术仍然是药物镇静或者麻醉的一种非常好的辅助措施，可谓是锦上添花。使用催眠术可以帮助缓解疼痛，减少病人接受镇静和麻醉之前的焦虑，甚至能够帮助减少麻醉剂和镇静剂的用量。

还有一种缓解牙科治疗疼痛的催眠术叫作手套麻醉（Glove Anesthesia）。这项技术虽然不能从根本上解决疼痛的诱因，但可以减轻疼痛症状。遭遇疼痛的病人常常感到无助和绝望，这种方法可以为他们提供一种积极的体验，并可能让他们重拾希望。在病人处于放松、专注的状态后，医生帮助病人想象着他们的手被浸入装有麻醉剂的桶中，逐渐变得麻木。一旦病人的手感觉到麻木，医生就引导他们将手放在身体中有疼痛的部位，并且让病人体会麻木感从手转移到疼痛部位，疼痛逐渐减轻，这个过程可以重复很多次，直到疼痛得到控制。

这种技术可以让大多数病人的疼痛程度在10分为满分的疼痛评分系统里下降2~5分，据说有些病人甚至可以在此情况下减少麻醉镇静药物的用量。这种方法生动地说明了思想的力量，但对很多人来说，刚开始的时候很难真正体会到手变得麻木，或者把这种感觉转移到身体的另一个部位。

正如一位催眠大师形容的那样，其实实施催眠的医生就像画家画画时用的画笔和刮刀。医生的作用是帮助病人画出一幅画，然后把这幅画呈现给病人，并试图让病人自己去解读和理解。所以，人人都可以被催眠，而催眠师，就是那个帮助你催眠自己的人。

在催眠术中有一个很常用的词语，叫作心锚。对于它的理解，我有这样的感受。我记得那还是在2011—2012赛季，我非常幸运地在五棵松体育馆（现名为凯迪拉克中心）见证了北京首钢队在马布里的带领下，击败了广东宏远队，第一次捧起了CBA总冠军的奖杯。那场比赛荡气回肠，至今想起来我的心中都十分兴奋，而在当时，我更是跟着全场上万人一起呼喊“马布里！MVP！”作为一个土生土长的北京人，我从来没有感到如此热爱过这座城市，如此地为它感到光荣。在充分享受着那种兴奋和幸福的时刻，我端起一大杯可乐一饮而尽，那股清凉的感觉一直深入我的心中。神奇的是，那一刻，这种享受和见证历史的兴奋状态似乎和这一大杯可乐建立了某种联系，以至于后来每当我看到那种看上去很高大的纸杯里装着加了冰块的可乐时，就忍不住去买一杯，然后飞快地喝下去。喝下可乐的时候，我仿佛又体会到了万人怒吼、满场飘雪的神奇场面。我知道，这是因为那种酣畅淋漓的感觉和一大杯可乐的甜美产生了某种联系，形成了我快乐的心锚。

在工作中有时候我也会使用一些催眠术，当然就像前面说的那样，我更愿意把它和笑气或者静脉镇静结合在一起使用。比如，我经常在治疗结束后，对一些接受笑气或者静脉镇静拔牙或根管治疗的病人（当他们的意识完全恢复正常以后）描述治疗的过程是多么的顺利，多么的放松，拔牙的过程是多么的无痛而舒适，并鼓励他们说，其实你完全可以在局麻下完成这次治疗，不会有任何痛感的，这些操作也不会让你产生任何恐惧的感觉，只要你相信医生。我会一而再再而三地去描述，尽管有时候会有一些夸张的、杜撰的成分。但是无论如何，我都会尽量向他们描述每个细节和每个过程，让他们好像看到当时的情景一样。当我一遍又一遍向病人描述这样的情景时，就会给他们带来自信，那么下一步，我该如何为他建立心锚呢？这很简单，有两个办法。第一个办法是：刚刚完成治疗以后，病人还躺在牙椅上，在一起快乐地谈论这个治疗效果的同时，我马上握着病人的手，或者做出胜利剪刀手的手势，拥抱着病人合影留念；对于小朋友，我们也可以用击掌（High Five）的方式替代。我们用拍照的方式把这种完成治疗后欣喜兴奋的场面记录下来，这张照片就成了一种心锚。还有一种办法是：完成治疗后我会让病人做一个手势，比如把右手的拇指和中指相碰。我们一起回想治疗过程，在整个讲述过程中，我都让病人采用这样的手势，要让拇指的指甲轻轻地碰到中指的指肚并产生一点点轻微的压迫感。当下次再做治疗的时候，我就会和病人说，请你看一看我们上次那张治疗成功后的合影，或者是我要求你做出大拇指与中指相碰的动作。有时候我会让那些第二天要接受治疗的病人，在头一晚睡觉前看一看我们的合影，或者躺在床上做一做指头相碰的动作，冥想上一次非常愉快而成功的治疗结果；或者是当他躺在牙椅上准备开始治疗之前，看一看照片，做一做手势，这些都会极大限度地唤起之前快乐的经历，从而让病人进入非常好的能够接受治疗的状态。久而久之，这种心锚就变成了一种正向的促进方法。

其实在有些特殊的治疗中，比如局麻注射的时候，通过转移注意力或者让病人调整呼吸以及冥想的方法都可以有效地缓解与之相关的疼痛和恐惧。有时候，我会建议病人在局麻注射的过程中采用比较深而比较慢的呼吸，而且一定要睁着眼睛，因为我知道当他们闭上眼睛后，痛觉反而会被无限放大。我会通过倒计时的方式为他们建立某种反馈，让他们知道这个注射还要多久才能完成，特别是使用那种注射速度缓慢的无痛局麻注射仪的时候。要知道，为了减轻病人的疼痛，这种由计算机控制的无痛局麻注射仪甚至要注射30秒到1分钟。所以这种情况下，牙医需要告诉病人这个过程并且让他通过调整呼吸和放松肌肉来进行有效的配合。

之所以会对催眠术感到陌生，或是有这样那样的误解，是因为有些时候，对于西方的舶来品，我们会有意无意地贴上一种“妖魔化”的标签。其实在很久之前，国外就有大量的关于将催眠术应用在外科、牙科的学术专著出版物，可以说我们和西方国家在这个领域的研究有着巨大的差距。通过阅读这些专著，我深深地感到催眠术不仅能够缓解看牙的疼痛、焦虑和恐惧，还能解决颞下颌关节疾病、咽部敏感、戒烟、慢性颌面部疼痛、唾液过多、夜间磨牙等病症，在整个口腔医学领域都有着非常广阔的前景，并且非常值得深入研究。

就我们这个中心的建立愿景而言，病人一辈子接受药物辅助的镇静和麻醉，绝对不是成功战胜牙科恐惧的灵丹妙药，而包括催眠术在内的心理、行为疗法才是帮助病人自我救赎的最“绿色环保”的方式。我希望病人和牙医都能够了解这些疗法，学习并一起运用它们，这些才是战胜牙科恐惧的“常规武器”。

第5章

仙气儿和果汁儿

2011年，夏末，美国康涅狄格州。

雨一直下，天色昏暗，路面泥泞。

穿过康涅狄格河上的大桥，驾车驶下91号公路，拐进Berlin Turnpike[1]乡间村道，车流渐稀，路边树丛中有一个并不起眼的入口，铁栅栏门无声的敞开着，两边是古旧的黄白色花岗石柱子。落下车窗，我看到其中一根柱子上的青铜铭牌：

Cedar Hill Cemetery[2]

我兴奋地对坐在旁边打瞌睡的妻子说："到啦！醒醒！"她用蒙眬的睡眼扫了一下窗外，勉强笑了一下，说："恭喜，你陪我逛一天Woodbury[3]，我陪你逛美国的墓地，Fair enough（很公平）。"

是的，我飞越半个地球，从纽约一路驾车北上，就为了造访这片墓地。

由于在工作中经常会给害怕看牙的病人使用笑气，以缓解他们

① 柏林收费公路。

② 雪松山公墓。

③ 美国东部最大的室外购物商场。

的恐惧和疼痛，因此我也在自己的处理流程中添加了麻醉和镇静的成分，这种跨界整合，在当下十分流行。出于对自己从事行业的一种执着和热爱，我感觉的确有必要了解一下有关的历史知识和创始人物，正巧一位美国同行Stanely来中国讲学，饭桌上我便提出了一连串问题，老爷子果然知识渊博得不得了，他说："咱们这行的祖师爷是鼎鼎大名的Horace Wells，他是第一个使用笑气拔牙的牙医。他死后，就葬在康涅狄格州的某处，嗯，我也没去过，具体地方，忘了……"

他忘了，但Wikipedia（维基百科）记得。

进入Cedar Hill Cemetery的大门，树叶飘零，寂静无声，一座小木桥下突然传来阵阵蛙鸣，穿过茂密的树丛，眼前豁然开朗，一座座小山丘上，布满了各式各样的墓碑，其间点缀着哭泣的天使，孤零零的十字架，橙色的金字塔，盛开的野花。雨小了，天色略晴，四处光影婆娑，风中又好像传来悠扬的歌声。我放缓了车速，感觉踏入了另一个世界——一个沉睡者的世界……

可是，谁来告诉我，牙医Horace Wells（图5.1）的墓碑是哪一个?

停下车，我俩在小雨中伫立，茫然无措。

1844年，美国康涅狄格州哈特福德。

对医生和病人来说，那是一个黑暗的时代。因为没有镇痛药物，当时的外科手术和牙科治疗都是非常可怕而且残忍的，有一些病人因为惧怕手术疼痛，甚至会选择死亡。

出生于哈特福德的29岁年轻牙医Horace Wells踌躇满志，但也常常困扰于如何解决病人拔牙时的疼痛问题。一天，在哈特福德的大街上，他看到一则海报，一个叫Colton的江湖术士要来做一个笑气的表演秀。当时，赶着大篷车游走在美国四处，靠卖艺为生的江湖术士是人们娱乐的重要来源，他们不仅会展示一些稀奇古怪的动物和发育畸形的人体，偶尔也会做一些物理或化学实验。

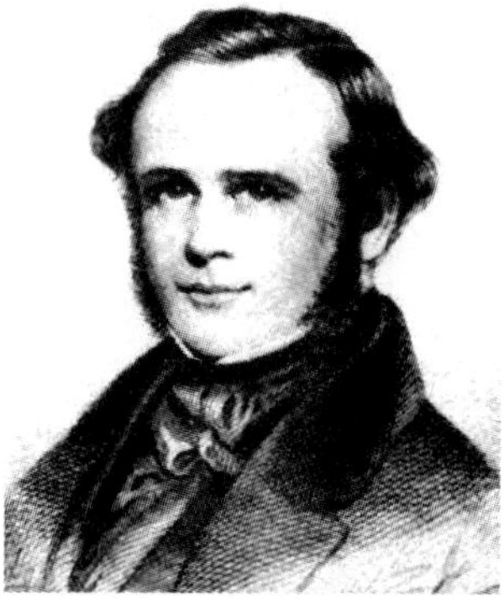

图5.1　牙医Horace Wells

说起笑气，在当时属于上流社会的奢侈用品，在很多派对、沙龙、搏击比赛中，人们吸入笑气，飘飘欲仙，开怀大笑，以此助兴。

寻常百姓接触笑气的机会不多，Wells兴冲冲地去看了Colton的笑气秀，让他惊讶的是，一个自愿参与表演的小伙子，吸了笑气后，竟然发了疯似地又笑又跳，满场飞奔，连自己的腿磕破了都浑然不知。观众们都被小伙子逗乐了，但Wells忽然想到，笑气如此神奇，是不是可以用来解决拔牙时的疼痛呢?

事不宜迟，第二天，Wells把Colton请到了自己的诊所，让Colton给自己吸了一大瓶子笑气，然后按照计划，助手拿起钳子，把Wells的一颗坏牙拔掉了。不疼！真的不疼！Wells兴奋不已，太神奇了！随后，Wells接连在好几个病人身上做实验，都取得了非常满意的镇痛效果——他感觉到，自己似乎找到了打开无痛治牙之门的钥匙。

因为积攒了一些成功病例而信心满满的Wells，决定向学术界宣告自己的重大发现。第二年，他终于获得了机会，来到马萨诸塞州的首府波士顿进行笑气手术表演。表演地点就是著名的麻省总医院的穹顶大厅（今天称为Ether Dome），来自美国各地的很多名医都来参观。Wells先请一位志愿者吸入笑气，然后拿起牙钳，开始拔牙手术。谁知这位志愿者突然发出一阵十分痛苦的惨叫，手术失败了。在哄笑声中，Wells呆若木鸡。一夜之间，Wells从著名牙医变成了骗子、术士，声名狼藉。一个人如果失去了自己的名誉，也就意味着失去了一切。他开始郁郁寡欢，酗酒滋事，不久，连牙科医生的职业也放弃了。1848年1月24日，在经历了无助、冷落、背叛、指责的苦痛之后，Wells在自己的寓所里，用一把剃须刀割破了腿上的动脉，饮恨自尽了。离开的时候，他刚满33岁。

然而在此之后，人们追求无痛的脚步并没有停歇，笑气、乙醚和局麻药物逐渐得到了更深入的研究和应用，麻醉学的诞生使复杂外科手术更为安全、舒适。现在，在美国的牙科诊所里，笑气已经是病人看牙的“标配”。

Wells医生荣于身后，1864年，美国牙科学会正式授予他“现代麻醉开创者”的荣誉；1870年，美国医学会也认可了他的成就，在他的家乡哈特福德Bushnell（布什内尔）公园，Wells的雕像耸然屹立，成为当地的名胜。今天看来，Wells手术表演失败的原因也刚好体现出笑气的特性之一（吸入量不足时会产生反常兴奋）。这种神奇的麻醉气体和这位年轻的牙医开了个痛苦的玩笑，而结果却如此惨重。

不知过了多久，天色放晴，阳光明媚，拂面微风，清脆鸟鸣，在Cedar Hill Cemetery中央伫立很久的我如梦初醒，忽然看到，就在不远的一处草坪上，青翠环绕之间，仿佛似曾相识的墓碑静静矗立。快步走过去，果真，Wells医生的墓碑正在这里（图5.2）！

心愿达成竟在一瞬间，就像有人指引一般找到他安睡之所，真是不可思议！我也只能相信这是源自自己的一片执着与虔诚。在草坪上久坐、追忆，沉思一个人短暂的一生，究竟能写下多少辉煌？又能承受几多苦痛？我不禁潸然。

Horace Wells医生的墓碑上，镌刻着如下字迹：

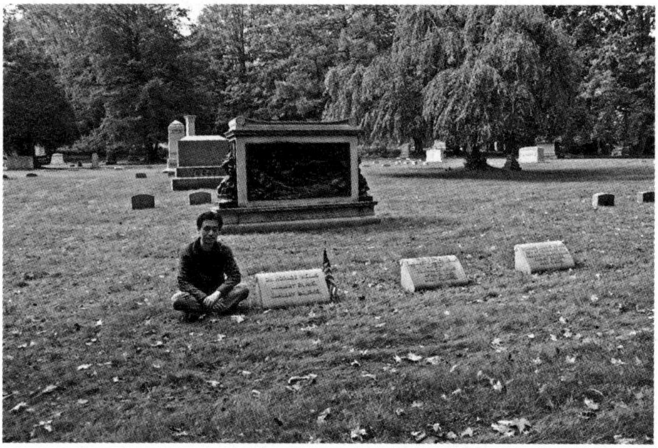

图5.2 2011年我在位于康涅狄格州雪松山墓地的Horace Wells墓前

I sleep to awaken

I awaken to glory

and in heaven

There shall be no pain...

（我一觉醒来

我从荣耀中本来

在天堂

不会有疼痛……）

其实已经很难追溯笑气传入中国的确切时间了。翻开协和医院的老病历，有一份编号为10362的，其内容发生在1925年：一个人从马背上摔下来，把嘴唇摔破了，门牙折断了。当时老协和医院的牙科主任安德森医生给这位病人实施了紧急处理，处理的方法就是吸入笑气后，拔掉了几颗破损的门牙，并对伤口进行了清创与缝合。在这个操作过程中笑气不是由牙科医生给的，而是由一个叫Holland的麻醉护士给的，也就是说，在当时，笑气主要是作为一种麻醉气体使用。

我2000年到协和医院来上班的时候，看到万阔医生的诊室里，摆着一台巨大的麻醉机。当时我非常奇怪，难道在门诊还要做全麻手术吗？后来才知道，万阔医生是在给害怕看牙的病人做笑气镇静下治疗。由于当时在国内还没有专门给牙科使用的笑气设备，因此就从麻醉科借了一台这样老旧的麻醉机。当然，就这样一台麻醉机的基本功能来说，无论是给笑气，还是给乙醚，抑或进行机械通气都是没有任何问题的。这样大的机器在门诊用于牙科镇静，算是“高射炮打蚊子”了。在那个时候我也是第一次看到有小朋友躺在牙椅上，通过一个面罩吸入笑气后表情变得很轻松，甚至面带微笑，然后牙就被顺利地拔掉了。这个小朋友在整个过程中没有哭闹，非常舒适。我当时有点疑惑，这不是在做麻醉吗？但是万阔医生告诉我，这是镇静，镇静和麻醉是不一样的。使用笑气是最常用的牙科镇静技术，在世界上已经使用上百年了——是一种帮助病人舒适看牙的“仙气儿”。

张女士的仙气儿使用体验

张女士和牙医约好了时间，今天上午要来吸笑气拔智齿。根据牙医的要求，她像平常一样吃了早饭，但是没有吃得过饱，特别是平常最喜欢吃的肉包子和煮鸡蛋，今天都没有吃，取而代之的是面包、几片火腿肠和果汁。进了诊室，医生请张女士坐好，再次询问了她一些问题（这些问题在第一次看诊时已经问过）：最近有没有上呼吸道感染，有没有咳嗽、流鼻涕和咳痰的情况，有没有服用精神类的药物，有没有肠道疾病、气胸，有没有怀孕，耳朵有没有问题，有没有幽闭恐惧症之类的。当然，这些情况张女士都没有。牙医让张女士填写了治疗知情同意书，主要是说明了使用笑气可能产生的一些不良反应和拔牙手术可能出现的并发症和意外情况，等等。

牙医让张女士试一试两个鼻子是不是通气，给了张女士两个大小不同的橡胶鼻罩，让她戴在鼻子上，闻起来有股淡淡的橘子香气。牙医把鼻罩扣在张女士鼻子上，嘱咐她缓慢而深入地呼吸并询问大小是否合适，能否盖住整个鼻子，与面部贴合是否良好，周围有无漏气，呼吸是否顺畅等。张女士感觉那个小的鼻罩有点憋，于是她选择了稍微大点的鼻罩。

接下来，牙医让张女士平躺在牙椅上，最后确认了一下要拔掉的牙齿。这时候张女士有点紧张。牙医在她手指上夹了一个小夹子，在她的胳膊上绑上了血压监测的套袖，这两个设备都连在一个显示器上——这就是心电监护仪，目前显示：血氧饱和度100%，心率每分钟99次，血压110/75mmHg。“一切良好，就是心率稍微有点快，”护士拍了拍张女士的肩膀，“请放轻松哦。”

护士把鼻罩和一条长长的管子接了起来。管子的另一端连接着笑气的机器，这个机器上面挂着两个钢瓶。其中，一个蓝色的钢瓶里面装的是氧气，另一个银灰色的钢瓶里面装的是笑气。机器上有一个开关，还有一个浓度显示器。机器的另一端有一个大皮球。将机器接好以后，护士把鼻罩轻轻地放在张女士的面部，并把管子在她的脖子后面进行了固定。护士仔细检查，面罩与张女士的面部贴合完好，没有漏气。“您的鼻子没有垫过吧？”护士开玩笑地说，“以前有个病人垫过鼻子，结果笑气治疗后被鼻罩压出了一条印痕，她很不高兴，生怕把她的假体弄坏了。”张女士摆摆手。“咱们先吸点氧气。”护士打开了开关。这一次打开的是氧气的开关，张女士感到一股略带甜味的气体轻轻吹拂进鼻子里。

护士要张女士现在开始用鼻子吸气，用鼻子呼气，深一点，慢一点。为了确保张女士呼入的气体充分，牙医盯着笑气机上的气球并调整着气体的量，保证张女士呼气的时候，气球不至于过度膨胀；而吸气的时候，气球也不会完全塌陷。调整完毕后，护士向牙医报告说气体流量设定在每分钟6.5升。牙医说：“好的，现在我们要给您开始吸入笑气了，请不要紧张，还是按照刚才的方法去吸。如果您觉得有什么不舒服，或者需要停下来，就把大拇指朝下指；如果觉得还是很紧张，或者希望我把笑气的量增加，就把大拇指朝上指；如果觉得很放松很舒服，可以接受拔牙操作了，请给我们个‘OK’的手势。”

其实张女士这时候有点紧张，因为这个场景会让她感觉像是要做全麻手术一样。之前牙医已经向她解释过，在牙科使用的笑气不是那种麻醉气体，它只是产生令人很舒服的镇静作用。接着，护士打开了笑气开关，调节浓度显示器到20%的数值，然而张女士并没有闻到什么特殊的味道，更没有失去知觉。大概两三分钟之后，张女士感觉到手心有点发热，指尖有点发麻，上嘴唇、鼻子尖有一点发痒，她很想拿手去碰一碰。牙医问："您是不是有点感觉了？请不要紧张，继续吸，现在您的心率已经降下来了。"张女士略微抬头，看到她的心率从每分钟100多次已经降到每分钟80多次了。这时候牙医用一个棉签在牙床上涂了点凉凉的东西，舔上去有股甜味。牙医说："我在您的牙床上抹一点麻醉膏，这样，一会儿我们注射麻药的时候，您就不会觉得疼了。"

一想到要打麻药，张女士开始紧张了，她把大拇指向上指了指。牙医说没问题，现在我们为您把浓度再调高一些。护士立即在机器上按了几下，那个数字就变成25%了。张女士继续深深地吸着。过了几分钟，她感觉跟之前不太一样了，好像浑身很沉、很懒，不想动。医生在旁边说的话，好像距离她很远，同时，心里有一种莫名的快乐感，有点想笑，但还不至于笑出声来。就诊之前对于拔牙的那些恐惧，此刻都一扫而光了。牙医问："现在感觉怎么样？"张女士缓慢地做出了"OK"的手势。牙医说："现在请张开嘴，我们要给您来点麻药。"张女士下意识地张开了嘴。虽然心里多少有点紧张，但是不知道为什么，当牙医说张嘴的时候，她丝毫没有抗拒和犹豫，就把嘴张得大大的。她心里的感觉是好像牙医要给别人注射，跟自己没有什么关系。这时候，她睁开眼，看到周围的场景有一点点模糊。她能够感觉到牙医把注射器放到她的嘴里，牙医戴着手套的手碰到她的嘴唇，之后觉得刚才抹药的那个部位，忽然有一点奇怪的感觉——那里被别人碰到，但是显然根本不算疼，再之后，她就感觉到牙床上有一点凉。牙医的操作非常缓慢，她听见麻药注射装置发出了"嘀嘀"的声音，这时候，她想下意识地去看看自己的心率，但有点无力。牙医说：“不要动哦。”她感觉注射麻药的牙床开始发热，牙医把针轻轻地拉了出来，一进一出完全没有痛感。牙医说：“好了，可以闭上嘴了。”很快，张女士觉得自己左侧的牙床、下巴颏有一种发麻的感觉，就像有一万只小手在那个地方轻轻地碰触，然后就觉得自己的嘴好像消失了一样。她微微抬起头一看，心率在每分钟75次左右。“要继续吸哦。”护士说。此时，张女士全身有一种很慵懒的感觉，有点不想睁开眼睛，浑身已经完全放松。她心里想一切都无所谓了，把整个人都交给医生吧。

也不知过了多久，牙医又让张女士张开嘴。他用一个细细的钩子在牙床上碰了碰，问觉得疼吗？张女士完全没有感觉，甚至懒得回答牙医疼或不疼，只做了一个“OK”的手势。牙医这时拿起了拔牙的钳子说：“那我们准备拔牙了。”也不知是心虚还是什么，张女士此时下意识地又把大拇指往上指了指。也许她心里害怕那个麻药会不会不起作用。牙医说：“没问题，再加5%。”护士于是滴滴地按了两下。牙医说：“您可能会感觉要飘起来哦。”张女士顾不上这些，她使劲地吸了好几口，想尽量地多吸一些“仙气儿”到肺里。此时，她真的有一种身体完全失去了重量的感觉，整个人要飘起来，灵魂好像要走出躯体一样，有很明确的分离感。她感觉自己躺在草坪上，阳光照在脸上，慢慢地没有了重量，像一片树叶一样，轻轻地在风中飘舞，阳光在树叶枝丫的遮挡下时隐时现，这感觉太美妙了。此时，牙医又示意张女士张开嘴，开始在她口腔里进行操作。张女士并没有睁开眼睛，此刻，她已经不关心牙医在做什么了，只觉得太阳暖洋洋地照着她的脸，整个人在天上飘啊，飘啊……自己已经到了梦境的边界，似乎有一只手在轻轻地拉着她，试图把她拉入梦境的那一侧，但是她的人和心又似乎想留在梦境与现实的这个边界，因为这个边界实在是太美妙了……朦胧中，她听到牙医的说话声："好了，请您把嘴合上，咬住纱布。"张女士想去问是不是拔完了，但是浑身懒洋洋的。牙医问："您现在感觉怎么样？"张女士做出了一个"OK"的动作。"太好了，但现在我们要把您拉回来了，还是要深吸气哦。"这时护士关闭了笑气的开关，把氧气流量开关提升到每分钟6.5升。张女士使劲吸着，感觉自己从天上一点点地飘落下来，渐渐恢复了知觉，只是那个嘴唇依然是麻木的，没有任何感觉。周围的一切渐渐清晰，声音也越来越近，灵魂又回归了。监护仪上所显示的一些指标都正常得不能再正常。"是拔完了吗？"张女士挣扎着问，"拔完了，非常顺利。"啊！张女士觉得心头一块石头落了地，她从来没想过，原来拔智齿还可以有这样的感觉。在最害怕的部分居然被拉到了梦境的边缘。吸了几分钟氧气后，张女士觉得浑身的力气完全恢复了，笑气的作用也彻底地消失，她只是觉得有一点无力。她不好意思地说："能扶我起来吗？"接着，牙医和护士扶着她轻轻地下了牙椅，移步到一个沙发上坐下来，护士说："您嘴里咬着纱布，不要松开，休息一会儿，有不舒服的感觉随时跟我们说。"这样，大概又休息了20分钟，张女士觉得已经恢复到了原来的状况，甚至当看到牙科的这些场景，心里又开始紧张起来。"请问没有别的操作了吧？""没有啦，这是注意事项，您仔细读一下，今天不可以开车哦。"张女士慢慢地站起身，交了费，然后出门打上了车，她看了看表推算了一下，其实从开始吸笑气到坐上出租车，经历了1个小时左右的时间。一路到家，麻木的范围在逐渐缩小，张女士用手轻轻捏了捏下嘴唇，有些地方已经开始有微微的痛感了，她赶紧按照医生的要求吃下了止疼药。这一切好像在做梦，而且奇特的是拔牙的场景她几乎记不起来了，特别是牙医在嘴里操作的部分，感觉那颗牙就像在一瞬间被拔掉了一样。

愉快使用仙气儿的秘籍

笑气（一氧化二氮）是一种无色无味的气体，分子式是N_2O，储存在压力钢瓶里。在牙科，笑气是和氧气混合在一起给病人吸入的，主要目的有两个，一是镇静缓解焦虑紧张，二是轻度的镇痛作用。为了确保病人的安全，牙科使用笑气的浓度不超过70%，机器上设有类似汽车限速器的装置以防止给病人吸入过高浓度的笑气。

根据我这些年的经验，若要让笑气吸入，达到比较好的镇静效果，有几个关键点，这是我们在给牙医们培训的时候一再强调的，也是在实际临床中决定笑气效果好坏的重要部分。

第一点是面罩，一定要封闭，如果漏气（主要是侧漏，东方人面颊欠饱满，与鼻罩贴合稍差）则病人吸入的笑气浓度就不足，那么镇静效果就会打折扣；同时，有一部分废气排到空气里面，导致医务人员职业暴露。我们知道在西方国家对于笑气的管理很严格，在诊室也都有检测笑气浓度的报警装置，一般来说，25ppm以内是一个比较安全的浓度范围。大量的研究表明，长时间吸入高浓度的笑气会损害人的神经系统，严重的还可能会造成孕妇流产，所以在西方国家，牙科笑气的使用必须有很好的废气回收排气装置，最好的方法就是开窗通风。通常来说，怀孕的病人第一个孕程是不能接受笑气治疗的，而且怀孕的医护人员也是不应该接触笑气的。

第二点是要教会病人用鼻子吸气和呼气。接受笑气镇静的病人在整个治疗过程中都是靠鼻子呼吸的，以完成笑气吸入和排出的过程。如果用鼻子吸，用口腔呼出去，那么牙医就会吸入笑气，被镇静的就不光是病人自己了——牙医都很不喜欢在笑气镇静下还喋喋不休的病人。事实上，用一个鼻罩来做吸气和呼气，并不是想象中那么容易的。我遇到过一个病人就出现了类似于幽闭恐惧症的症状，当他戴上面罩进行呼吸的时候，感觉可以清晰地听见自己呼吸的声音，甚至每次呼和吸的气体都会“打在一个很近的地方再弹回来”，令他有种窒息感，于是他头晕眼花，处于一种异常“憋气局促”的状态，最后实在难以忍受，不得不把这个面罩扯掉了——这类病人被称作“鼻罩不耐受者”，我们认为这样的病人不适合使用笑气来镇静。

第三点是滴定。所谓滴定，就是牙医或护士要根据病人的反应及时调整笑气的浓度。治疗开始时浓度一般在20%左右，然后观察病人的情况。如果病人紧张、焦虑得一塌糊涂，牙医就需要把浓度往上调；如果病人头晕、恶心或者已经呼呼地睡着了，那么就要小心了，说明浓度肯定过高了，这时则要调低。这有点像洗淋浴调节水温。当然，浓度也不是越高越好，滴定的目的其实就是找到维持病人最佳镇静状态的浓度，或者说是平衡点。在这个合适的浓度下，既能够有效消除病人的恐惧，使其坦然、平和、愉快地接受治疗，也不会出现过度镇静，意识丧失，不能张口配合甚至昏睡缺氧等各种不良状况。最佳的状态是病人对于治疗的操作有一定的配合度，比如叫他的名字还能够答应，让他张嘴能够张嘴，甚至让他去吐一吐口里的水，他也能够自主地完成，病人的呼吸、心率也都在正常的范围之内，这个点就是End Point（终点），也就是我们想要的最佳滴定点。要注意这个点在治疗的过程中并不是一成不变的，有时候根据治疗的刺激强弱，时间长短，可能需要多次地调整这个点，达到合适的位置。而且不同的病人，最佳滴定点有天壤之别。根据这些年的经验，我们观察到大多数的病人在笑气浓度为20%~30%时就会有镇静的“带入感”了，为30%~40%时，就可以产生很好的镇静效果（最佳滴定点）了，少数的人可能需要50%。对于大多数成人来说，超过50%的笑气浓度会导致明显的不适感，因此我常说，如果医生把笑气浓度开到50%以上，病人还没有能够“就范”，那么恐怕要考虑，这个病人适不适合使用笑气镇静了。因为和任何药物一样，人群对于笑气的效果也是呈正态分布的，也就是说，大概有90%的人吸了笑气，在常规浓度范围内效果都不错，当然也存在着两个极端人群：5%的人吸了常规浓度的笑气没有任何效果——极端不敏感型，还有5%的人常规的笑气浓度对他们已经是超量或者过量——极端敏感型。这点跟喝酒有特别大的相似性，有的人“千杯不倒”一直喝，有的人“一滴入魂”瞬间断片儿。作为病人，如果你吸了笑气后，出现头晕、恶心、憋闷、耳鸣，出汗等非常不适的感觉，一定要向牙医示意——大拇指朝下！不过请放轻松，现在的牙科诊室里在使用专门的笑气设备和监护仪的情况下，这样的情况极为罕见。

在培训中我们也常常提到，滴定的过程也是需要诱导和催眠的，这时，牙医和护士应该做的不是急于治疗，而是经常性地与病人沟通，循循善诱，把他们代入某个情景中。比如向病人描述他们即将有的感觉，给他们以暗示，帮助病人想象或者回忆美好的事物等。事实证明很多笑气镇静效果好的病人，多半是容易被暗示的，他们容易跟着医生的暗示走，容易深度体验自己的感受，容易产生一系列美好的幻觉；然而，也有部分病人会在笑气镇静时产生一种性快感。有一次，有个男病人向我描述，吸了笑气以后他的下面不由自主地起了生理反应。在国外，也有女病人吸了笑气后投诉医生对她进行了不良举动，所以这也是为什么在西方国家给病人使用笑气，必须要有第三人在场的原因。记得那个恐怖电影《牙医》里面也有这样的桥段：病人在吸入笑气以后产生了各种各样的幻觉。

第四点就是在治疗结束后，一定要给病人做肺泡灌洗（别误会，不是往病人气管里灌消毒水）。因为在治疗过程中，病人吸入了很多笑气，笑气弥散到血液里，如果治疗结束马上就把面罩拿走，那么会出现什么情况呢？血液里的一氧化二氮分子会逆向地从肺的毛细血管进入肺腔，大量气体充盈到肺腔里就会造成一过性的缺氧——弥散性缺氧，病人马上会有一种头晕不适的感觉。所以治疗结束时应该给病人吸3~5分钟纯氧，把肺泡里的笑气置换出来并排出体外。

以上是根据这些年我们在全国各地举办的几十次笑气镇静培训中总结出来的四个关键点。如果全部做到，笑气镇静就会取得比较好的效果。此外，还有一个比较重要的点，那就是选择适合接受笑气镇静的病人。这就像邀朋友一起饮酒一样，小酌怡情，如果朋友不能喝太扫兴，太能喝又怕招架不住。病人看得多了，会有一种潜移默化的直觉预判，当病人走进诊室跟你沟通几分钟之后，了解了他要治疗的内容，大概就能判断这个病人使用笑气镇静能不能成功了。我的感觉是：只要这个病人不是太恐惧，能够适应使用鼻罩来吸笑气，主观上信任牙医，愿意配合，沟通顺畅，能够听懂牙医的指令，年龄最好在6岁以上，同时，没有严重的鼻窦炎、中耳炎、肠梗阻、急慢性呼吸道疾病、幽闭恐惧症这些问题，无酗酒或者药物滥用史，那么都是非常好的病例，也一定会取得比较理想的治疗效果。

对于年龄小一些的孩子，特别是4岁以下的，常规是不主张使用笑气的，因为这个年龄段的孩子很难和牙医达成有效的配合，很难做到用鼻子呼吸，而且他们吸入笑气后产生奇怪的感觉很难用正常的方式来表述。何况大多数这个年龄的孩子坐在牙椅上就会哇哇大哭，哭的时候就没有办法用鼻子来呼吸，笑气的效果也会大打折扣，而且哭的时候他们呼出很多的笑气也会污染牙医的工作环境。在美国，我们见到小一点的孩子，一般是要先喝“果汁儿”，再吸笑气。那个“果汁儿”里面就是一种后面要提到的口服镇静药物。对于小孩，牙医一般会直接将笑气浓度调整到50%以上，让小孩瞬间“飘”起来，这叫作儿童牙科的笑气冲击法。

另外，笑气还有一些镇痛的作用，曾被用于无痛分娩。当然，对于牙科治疗中的疼痛来说，笑气的镇痛作用仅仅能够缓解局麻注射时的不适。显然，当牙医准备给病人打开牙髓，或者是拔除智齿的时候，绝不能完全依赖笑气，此时局麻注射绝对是必不可少的。笑气和局麻药物是一对儿舒适化治牙最佳“拍档”：一个解决焦虑，一个解决疼痛。

之所以被称为“笑气”，是因为这种神奇的气体有的时候可以引人发笑，它的作用据说是可以刺激大脑产生一种叫作“内啡肽”的物质，这种物质是人体自己产生的“鸦片”，可以让人变得愉快，然后，对疼痛的敏感度下降。下面我们就来举个例子。

有一次我们在外地举办培训会，有个小伙子，也是一名牙医，想要体验一下笑气的感觉，结果刚吸了一会儿就开始笑，一直笑个不停，而且越笑越厉害。开始我们以为他是故意的，但后来我发现他的表情、动作都与那些吸入笑气后接受牙科治疗的病人完全不同——他其实很痛苦，不想笑，但又无法控制自己，以至于最后笑到眼泪都流下来了，我觉得那其实是一种膈肌的抽搐。良久，他才平复过来，说："景老师，我真的不想笑，真的不是故意逗你们，我真的控制不住啊！"并非所有人吸入笑气后都会产生非常愉快的感觉或发笑反应，也有些人会产生痛苦的反应。有一位参加我们培训的牙医，典型的"中年油腻男"，一定要自己体验笑气，但吸了一会儿就说头晕胸闷，接着连眼睛都不愿意睁开了。我们赶紧关掉笑气。他在椅子上躺着，面色苍白，表情痛苦，监测仪显示其血压低、心率快，显然是进入了一种"半休克"状态。夸张的是，那天下午我们历时4个小时的培训都结束了，他依然在牙椅上躺着不能起来行走。这些人的神经系统对笑气十分敏感，因此产生了非常强烈的发笑反应或不适反应，都属于极端敏感型。

既然有这极端敏感的5%群体，那就有不敏感的5%群体。有一次举办培训会时，我和厂商向一位牙科诊所的老板介绍笑气设备，这位老板表示，他一定要亲自体验体验，结果即使我们一路将笑气开到60%他也毫无反应，最后他给了差评，搞得大家十分尴尬。

这些年，我也遇到很多关于笑气镇静的搞笑事件。一次，一位12岁的小姑娘来看牙，我们给她吸了笑气，刚吸下去她就迷迷糊糊的，看牙看到一半她睡着了，等治疗结束时我们叫她，居然叫不醒，这下把我们吓坏了。于是护士一边反复推她、叫她，一边观察监护仪器，我注意到她的心率、血压、血氧等都很正常，太奇怪了！就在这时我突然发现女孩的嘴角露出了一丝笑意，而且眼睛眯缝着好像正在偷看我们。原来这孩子是在假装醒不过来，故意吓唬我们呢，于是我们就咯吱她，一咯吱她就忍不住哈哈笑起来了。

另一个病例就更有意思了。有位病人是一家上市公司的负责人，充满了那种富有的事业成功的中年人的自信，但是特别害怕洗牙。在接受了笑气镇静洗牙之后，他非常兴奋地说："这是我这辈子洗牙最舒服的一次，笑气真的很好，而且我吸了笑气，心情也比原来好多了，哈哈。"于是我很高兴地向他介绍了笑气的一些常识和在医学上（特别是牙科）使用的情况。临走的时候，他和我表达了充分的谢意，说："其实我知道洗牙是个很重要的事情，但是我为什么不愿意洗牙呢？就是因为太疼了。这次是我平生第一次在洗牙时没有那种酸痛感，你知道，甚至那个洗牙的钩子在我牙上滋滋的颤动的声音都不那么刺耳了。"没过多久，他的一个秘书就来找我说："景大夫，我们老板说了，你这个笑气机器哪有卖的，给他也来一台，放在办公室没事就吸吸，心情会好一些。"

仙气儿的灰色面及其他

从笑气被发明以来，它就被赋予了另外一种用途——Creational Drug（娱乐药物）。在很多西方国家，人们在开派对时把房间充满纯笑气，或者把纯笑气压缩灌入很小的瓶子里吹成气球，然后在派对上大口吸入，瞬间神魂颠倒，飘飘欲仙，甚至笑得直不起腰。在很多地方，笑气并不像大麻、冰毒那样受到严格的管制，甚至属于合法的娱乐用品。前段时间就有一个新闻，有个小伙子频繁滥用笑气，一年多成瘾，神经系统受到了严重损害，最终全身瘫痪。在一个经典的美国舞台剧“Little Shop of Horrors”里面也有牙科医生滥用笑气的情节。笑气滥用的情况在我国并不少见，但是部分媒体对于一些滥用事件夸大的报道，也让很多病人和医生，甚至医疗机构的管理者对笑气产生了恐惧质疑的心理。牙科使用的笑气是一氧化二氮和氧气的混合气体，让病人在治疗过程中吸入，其作用仅限于缓解紧张和疼痛，完全不会导致滥用和成瘾。有位同行在笑气科普中讲得很好——对于任何镇静麻醉药物来说，脱离了剂量来谈不良反应都是耍流氓!

除此之外，笑气还有两个用途：一是飙车时的助燃剂，体验速度与激情的推背感；二是辅助在美食中打出蓬松的奶油泡泡（图5.3）。

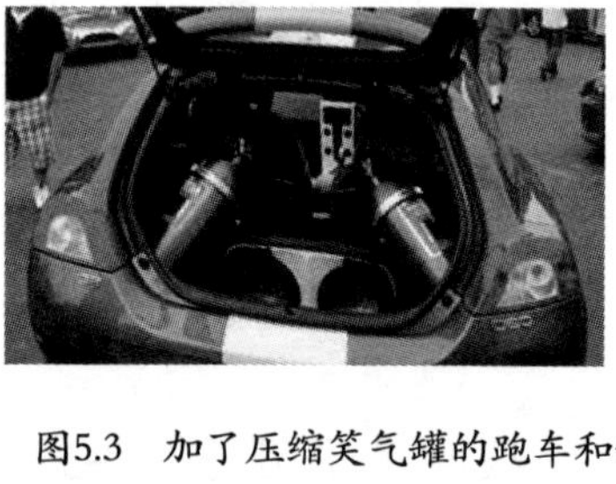

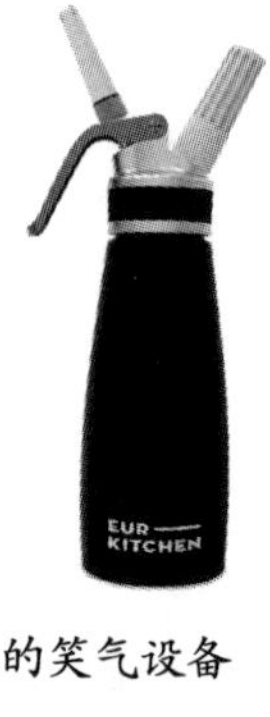

图5.3　加了压缩笑气罐的跑车和制作奶油泡泡的笑气设备

仙气儿制造机

大约在2003年前后，国内就有了自己的牙科专用笑气镇静设备，到现在为止已经有3~5个品牌10多款产品，有的配有数字化液晶面板，外观漂亮，还有触摸屏。参加了美国的牙科学术会议和展览后，我发现这么多年来美国大概只有1~2款，设计很简单——一台机器上挂4个钢瓶（以不变应万变），看来在这个领域我们已经后来居上了。

口腔医疗机构首先需要从有资质的特种气体厂商处购买气体：灰色钢瓶的笑气和蓝色钢瓶的氧气，然后把钢瓶接在设备对应的阀门上，笑气和氧气的接口造型不同，以防接反了发生危险。流量控制阀门由医务人员控制，可以设定不同的总气体流率和笑气浓度比例，设备将两种气体进行混合，排出到面罩中，面罩上面有一个单向阀门，当吸气的时候阀门打开，则病人会吸入笑气和氧气的混合气体；当病人呼气的时候，供气的阀门会关闭，病人所呼出的含有二氧化碳的氧气及残余笑气的混合气体，会通过另外一个出口输出到废气回收装置或者排到诊室的外面去。这种带有单向阀门的面罩是确保治疗效果和医务人员安全的必要措施。

还有一个重要的安全设定：在使用的时候，如果钢瓶里的氧气用完了，则笑气也会立即切断供给，以防止病人吸入纯笑气而导致缺氧。此外，所有的牙科笑气设备都有一个笑气浓度限定——无论你怎么调，它的浓度也没有办法超过70%。这些安全设施都是十分重要的，若哪个环节出了问题，则可能把一个安全舒适的牙科镇静过程变成一次医疗事故。

从医疗机构来说，使用笑气的主要成本就是气体用完了要及时更换。在很多年前，我们总要麻烦保安大哥去医院指定的气体储存处换气体——这让我想起自己小时候，爸爸经常推着自行车去换煤气罐——这的确是体力活。现在，新的诊室安装了墙壁设备带，设计了统一的供气管道，真是十分方便了。我在美国学习的时候发现，气体储存在牙科中心地下室的巨大钢瓶里，然后通过管道供给三层楼上的每间诊室，而且留有备用钢瓶，以防万一。另外两种消耗品是鼻罩和导气管，它们成本较低，可以忽略不计。

在这里要谈谈鼻罩。笑气鼻罩大多数是由橡胶制成，作为笑气镇静设备唯一与病人面部肌肤相接触的部分，鼻罩的舒适度和密封性无疑是最能够决定病人治疗体验的关键环节。我们这些年的经验是，治疗前一定要帮助病人选择一款合适的鼻罩。早先，我们没有重视这个问题，给病人戴的是又厚又沉的麻醉鼻罩，密封性绝佳，但舒适度极差；之前我们进口了很多美国的鼻罩，比如Accutron公司旗下的“彩壳随心换”鼻罩系列（图5.4），有多种颜色，多种口味，从香蕉、草莓到苹果、橙子……一应俱全。后来我们发现因为西方人鼻梁高，这种产品的设计显然不适应中国人的特点。国外的儿童款适用于中国的女性病人，而国外成年女性款完全罩得住中国男性的鼻梁。遗憾的是，中国的小朋友竟然没有一款合适的。现在，国内终于有了适合国人面部形态的产品，有的边缘还添加了缓冲垫，确实是病人的福音（图5.5）。我想说，别小看了鼻罩，它的作用和笑气本身近乎等同，选好鼻罩才能为治疗加分！

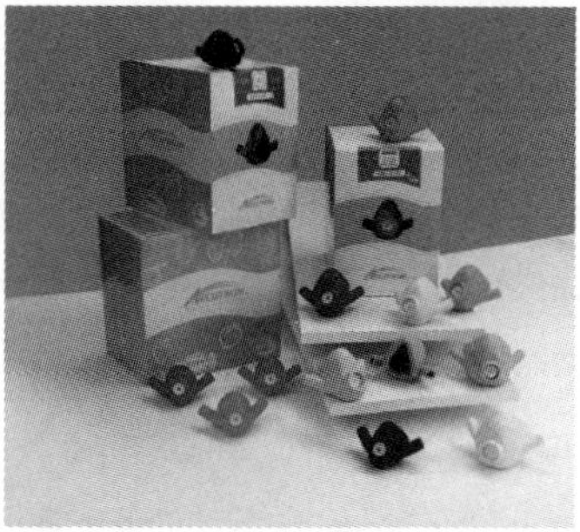

图5.4　Accutron公司旗下的“彩壳随心换”鼻罩系列

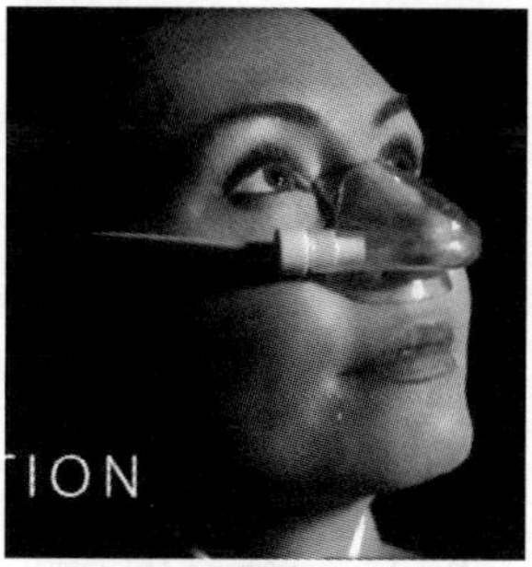

图5.5　舒适的鼻罩可以提升病人的体验感

仙气儿的误区

因为一些商业原因，在国内早期的笑气镇静培训中，给牙科医生灌输了一些不客观或者不够严谨的信息——似乎笑气可以解决所有恐惧和疼痛的问题；但后来的事实证明，尽管使用笑气经过百年的实践，已经被证明是一种非常安全可靠的牙科镇静措施，但也不是万能的。比如，少数医生会向病人夸大笑气的效果，甚至把笑气当成诸如七氟醚一类的麻醉剂来使用，一些医生认为笑气的镇痛作用等同于局部麻醉，甚至有相当数量的医生认为笑气可以“镇住”年龄较小的孩子，然而很多临床失败的案例都证明，这些都是做不到的。这些案例不仅破坏了医患关系，也让笑气的推广受到了严重的影响，很多机构在“热”了一阵之后冷却下来，笑气设备被束之高阁。无论是我们这些培训者，还是学习使用笑气的医生，都再次认识到，医学是一门非常严谨的学科，必须遵循辩证的态度，容不得半点随意的想象。

今天，如果随便走进一家欧美国家牙科诊所的大门，你几乎都会看到在牙椅旁边的柜子里摆放着笑气的钢瓶，当病人躺在牙椅上，牙医还在一旁喝咖啡时，牙科助理已经把面罩戴到病人的鼻子上，并且打开笑气的阀门了，然后医生才会不慌不忙地放下咖啡杯，整理一下仪容，戴好口罩和手套，坐到病人旁边开始治疗。透过这个场景，大家似乎可以理解，笑气在西方国家的使用是多么普及，对于医患双方来说，看牙吸笑气已经是习以为常的事情了，而且就连牙科助手都可以操作，更何况是牙医呢？使用笑气不仅是牙医应该掌握的一种技术，而且更是对病人的关爱体现。那么，假如你是一个牙科恐惧病人，是不是吸了笑气就可以彻底治愈呢？很遗憾，我想答案是否定的。对于大多数轻度和中度牙科恐惧病人来说，吸入笑气可以帮助他们暂时平静下来，并且最终顺利地完成牙科治疗，但这只发生在病人戴着面罩持续吸入笑气的过程中，一旦治疗结束，气体断开，病人又回归原来的状态。尽管很多病人在笑气治疗后获得了舒适的牙科体验后，会要求每次治疗都有笑气福利，但是对于牙科恐惧本身的治疗，必须明确因由，对症施治，而且需要一个相对长期的过程。

对于牙科恐惧的病人来说，使用笑气好比雪中送炭；而对那些没有牙科恐惧的病人，如果将要接受比较不适的牙科治疗，或者希望获得更舒适的体验，我们也推荐使用笑气，这好比锦上添花。希望不久的将来，笑气培训能够成为牙科学校的必修课程（目前印度的部分牙科学校已经实现）；希望在中国所有的牙科诊疗机构，笑气也能和局麻药物、注射器一样成为标配。每个病人，无论是否有牙科恐惧，都能够尝一尝这口仙气儿，坦然平静地接受治疗。

从仙气儿到果汁儿

笑气是牙医的贡献，也是帮助恐惧看牙病人的“魔法”。然而在最初使用的几年里，我也遇到了难题——很难让一个年龄小于4岁的孩子踏踏实实地吸笑气治牙。这样小的孩子一般躺在牙椅上都是号啕大哭，一把鼻涕一把泪的，根本不接受把面罩放在鼻子上这个操作，更不用说要教会他们通过面罩来呼吸这种仙气儿了。有些同行的经验是：直接把鼻罩按在孩子脸上，用高浓度的笑气实施“冲击法”，让孩子们直接“飘起来”，但我们认为这样的操作在哭闹挣扎中实在不安全，家长也很难接受，失败率很高。

那时候儿童全麻治牙的手术还不像现在这样普及，我们决定向儿科医生“取经”。儿科医生告诉我们，很多孩子需要接受像CT、核磁这类检查的时候，他们会给孩子喝下一种叫作水合氯醛的药物，这种药物很难喝，但是喝下去以后，能够让孩子迷迷糊糊至少十几二十分钟。水合氯醛是一种古老的药物，在儿童镇静中被验证很有效。大家知道对于一个孩子来说，无论是做CT还是核磁共振，都面临着与家人分离，独自进入狭小空间，陌生环境的刺激势必会产生焦虑。让他们在这样的环境中暂时地睡着，又不会导致他们的呼吸循环系统受影响，水合氯醛确实是一种很安全的镇静剂。

但是在牙科的实际使用中，我们发现水合氯醛也存在问题，比如在儿科的检查过程中并没有像牙科一样持续不断地刺激，所以孩子只要躺在床上睡着了，就可以完成扫描检查，很是奏效；但牙科不一样，第一孩子本来就害怕，第二还要承受如此多的刺激（光线、疼痛、噪声……），特别是疼痛，而且这种药物（图5.6）的味道也实在难以接受（尽管国外有加了甜味剂的糖浆）。事实证明水合氯醛的使用是失败的。不久，一位患有失眠的内科医生给我们推荐了另外一种药物，就是一种短效的安定类制剂马来酸咪达唑仑片（图5.7），瑞士罗氏公司生产，中文名字叫多美康——多么好听的名字：多吃一点，做个美梦，一切都健康。

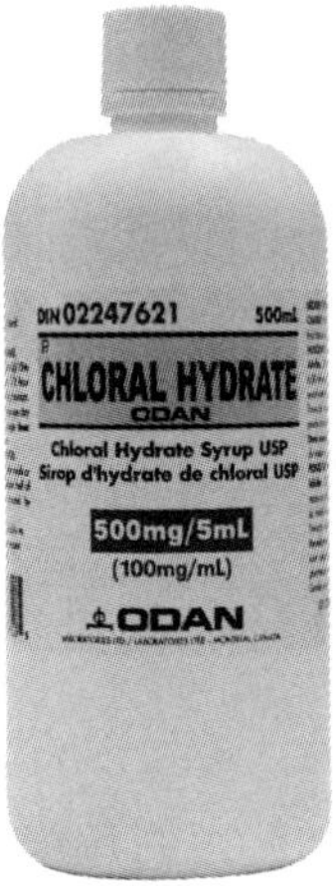

图5.6　最早的儿科“昏睡果汁”——水合氯醛糖浆

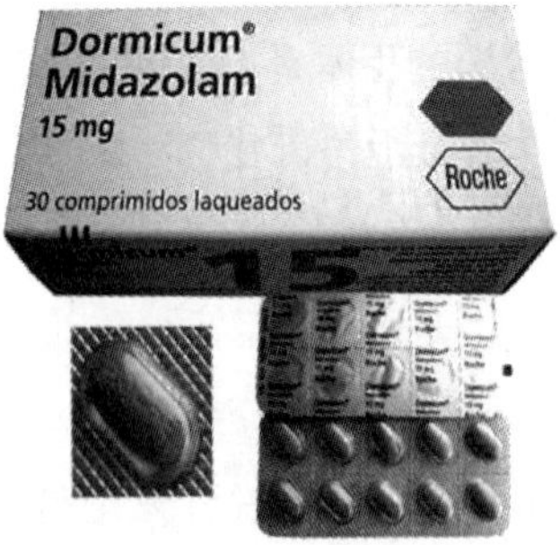

图5.7　儿科昏睡果汁儿2.0版——多美康（马来酸咪达唑仑片）

神奇的果汁儿

在临床上，无论如何评价药物镇静，都逃避不开这四个问题：第一，药物有没有严重的副作用？任何一种镇静药物都不能产生对孩子呼吸和循环明显的抑制。第二，这个药物用多大剂量合适？这是个核心问题。第三，这个药物起效快不快，镇静效果能够保持多长时间，从效果逐渐减弱到彻底的代谢完毕，恢复到正常状态需要多长时间？第四，有没有解药（拮抗剂）？从理想的角度来说，若镇静药物使用方法安全，剂量稳定且容易掌握，起效够快，维持时间相对足够长，代谢恢复快，有解药是最好的选择。我们发现多美康很符合这个需求：小剂量范围内使用的副作用可以忽略，吃下去15~20分钟孩子就开始昏昏沉沉了，药效维持30分钟，时间足够完成一些简单的牙科治疗，代谢也比较快，还有天然的解药——氟马西尼，所以实话实说，这是一种非常好的镇静药物。当然在使用中我们也发现，难点就在于吃多少合适，另外多美康是药片，如何能让小孩子顺利吃下去，这又是一个问题。

于是我们展开了一系列测试，从最小的剂量开始实验，志愿者就是我们几个医生、护士和亲属的孩子，最终得出了每千克0.5~0.75毫克的最佳剂量范围和3岁以上的最佳年龄范围，我们把相关的数据和经验发表在了《中华口腔医学杂志》上，得到了同行们充分认可，这可以说是我们团队对儿童镇静领域的一个小小的贡献。关于如何让孩子顺利服药的问题，我们也尝试了很多的方法，比如不能配合服药的，就用注射器灌药；能服药的，我们就把药片碾碎，放在有甜味的果汁儿里给孩子喝下去（咪达唑仑是很苦的）。当初我们还真花了不少的心思，我们尝试了很多的果汁和饮料，后来发现能买到的饮料，大多数甜度用在这个场合都略显不足。因为咪达唑仑很苦，果汁儿少了遮不住苦味，多了又怕孩子吐了（本来术前也要求空腹）。后来发现，最能够遮住苦味的就是可乐和雪碧，但是又出现了新的问题：我们发现把这个药溶解在可乐里给孩子喝，药效就会降低很多，查国外的文献发现也有类似的报道，其原因是包括可乐在内的多种碳酸饮料是酸性的，而若要让口服药物发挥最佳的作用，应该呈弱碱性才可以。后来罗氏的多美康专利保护期终止，药品没有了，就换成了国产的注射液，于是我们跟药房合作，开发了一种非常甜的甜味剂，做成糖浆，专门用于溶解镇静药物，效果还不错。虽然量不多，也能充分遮住苦味儿了。有人说，细节决定成败，我觉得至少在这件事情上印证了这句话的正确性。说句题外话，由于包括可乐在内的很多种碳酸饮料pH值都是酸性的，有些酸性十分强，长期喝这样的饮料，肯定会导致牙齿的腐蚀，因此牙医有一句忠告：远离碳酸饮料。如果一定要喝，请用Straw（吸管。不沾牙，直接进嗓子）。

在美国参观的时候，我看到美国的儿童牙医在接受住院医师培训的时候，都会学习如何配置儿童镇静果汁儿。而且很有意思的是，美国的儿童牙科果汁儿配置方法据说分为东西海岸两个流派，东海岸是仅靠咪达唑仑一种药物制作果汁儿，西海岸的流派却是咪达唑仑+异丙嗪+羟嗪的“鸡尾酒”，而且美国儿童牙科口服镇静大多是先让孩子口服果汁儿，然后再吸仙气儿，这真是双管齐下的好主意。果汁儿起效快，孩子很快被镇静，踏踏实实地躺在牙椅上，正当咪达唑仑药劲快过去的时候，笑气的作用刚好上来了，充分交接，这样孩子就可以安安静静地完成更长时间的治疗。

搞笑的果汁儿

这10多年，我们采用口服药物镇静帮助很多孩子顺利地接受了牙科治疗，获得了超过75%的成功率。当然，和笑气一样，并非所有的孩子都适合我们研究的这个“普遍剂量”。我记得有几个难忘的病例。第一个是我们医院一位皮肤科医生的孩子，小男孩5岁多，特别活泼可爱，也很懂礼貌。第一次，他姥姥把他领来了，说要看牙。还没躺到椅子上，他趁姥姥一个不注意，转身就跑到外面去了，当时老太太都没有反应过来。一会儿，孩子爸爸和姥姥又一起把他抓了回来，爸爸说让景大夫给想想办法。我说：“小壮士，你是不是特别害怕看牙，没事儿，今天呢，景叔叔给你来个痛快的——咱们喝个甜水，喝完了就回家好不好？”于是，我让护士悄悄把药片碾碎了，放到果粒橙里让他喝下去。我带着自信的笑容让孩子爸爸和姥姥安心等待，过了20分钟，孩子确实有了明显的变化，然而这个变化却不是我们想要的昏昏欲睡，甚至连安静都没有，孩子就像喝醉了酒一样，在诊室里又叫又笑又闹，走路摇摇摆摆，一会儿高兴，一会儿生气，还给我们背课文、背唐诗、唱歌，足足折腾20分钟，惹得大家都在那儿笑啊，很多人也挖苦我说：“景大夫，你这不是镇静药物吗？怎么像打了鸡血似的呢？”搞得我也一头雾水，十分尴尬。现在看来，我们能够理解口服镇静药物的剂量和效果并不是总能画等号的，其间的个体差异很大，受影响的因素也很多。这个孩子就出现了一种反常的兴奋（Paradoxical Reaction），一种癫狂的状态。其实我们当时只要把剂量再多给一点点，就可以达到合适的镇静了，遗憾的是当时我们并不知道。

第二个案例是我们医院的一位超声科医生的孩子，4岁的小女孩十分乖巧可爱，但也是一个严重的牙科恐惧娃，因为之前一次牙科治疗把她弄疼了，从那以后看见牙医就说“Bye-Bye”。这一次，我们调整了药物剂量，把公斤[①]体重的比值增加了一倍，小姑娘喝药大概5分钟后，就有了明显的镇静作用，一下就软下来了，站都站不住了，她妈妈只好把她抱到牙椅上，我们很顺利地打开她的嘴，开始补牙。小姑娘的样子特别好笑，她一会儿睁开眼睛看看我们，一会儿又闭上眼睛想睡觉，然后就开始打嗝，怎么会打嗝了呢？现在我们知道，这其实是镇静有点过度，引起了膈肌的痉挛。治疗很顺利，但是最后发生了一个有意思的事情，小姑娘坐起来突然冲我说：“叔叔，你怎么有两个脑袋呀！”我们都以为她在开玩笑，但是麻醉科医生告诉我们，这个药物原来还会导致暂时性复视（看东西重影）。

第三个病例是我们医院一位内科医生的孩子，7岁，连着做了3次口服药物镇静，每次间隔一星期。后来孩子妈妈碰到我，不好意思地说：“我遇到一个很有意思的事，壮壮7岁了，已经很久都没有出现尿床的情况，但是每次服药之后当天回到家，夜里都莫名其妙地‘画了地图’，真的是很尴尬呀，也不知道是为什么。”

好在，无论是歇斯底里、反常兴奋，还是复视、打嗝、尿床都是口服咪达唑仑镇静很常见的不良反应。这些情况都会在很短的时间内消失，也不会造成任何永久性的损害。在这里，要特别感谢我们很多同事和他们的孩子，帮我们“验证”了很多儿童镇静疗法，在这里也给他们“点赞”吧。

---

①1 公斤 =1000 克。

咪达唑仑是一种神奇的药物。除了其良好的镇静作用，它也有很好的安眠作用——这本来是研发的初衷。它能让人快速入睡。记得当时我正在和我老婆谈恋爱。那段时间不知道因为什么她失眠了，而且失眠得很严重。于是我“借花献佛”给她开了这个药。我想既然她失眠得这么严重，就得多吃，所以我跟她说：“必须来2片（双倍剂量）。”因为我没有告知她在什么时间服药合适，而且也没有预料到药物起效的时间对于成人和儿童可能存在差异，特别是第一次吃这个药时。结果她吃完药去刷牙，刷到一半，发现眼睛已经睁不开了，于是赶紧奔到床上躺下来，这一觉睡得天昏地暗。早上醒过来一看，枕头上都是牙膏。第二天公司春游，她居然莫名其妙地在书包里装了一本《大学英语》。后来我才知道，根据很多神经科大夫的经验，这个药的吃法应该是：先洗漱好，上好厕所，做好睡前的所有准备，然后吃药，躺在床上，安心地等着睡着。

就我个人而言，我只在去美国的飞机上吃过这个药，希望能睡着，但是发动机的轰鸣声显然抵消了药物的作用。迄今为止，我试过最有效的安眠药叫作思诺思，它可以神不知鬼不觉地让人睡着，而且一觉醒来没有任何不适。

无论是仙气儿还是果汁儿，都不是简单的魔法。作为轻度镇静的常用技术，仙气儿和果汁儿都是非常安全和有效的，它们给恐惧的病人带来的，是一种“啤酒”级别的镇静体验，放松身心，飘飘摇摇。即便是在使用浓度和剂量相同的情况下，这两种方法并不是对每个病人都能产生绝对相同的效果，因此存在着个体剂量的差异性，若要选择合适的量，需要在实践中摸索。医学是一门神奇的学科——必然与偶然并存，偶然是必然的，必然也常常表现为偶然。

第6章

涓涓细流和彻底断片儿

如果说笑气可以算作是啤酒，那么对于某些看牙更为恐惧的病人，或者需要接受一些特别复杂的牙科治疗的病人（比如想一次性拔掉4颗智齿，或者一次解决很多牙齿问题）来说，则可能得喝上“高度白酒”甚至是“伏特加”了。我很少喝酒，但是我知道有很多酒，它们的作用是非常确定而强烈的。有一年我庆祝36岁生日，在罗马湖畔的一家餐厅宴请亲友，高朋满座。那次聚会上，我先后喝了红酒、白酒和啤酒等，不知不觉就彻底“断片儿”了。据说一直抱着楼下的一个马桶在吐（真的是抱着）。因为当时参加聚会的有很多医生，有内科医生也有外科医生，这几位一边打麻将，一边非常负责地定期下来看一看我，摸脉搏，用手机照照瞳孔，然后向大家宣布：病人意识清楚，生命体征稳定，状态良好，大家不必担心！此间发生的很多“精彩剧情”我是完全忘记了，成了大家日后的笑料。

事实上，有很多看牙恐惧的病人对牙科镇静的强度需求也不一样，有的人确实希望直接“断片儿”——比如全身麻醉；也有的人害怕那种把自己完全交给他人的感觉，宁愿自己能够保有一部分意识或部分清醒，需要一定的自主性。如果把一个牙科医疗机构提供的所有镇静服务当作商业产品，输出的产品种类（镇静的方式和程度）越多，则越能够满足不同层面病人的需求，越容易获得更高的满意度和更多的客户群体。这经常让我想到一些高档的汽车，比如宝马，从1系到3系……直到7系和8系，真可谓琳琅满目，有以舒适为主的，有偏向运动的，有SUV越野的，有性能轿跑，还有彰显商务身份的……丰富的选择满足了各个层面人群的需求。对于很多使用笑气不奏效的病人或者是一些低龄儿童，有时，我们不得不采取一些让他们直接断片儿的办法，也就是深度镇静，还有终极武器——全麻。具体实施的方法并不复杂：一种方法是把镇静或者麻醉药物注射到病人的静脉血管里，另一种方法是让病人吸入麻醉气体。无论是哪种方法，无非是两种药物进入身体的途径不同，一种是走静脉进入血液循环到大脑，另一种是从呼吸系统经肺泡交换进入血液循环到大脑。深度镇静一般是走静脉，而全麻则有走静脉和吸入两种方法。

涓涓细流

具实，走静脉这条通路是非常好的，又简单又方便，而且和笑气一样进行有效的滴定——给药的时候，可以把速度调慢或调快，这样就可以制造出不同深度的镇静状态。最理想的状态是既可以让病人保留一定的自主配合，比如，尽管是恍恍惚惚的感觉，但自己能够张嘴。其实，静脉镇静技术不是牙科医生在医学院培训中能够接受到的。尽管在北美，特别是美国，口腔颌面外科医生是唯一接受静脉镇静和全身麻醉相关培训的口腔科医生；但是在中国，显然这项技术并不对普通的口腔科医生开放。我们中心的团队开始研究这项技术，也是与麻醉科合作的。一开始，我们给恐惧的病人拔智齿，请麻醉科医生帮忙从静脉给药，但麻醉科医生对于这个事情的理解和牙医存在不同。在牙医看来，病人只要能够顺利地把治疗做完就行，并不需要将病人麻醉得昏睡过去；而麻醉科医生天天都在想着全麻，病人哪怕有一点动，有一点呻吟声，有一点恐惧或者躲避，对他们来说，都是不能接受的，或者这与他们常规的治疗场景有关。所以，牙医想的就是用药量尽量少，而麻醉医生往往会加量加量再加量，生怕病人因为疼痛醒来。大家都知道，在大医院里，麻醉医生的时间非常紧张，因此治疗效果常常不够理想。

有一次，我们去ICU给一个病人会诊。我还记得这位病人在头颈部大手术后，因为疼痛而躁动，主管的医生怕这样的情况导致伤口裂开，就跟麻醉医生商量，看能不能给一些药物让他产生持续的睡眠，但是又不让他睡得那么深，最好是让他保持一种安静的状态。我记得当时的医生就给他从静脉输注进去一种镇静药物，据说这个药物在血管里会随时分解掉，所以需要用一个“输液泵”一直输注。所谓的泵，就是模拟手推药的功能，将一个装了药的注射器安装在一个电子装置上，这个电子装置类似我们的手，它可以缓慢、匀速、持续地把注射器里的药物推进病人的血管，具体缓慢到什么程度呢？可以达到每小时只推5毫升——真的是涓涓细流啊！显然，如果让一个护士站在旁边，在1小时内缓慢、匀速地把5毫升的药物推到病人的血管里，准得累坏了。我忽然想起小学时学校操场上升国旗的场景，升旗手需要拿捏得非常好，才能保证不快不慢，国歌奏完旗子刚好到顶（事实上很难做到这么准确）。

这个治疗场景确实启发了我们。团队考虑是不是也可以把这个用在牙科病人身上，比如在拔智齿的时候，先建立静脉通路，然后把这种镇静药物缓慢地推进病人的血管，最后根据病人的恐惧程度及治疗的复杂程度、刺激大小等因素随时调整给药的速率来建立一个合适的镇静深度。这就好比喝酒喝出“很美”的那种状态：第一，心情愉快，不害怕不畏惧了；第二，病人不会被彻底“放倒”，能够有一定程度的配合，比如让他张嘴睁眼，或者简单地回答一些问题，他都能够做到；第三，病人的呼吸、心跳等基本生命体征都保持着绝对良好的状态，不需要额外干预。

能够实现这种静脉镇静效果的药物其实有很多种，但是显然只能选择最安全、副作用最少的，因为绝大多数的毒麻药物都是不授权给牙科医生使用的，比如丙泊酚、芬太尼、吗啡等，剩下的恐怕只有咪达唑仑了。这是一种短效的安定类药物，起效快，代谢也快，镇静比较温和，既不会让人做噩梦，也不会让人头晕恶心，基本上来说没有什么严重的毒副作用。当然，我们也尝试过美托咪定和氯胺酮，后面会讲讲这几种药物在病人身上产生的奇妙反应。

上一章谈过咪达唑仑作为口服药物给儿童牙科病人实施镇静的效果很好。静脉泵入咪达唑仑对于成年人的镇静效果也不错，而且咪达唑仑还有一个神奇的功效，就是可以产生一种叫作“顺行性遗忘”的作用。所谓顺行性遗忘和普通的遗忘截然不同。例如，小红走出家门，走到公交车站，坐上公交车去单位。如果我们在她坐上公交车的一刹那，给她输注了咪达唑仑这种镇静药物，那么将发生的是：她对于自己坐上公交车以后一段时间的事情都记不住了——这就是顺行性遗忘。普通的遗忘则是她从家走到公交车站这段时间发生的事情都记不住了（逆行性遗忘）。咪达唑仑的顺行性遗忘作用给我们帮了一个大忙：有牙科恐惧的病人不会记得看牙的过程，各种不良的经历、刺激……都被“擦除”了。搞笑的是，有一次，一个病人做完治疗清醒过来，非常狐疑地跟我要镜子，左照右照，然后说：“医生，我怎么没有觉得你给我拔牙和治牙呢？”

这些神奇的静脉镇静药物不仅可以抑制病人的恐惧，还可以让他们愉快而放松，有时候还会产生一些神奇且意想不到的额外效果。有一次，一个小伙子和他的未婚妻一起来拔智齿，在静脉镇静起效后，这个之前特别紧张的小伙子一下子放松下来，变得十分健谈，喋喋不休地向我讲了很多有趣的事。讲到兴奋处居然跟我说：“你知道吗？这个人啊，结婚前也会焦虑。”“你为什么焦虑呢？”我问。“别提了，我媳妇没得挑，我特喜欢她，但是你知道吗？其实我还挺喜欢另外一个女孩的……”听他说到这里，我赶紧把一大团棉花塞到他嘴里，我知道再说下去，坐在一旁的准新娘的巴掌就要扇过来了，但见那女子果真柳眉倒竖、杏眼圆睁。无论如何还是先把治疗做完吧，但是回家是跪搓板还是跪键盘，就看他的运气了。

还有一次，我有个在非洲某国使馆工作的朋友，每次见面他总是和我称兄道弟，表现出一种对中国人发自内心的友好。他有一个牙需要做根管治疗，但他怕死了，于是我们就给他做了静脉镇静。神奇的一幕出现了：治疗前，他一直和我说着流利的英语，但是当咪达唑仑缓缓流入他的静脉，让他“喝美”了以后，他嘟嘟囔囔地开始说一种我根本听不懂的语言，这种语言一度让我想起了战争大片《黑鹰坠落》，他一直在说，我只好“嗯，啊，OK，Yes”地敷衍着，我知道在静脉镇静的状态，人的大脑高级中枢不能处理复杂的程序和信号了，因此他把自己最熟悉的母语向我展露开来。难怪有个麻醉医生跟我们说过，其实很多情报机构审讯逼供时，都使用这类药物。在镇静状态下，人会彻底丧失戒心，做出一些最本能、最基础、最诚实的反应。

如果说使用咪达唑仑做牙科的静脉镇静属于涓涓细流，那么还有一种药物则像是过山车了，它就是氯胺酮。氯胺酮也是一种很神奇的药物，既古老又神秘。在我们治疗过的一些孩子中，特别是那些对看牙极度恐惧的孩子，有时候我们会使用氯胺酮在屁股上打针，或者把氯胺酮一点一点分次从静脉推进去。这个药物的力度比咪达唑仑大得多，孩子很快就平静下来了，甚至呼呼睡去，不过我们发现，用了氯胺酮的孩子口腔里面的唾液分泌会增多，而且很黏稠，这在某方面增加了手术的不安全性，而且这种药物还会让人产生幻觉。一位接受过氯胺酮镇静的同行就曾经向我们描述，他在注射了氯胺酮以后产生的感觉：我好像进入一种神奇的梦境，在梦里，我看到一片白茫茫的雪地，无边无际，雪地里刮着大风，但是这风在阳光的照耀下，却十分灼热，热得我口干舌燥。我于是脱掉了所有的衣服，迎着风，在雪地上飞奔，希望能够凉快一些。我没有目的地奔跑，眼睛看到的全都是白雪，而灼热的风就从我的鼻子、嘴里灌进来。他的这番描述，我一直记得很清楚。我想，如果有一天，我们也能够生产出一个制造梦境的镇静药物该多好啊！病人先选好梦境的内容，然后，根据这剧情去配置相关的药物，再注射到血管里，那该多么神奇而且有趣！还有一位女病人，在接受氯胺酮静脉镇静的时候居然梦到了去印度旅游，我对她说："那你可省钱了。"

记得还有一个5岁的小女孩，我们先给她注射氯胺酮，然后给她补牙。给药以后，一开始她好像进入了浅浅的睡眠，但正当我进行牙科操作时，突然发现她的眼睛微微地睁开了。之后，我惊讶地发现，她的两个眼球在快速地左右转动。这可把我吓坏了！我坚信病人这是要抽羊角风的前奏，于是赶紧把麻醉医生叫过来。麻醉医生看了看，却很平静地说：“没事没事，这叫眼震颤，是用了氯胺酮以后的一种反应。”原来是虚惊一场啊！

记得有一位女士来拔智齿，她说：“大夫，我很害怕，能让我睡着吗？”我说：“当然没有问题啦，这就是我们无痛中心的特色啊！”我们为她特意请来非常优秀的麻醉医生，然而，静脉给药之后，这位女士却并没有进入我们预想的睡眠或半睡眠状态，即使给了很多镇静药物却依然没有太多困意，连麻醉医生都有点害怕了。他问这位女士：“您是不是平常很能喝酒呀？”女士说：“是的，我基本上每晚喝一瓶红酒吧。”感觉到了她所从事的工作背景之后，为了能够成功镇静，我们只好继续加大药量，加量再加量，终于把她放倒了——达到了我们想要的迷迷糊糊的状态，于是，我们顺利地把她的智齿拔掉了。当她醒来得知智齿被拔掉后，非常开心。但当时镇静的药效还未完全失去，她很是兴奋地对我和麻醉医生说：“太感谢你们啦，一会儿我给你们点首歌乐呵乐呵！”在之后的恢复阶段，一般来说，麻醉医生都会等到病人彻底清醒过来，聊一会天儿再走，但那天麻醉医生刚等到病人稍微清醒一点的时候就赶紧收拾起他的输液泵和药物说：“拜拜，我有事先走了啊！”明显是被这位女士吓得逃之夭夭了。

就牙科静脉镇静而言，这些年我们一直恪守着一个原则：无论病人多么恐惧，无论治疗过程多么复杂，我们在静脉镇静下的治疗，永远都要保证病人有一个相对清醒的状态，也就是指让病人“喝美”，而不是“断片儿”。“断片儿”那种事情应该是交给麻醉医生去实现的，至少是有麻醉医生在场才可以。所以在治疗中，我们会给病人接上心电监护仪，实时观察病人的意识、呼吸等一系列重要生命指标是否处于安全范畴，这是至关重要的，但是这一系列的监测指标也有赖于正确的解读。有一次，我们在一位美女的手指上戴上氧饱和度监测探头，却发现氧饱和度显示的数值与正常值有很大的偏差，大家很紧张，经过反复地观察确认，后来才注意到这个病人涂了特殊颜色的指甲油，影响了电子探头的读数。这不禁使我想起很多年前的一件事：有一位全麻手术后的病人，因为比较难受，我们为他在病房里放了一台心电监护仪，可以随时观察他的心电图波形以及脉搏氧饱和度。病人一家都是那种非常紧张焦虑，甚至有点神经质的人，他们总是表现得谨小慎微，而且稍微有点风吹草动就会上蹿下跳。那天我正在医生办公室写病历，忽然楼道里传出一阵嘈杂声，继而有人大喊："哎呀！哎呀哎呀！"接着医生办公室的门被撞开，我看到这个病人的老婆和儿子面色苍白，冲我大叫："大夫，快来吧，我们家老头不行了！"我觉得很奇怪，一个只是做了面部手术的病人，怎么会说不行就不行了呢？"怎么啦？"我问。"心跳没了！心跳没了！"他们冲我大叫，于是，我立刻跟着他们一起奔到了病房，当时跟着冲进来的还有好几位医生和护士。结果大家发现病人戴着眼镜，正悠闲地坐在床上看报纸。可能因为他觉得总是一个姿势不舒服，就挪动了身体，结果心电图机的探头松脱了，在屏幕上就变成了一条直线——与很多电影里主人公死掉的一刹那所显示出来的直线一模一样。几秒钟后，包括他家属在内的所有人都明白发生了什么，大家都散了，他们一家人尴尬地冲我笑笑。我把他妻子和儿子叫过来，非常严肃而客气地批评了一顿。

彻底断片儿

如果本书开头提到的C先生2005年以后来找我，提出要在全麻下治牙，我可以非常自信地拍着胸脯告诉他："没问题。"我们中心尽管并不是中国最早开展全麻治牙的机构，但是应该说在管理、技术、流程、人员配备方面展开了强大的多学科合作，而且风险管控、治疗效果等各个方面，也都是非常不错的。

这些年在全麻下看牙的病人越来越多。有一次在社交媒体上，有位同行质疑我全麻看牙是"小题大做""过度医疗"，我是这样回应他的，没有任何教科书说过看牙只能局麻或者只能全麻，事实上在没有局麻的黑暗时代，看牙就已经开始全麻了——酒精、棒麻、氯仿和乙醚。人类的进步似乎总是螺旋上升的，在更新的层面上周而复始。但是绝不会过度医疗，因为针对这些全麻看牙的案例，我们都把握着严格的准入：低龄不合作儿童，严重牙科恐惧病人，精神、肢体残障或者有全身性疾病不适合局麻下操作的，抑或十分痛苦的长时间牙科治疗内容——从专业角度来说，全麻甚至比局麻更为安全，呼吸、循环等一切生命机能都更为安全地掌握在动辄数十万、上百万元的高精尖电子设备里和训练有素的专业麻醉医生手里。

在这里，我们就谈一谈，全麻下的牙齿治疗是如何操作的。病人第一次来都是只话疗不操作的，我们需要建立某种信任，并且收集足够的信息。比如病人的需求是希望把牙齿治到一个怎样的效果，这点很重要。我一向认为，高端的医疗服务应该是以满足病人需求为导向的，治疗方案也应该是根据满足病人核心需求来制定的。此外，我们还建立了与麻醉医生联合会诊的机制，一起评估病人的牙科疾病和全身健康状况是否适合接受全麻下的治疗，有无风险，之后给出一个非常合理的意见和计划，病人可以充分和医生沟通，聆听我们详细地讲解所有相关问题。此外，病人还要完成术前的常规化验检查，建好病历，留下联系信息。我们有护士会在此之后负责预约随访等。这一切内容可以在半天之内完成，以防止病人浪费多余的时间和精力。牙科与麻醉科各自解答自己领域的问题，专业而准确。病人来医院时，每到一处都有导医带领，省去自己问路的麻烦。对于儿童和精神肢体残障的病人，我们有非常高水平的护士负责抽血化验。这些流程的完善我们确实花费了很多精力，并且借鉴了美国Mayo Clinic（梅奥医学中心）的经验——尽量通过系统改进完善内部流程，一次就诊解决病人尽可能多的问题。当评估完成后，我们会在第一时间通知病人治疗计划和费用，并且把病人的信息录入排期系统，也可以大概告知病人手术的时间。

病人一般会提前一星期接到治疗通知，而且在手术前一天还会再次接到电话或者微信确认，最重要的事情是确保手术前6小时空腹以及确认是否有流鼻涕、咳嗽、咳痰等症状，这两件事是麻醉医生非常“忌讳”的，没有麻醉医生愿意看到病人在麻醉时发生呕吐误吸或者其他呼吸道不通畅引发的风险。手术当天，病人来到医院，首先在牙科观察室换好手术服，然后护士会来核对术前的准备工作。其中最主要的是两件事：一件事是之前6个小时必须空腹（如果病人吃了东西，要么手术改期，要么需要在医院继续等待若干个小时。显然对于那些已经预约好的手术来说，这样做的结果就是在浪费牙医、麻醉医生以及整个医疗团队的时间，所以大家都不会很愉快）。另外一件事情就是没有感冒、发烧、流鼻涕的症状，特别是儿童。这两件事都核对好，病人就可以去手术室了。

进入手术室之前，病人先在等候区等待。为了缓解手术病人的焦虑，特别是儿童，在这里专门设置了一个小屋子，放了很多玩具，小宝宝来了可以先玩一会儿，比如听听音乐、看看动画片之类的。手术室准备好之后，麻醉医生和牙科医生会走出来再次与病人确认有没有感冒，有没有吃东西，身上的首饰物品是不是都摘掉了，指甲油是不是也去掉了（因为指甲油可能会影响术中对于心率与氧合指数的监护）。

术前6小时空腹禁食这一重要环节对于很多小朋友来说其实是很难忍受的，特别是6岁以下的，因为他们难免会烦躁哭闹，家长（特别是老人）也会心疼，但是为了能够顺利地做完手术，请家长一定要配合，千万不要给孩子吃东西。我们遇到过一次这种情况，老人坚持不住就往孩子嘴里塞了半块饼干，结果导致当天的手术取消，所有的人都白折腾一趟。病人不遵医嘱，会让麻醉医生特别生气。若口腔科医生没有这台手术，可以回到门诊去看挂号的病人，但是麻醉医生若没有这台手术，时间就全浪费了，这就是为什么在手术前一天我们还会通过微信和家属联系，一再强调并确认感冒和空腹的事宜。这些年来医务人员对全麻前的空腹禁食有了更多的认识。国外有很多指南，建议对于固体食物和奶，要空腹至少6个小时，但是对于没有果粒的果汁和清水，术前4个小时还是可以喝一点的，这些都有助于防止病人因出现饥饿而导致低血糖或者焦躁。多年前，有这样一个病例令人印象深刻，一个出自农村的劳动模范来医院做手术，手术安排在下午。病人毕竟是一个农民，没有特别认真地遵守禁食水的医嘱，当时的手术还是腰麻，手术时病人的脑子很清醒，充分体现了一种大无畏的精神。当医护人员切开他的肚子，问他有没有感觉时，他笑笑说："你们这些大夫真逗，我啥都见过，你们做吧，一点都不疼。我这个人什么都不怕，就是怕吃不饱。昨天你们的护士非让我手术前不吃不喝。我这个人这么多年拼命干活儿，不吃东西哪行啊？！中午几个老乡来，我们一起吃了两只鸡，还喝了半斤多酒，吃饱喝足才能上战场嘛！"就在他说这些的时候，大夫刚好切开了他的肠子，很多块鸡肉就从里面流出来，一直流到了腹腔里……后果可想而知——因为腹腔感染，这位淳朴的农民兄弟很不幸地"挂"掉了。

如果是很小的宝宝做手术，分离的焦虑恐惧还是比较明显的，因此我们允许一位家长抱着孩子走进手术室。我们希望孩子在麻醉睡着之前和手术结束睁开眼睛的时候，都能够看到自己熟悉的人。几年前，我去参观河南郑州一家非常大型的儿童医院时，发现在等候区里，孩子是开着电动玩具小汽车去手术室的，小汽车还可以播放童谣等音乐，非常非常有爱。

一般特别小的宝宝都是由妈妈抱着走进手术室的。在经过长长的走廊时，往往会遇到很多妇产科的医生推着刚生出来的宝宝往外走（我们手术室这一整层除了牙科的一间手术室，其他全是妇产科的）。有一次，一位妇产科的老教授和弟子们推着一个装着剖腹产小婴儿的四轮车往外走，正好和一位抱着宝宝的妈妈碰面，妈妈一下认出来，说："Y主任，您好，还记得我吗？我孩子就是您给剖的！""啊，哈哈，您好！"产科老教授笑了，"怎么又抱回来啦？"她指指妈妈怀里的孩子。这个妈妈也很幽默，说："这熊孩子生下来老气人，回炉重来！"大家顿时都哄笑起来。说起妇产科，和我们也是有渊源的，开个不太恰当的玩笑，我们是管上口的，她们是管下口的，唯一的区别是她们那边没有牙。记得好多年以前，有一次医院组织出去郊游的路上，我跟一位妇产科非常知名的教授坐在一起，她无意间看到我的手，突然说："景大夫你这个手应该干妇产科！"我心里可高兴了，那以后，我经常有意无意地端详自己的手。我测量过好几次，我右手的中指整整有9厘米长，而整个右手从掌根到指尖也有19厘米，高中时就能单手抓住篮球，而且手掌又不宽，在老爷们儿里手指算得上是非常纤细的了。我觉得如果需要我把手从产道伸进子宫里，把胎儿转360度，应该问题不大——我一度很喜欢读汪曾祺写的《陈小手》。当然，我们医院的妇产科名气很大，病人多，手术多，医生都非常拼，跟他们相比，我们牙科的工作算是比较舒适的了。

走进手术室，很多病人一下子就蒙了，因为和影视作品里描述的并不一样，中间是一张窄窄的手术床，周围是花花绿绿的高科技设备和很多管子。这个手术床还是蛮高科技的，它可以进行多种调节，满足各种手术要求的体位姿态。很多人说手术床冰冷，是因为上面铺了一种高分子材料的垫子——俗称肉垫，躺上去凉飕飕的很舒服，还有一定的记忆作用。当然，为了让病人更舒适，我们有一种暖风机，可以在手术前和手术中随时给床和病人的身体加温。有一次手术前，暖风机被借走了，我就四仰八叉地趴在手术床上，用身体给床加温（图6.1）。我说："快把护士长叫来，看看我对病人是多么的关爱啊。给我拍照哦！"

这种高分子肉垫很舒服，要是夏天来这么一块铺在床上，那就一个字——爽！当然花费也远远超过普通的床垫。记得我有个朋友脚骨折了，大家去看他，有人送鸡汤，有人送钙片，有人送花……我送了一个肉垫，垫在他的脚踝下面整整3个月，他爱死这个肉垫了。

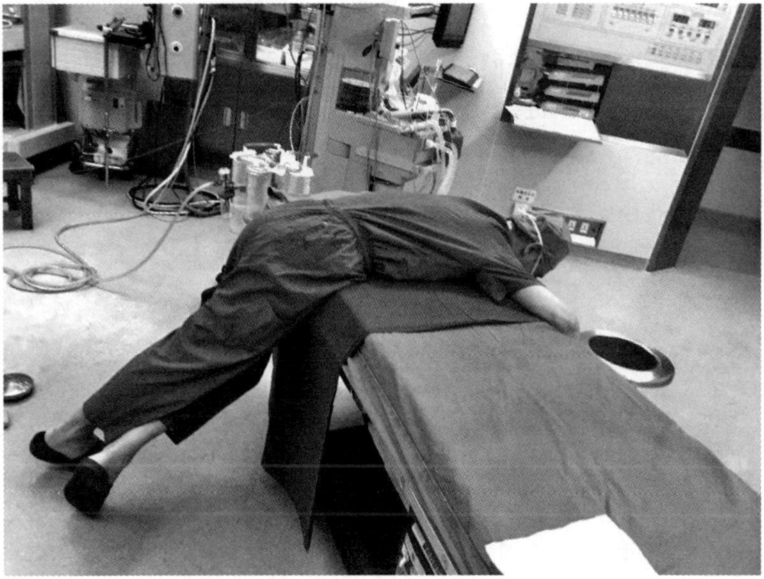

图6.1　我在给即将手术的小病人“暖床”

病人躺在手术床上后，麻醉医生会再次核对身份信息和手术内容，然后连接各种各样的仪器来监测各项生命体征，如体温、脉搏、心跳、呼吸、血压等，并把这些内容“投射”到屋子里面的很多装置上显示出来。因为之后病人身上会铺上厚厚的单子，麻醉医生在手术中并没有太多的机会直接观察病人，那么在屏幕上观察这些数值，就成了麻醉医生对病人唯一的了解途径。监护设备通畅包括在病人手指尖上套一个指套，这个主要用来监测脉搏和血氧饱和度。这也正是为什么我们会经常提醒很多女士来做手术前千万不要涂指甲油。另外，在胸口上还要再贴几个电极片，当然这个电极片不会电着病人，它只是把心脏跳动的情况通过图形传递给医生；此外还有我们常用的量血压的袖带。接收到这些信号的机器都事先设定了报警提示，一旦监测数值出现异常，设备就会发出尖利而刺耳的声音报警。不过我们在手术中，有时候也会碰到一些非常“丰满”的女病人——住院医师曾经问我：“老师，隆胸假体会不会影响心电图的读数呢？”

有一些小朋友是不敢自己直接躺在手术床上的。这种情况下，麻醉医生一般会非常友好地走过来，给他戴上指套，说：“宝贝，我们要检查一下，你今天得了多少分啊？”小朋友就会很高兴地配合观察着屏幕上的分数（血氧饱和度的最佳值大多是100%）。这个方法可以有效地让孩子转移注意力。还有就是麻醉面罩。大多数的病人都可以耐受面罩，他们躺在手术床上，医生把面罩扣在嘴和鼻子上，让病人数1、2、3，这时候从手背上输入麻醉药物，或者是直接打开麻醉气体开关，大多数病人就会觉得眼前逐渐变得模糊，瞬间“断片儿”了。这种“断片儿”是彻底完全的，对疼痛不会有反应，更不会记得手术中发生过什么。当然，有些孩子是非常拒绝把面罩扣在脸上的，所以这时候就需要陪伴他们一起走进手术室的家长来帮忙。我们把面罩交给孩子的家长，让家长把它放到孩子的嘴上，由亲人放置麻醉面罩显然可以增加孩子的安全感。麻醉医生此时会指一个紫色的气球给孩子看——这个气球和面罩是通过管道连通的——让孩子来做吹气球的游戏，麻醉医生先自己拿着面罩示范，当使劲吹气后，气球就会鼓起来，再把面罩交给孩子，让他跟自己比赛：“看看能不能比叔叔阿姨吹得更大呀？”当孩子对面罩失去了警觉，冲里面努力吹气的时候，麻醉医生会悄悄打开麻醉气体开关，这时候面罩里边就开始释放麻醉气体，大多数孩子在吹气球的过程中会有一阵深呼吸，自然便一点一点迷糊了。孩子可能会感觉到麻醉气体有一股烂苹果味儿，所以有的麻醉医生会先在面罩内侧涂一点水果芳香剂。也有的小家伙特别警觉，这时候没有什么更好的办法，我们只能让孩子的爸爸妈妈把面罩扣在他的鼻子上，强迫吸入麻醉气体。这个过程很多家长很难接受，甚至会掉下眼泪，好在麻醉气体确实起效比较快，很快孩子就会失去抵抗，瘫软下来，我们再把孩子轻轻地放在手术床上。这样的场面我们一般会回避老人，有时候孩子的爸爸妈妈也会脆弱得使不上劲，必要的时候医生和护士也得上去帮忙。记得有一次，有个男孩子在妈妈怀里又踢又踹，我只好冲上去死死抓住他的双腿——谁知道还是被踹了一脚，然后直到麻醉气体起了效果，我才意识到手里抓住的两个脚踝并不一边粗——好尴尬啊！

孩子睡倒了以后，我们会让家长再抱抱孩子，亲亲孩子，然后就让他们离开（手术的过程是不能参观的）。有的家长在这个时候（尤其是妈妈们）会掉下眼泪。这种情况下，我必须走过去说几句，因为这样的场景似乎给人一种生离死别的错觉。我会对家长说："孩子这样看牙最舒服了，少受罪而且也不疼，你们踏踏实实地找个地方吃点东西，休息休息。等手术做完我去叫你们。"家长们会说："谢谢景大夫。"我深知这句话背后想说的是："可千万别出什么意外啊！"所以我的回答不是"不客气"，而是"请您放心吧"。

下一个步骤就是输液了。说实话，手术室里输液的针有点粗，如果在被面罩麻翻了之前扎，还是有点疼呢，但是也没办法，麻醉的时候要给很多药物，而且要保证这些药物能够顺利通过这个管子流到身体里，因此这个输液针和管子太细了确实不行。好在，大多数中国人对于在口腔、屁股之外的部位打针输液这种事还是能够接受的，或者龇牙咧嘴也就忍过去了，但是大多数儿童最好还是在麻醉了以后再输液。其实在这个阶段，麻醉医生是非常紧张的，整个全麻手术就像开飞机一样，起飞（麻醉诱导）、降落（麻醉复苏）是麻醉医生最担心的时候，也是最容易发生各种意外情况的时候。麻醉医生焦急地等待着护士以最快的速度把液输好，并在此时捏弄一个气球，通过面罩往病人的肺里充氧气——因为麻醉药物的作用，这时病人已经不能自主呼吸了，要靠人工通气来保证氧气的供应。接下来，麻醉医生需要做的一件重要事情就是把一根很细的管子从病人的鼻孔里插进去，一直放到气管里，管子另一头接好麻醉机，调好参数，然后麻醉机就可以在接下来的整个手术过程中将氧气源源不断地吹进病人肺里，就像病人自己在呼吸一样。气管插管搞定了，病人各项监测数据完好，麻醉医生心里长舒一口气，平静地开始做后面的事情。这时，护士会递上来一个盘子，里面放上很多的小注射器，每个注射器里预先已经抽取好不同的药物，上面贴着标签。麻醉医生按照一定的次序，将这些药物从输液通道里注入病人静脉，这些药物有预防恶心的、镇痛的、让病人肌肉松弛的、预防过敏的、减少唾液分泌的，等等。我经常和麻醉医生开玩笑说："你们把这些药混合在一个针管里，一次打进去不就省事了吗？"他们会说："那不成了调鸡尾酒了。"

药物输入完毕后，我和我的团队就准备接手了。第一件事就是让病人躺舒服，我们会在病人的脖子后面垫上软软的枕头，一方面，可以增加舒适感；另一方面，也便于我们操作。我们会给病人铺上单子，防止他们感冒受凉，有句话叫"有一种冷叫你妈觉得你冷"。说实话，对于小孩子，我们不建议在手术过程中捂上很厚的被子。在国外，我看到在儿童全麻手术中会让孩子两只脚都露在外边，冰凉冰凉的。有人说孩子身上一直是"着火"的，不怕冻着，就怕捂着；不怕饿着，就怕撑着，这话说得有一定道理。我们还会用一块布把病人的脸轻轻地包起来，防止手术中的一些钻牙的水雾喷在他们的眼睛上、鼻子上。我们也会在鼻孔周围包上一圈软软的海绵泡沫，防止手术时间长，气管插管把病人的鼻子压出印……总之是怎么舒服怎么来吧。

之后，我们会用一个小装置，轻轻地把病人的嘴撬开。嘴到底能开多大每个人都不一样，原则上当然是能开得越大越好，但是撬得过大也会损伤病人的关节，所以我们在这个事情上的原则是按需而撬。当然对于后牙的治疗，我们有时候确实想把嘴撬得尽量大。我记得有一个病人患有严重的开口受限，我们费了好大的劲，给他打了好多肌肉松弛剂，也不能把她的嘴充分地撑开。遇到这样的病人，我经常跟护士开玩笑说："要是我的脑袋能变得有手指尖那么大就好了，我就可以把头伸到病人嘴里，这样就能看得更清楚。"牙医总是喜欢嘴大的病人。

帮助病人张开嘴，下一步就是照相，我们会用一个配有微距镜头和双头闪光灯的单反相机非常清楚地把每颗坏牙都拍下来，这样做首先是为了能够向病人和家属解释清楚——很多恐惧的病人术前是不配合做详细的口腔检查的；其次是为了进行一些治疗前后的对比，让病人和家属知道我们都做了哪些工作，这也是有法律层面意义的。在这个环节，麻醉医生和手术护士也经常会凑过来，他们看着病人的坏牙，龇牙咧嘴，发出"啧啧"叹息："哎呀……这牙怎么这样……太可怕啦。"于是，我们不失时机地对这些同事展开了口腔卫生宣教：看看，不给孩子好好刷牙，结果就是这样的。

在手术室拍牙齿照片还是需要一定技术含量的，需要调好各种参数，保证适度的景深，保证合适的光线，对焦准确，构图合理，画面清晰，比例也要有一定的规范。拍口腔照片是一门学问，已经上升到理论层面，国内外有很多的专业教科书。拍出漂亮的牙齿照片不容易，有时候为了学术或者商业宣传，可能还要再修图。

照片拍好后，我就会把椅子准备好，穿上手术衣，戴上手套。有句话叫作："要想病人舒适，牙医也得舒适。"全麻手术有时候要做3~5个小时，在此期间，我基本上不能吃东西或喝水，也不能去上厕所，所以最好的办法就是术前少喝水，把椅子调舒服了，牙医的腰和颈椎早晚都会出问题，因此我自己购买了一把"骑马椅"专门放在手术室，这种椅子还是比较保护腰椎的。由于长时间在强光下看微小物体，眼睛也是牙医容易受伤害的地方，这就是为什么在美国，绝大多数牙医都会佩戴手术放大镜——Loups的原因。我在美国培训的时候碰到一个住院医师，他给病人修牙的时候，为了看清楚，脖子一直窝着，这样的姿势在国内也是见怪不怪了，然而他却被带教老师叫到诊室外面好一番批评。我清晰地记得那个老师说："你爸妈花了这么多钱，让你上牙学院，但是如果你这样看牙，会损伤自己的颈椎和腰椎，你的职业生涯会很早结束，你觉得这样值得吗？"于是我也给自己悄悄地买了个Loups，这个东西可以把你看到的牙齿放大2~3倍，但是其核心目的并不是看得更清楚，而是戴上之后，如果你想看清楚，就必须把腰挺直——它其实是用来保护腰椎的。

调整好坐姿后，下一步就是调整手术床了，这时候贴心的手术护士会拿出一个类似电视机遥控器的装置，根据你的要求对手术床进行上下的调节。我对护士说："手术床太高了，降一点。"然后礼貌地邀请麻醉医生把无影手术灯正对病人的口腔。当那两个大大的圆盘状无影手术灯对准病人的口腔时，瞬间光芒万丈，阴影与黑暗一扫而光。这束光没有温度，而且非常纯粹，在它的照耀下，我双目微合，感觉到自己浑身闪烁着外科医生的璀璨光芒，四壁都投射着我高大的背影……正当我陶醉之时，突然感觉我的两条腿和膝盖非常疼痛——原来由于我没有喊停，手术护士还在持续地按着降下手术床的按钮，显然沉重的手术床已经压在我的膝关节上，一瞬间我疼得几乎说不出话，只好把手高高地举起。“还要降一点吗？”护士问，但看到我表情痛苦，马上停止按那个按钮的动作。大家都哈哈大笑，我把两条腿半跪着抽出来，声泪俱下，说：“您再往下按我就成了孙膑了。”从那以后，在大多数的情况下，我都会选择手术床比膝盖高出2~3厘米的“保险”位置。

下一步我们会在病人的嗓子深处塞进一块打湿了的纱布，防止手术中打磨牙齿时产生的各种杂物掉下来。另外，还要给病人嘴里放上橡皮障，这个橡皮障就是一块橡皮布，在上面打好孔，套在嘴里，仅把要治疗的牙露出，而其他不需要治疗的牙则盖在下面。橡皮障的使用保证了手术区的清洁和良好视野，也可以减少麻醉气体对牙医的污染。

正式治疗就这样开始了，钻牙、去除感染的牙髓、用树脂材料充填虫牙牙洞、给坏了的槽牙换上不锈钢的“外衣”（牙冠）、给坏了的门牙换上洁白的树脂牙冠。有时候，钻牙的水和碎了的牙渣子会溅到脸上；有时候，拔牙的血会溅在脸上，牙钻的声音、超声波洁牙机还有负压吸引器的声音也会在耳边合奏……在这个漫长的过程中，如果不听听音乐，讨论一下午餐或晚餐吃什么或是讲点有趣的笑话，八卦一下人生，是很难度过的。当然，如果有很多同事来参观你的手术，你的心情也会很好。说起参观手术，我觉得也有技巧，就是尽量不要说让术者不开心的话，一定要多多夸奖，充分表现自己的无知。当术者的某一步精细操作做得很好的时候，一定要不遗余力地表示崇拜，而遇到失误，则要努力帮助术者免责，让一些“不好用”的医疗器械和“不符合常理”的解剖结构背锅。有时候，很多同事也并没有兴趣走进手术室，他们只是从门上的那个窗口向里面望一望。这样的探头探脑经常会让你想起去KTV的时候，时不时有人会从房间门上的小窗向里探探头，看看里边是不是真正拒绝了“黄赌毒”。

从全麻下的治疗内容来说，最简单的还是洗牙、补牙和拔牙。当然在乳牙上安装那种不锈钢牙冠也是很快乐的事，特别是当牙冠十分合适，当你听到“咔嚓”一声，牙冠顺利就位，不用调整的时候，会感觉非常爽。也有很累的事情：比如给一颗恒磨牙做根管治疗，尽管此时你不用再考虑疼痛的问题，但是依然要先像考古一样仔细地用显微镜在打开的牙髓底层找到根管的入口，可能是3~4个甚至是5~6个，然后用一套从大到小的镍钛弹性记忆锉针，把这些根管一点点地锉成合适的直径大小，而且每支锉尖都要刚好到达牙根的最尖端，最后再用一种半流体的材料注入根管，彻底地封闭，既不能欠，也不能超出根尖外面……这个过程是很辛苦的，眼睛累、脖子累、胳膊累、手腕累、手指累，还有心累。很多牙体牙髓的专科医生会经常在网上交流一些结构非常复杂的牙根充填治疗的照片，不懂的人乍一看还以为是章鱼。一颗槽牙，3~6个根管，能够把每个都打通清理干净并充填到位，背后是多么艰辛的付出。相对于种植专业，我更崇拜牙体牙髓医生，因为他们所做的工作是帮病人保住自己的牙齿。很多种植医生也都承认：再好的种植牙也比不上病人自己的牙齿。

要说很有成就感的操作，那一定是给孩子们坏了的乳前牙安装透明冠或树脂牙冠进行修复了。掰开那些小嘴巴，把一颗颗烂了的、变黑的、变灰的、破损的甚至流脓的小门牙精细地打磨清洁之后，套上树脂做成的洁白牙冠，宝贝们神奇地在一瞬间就恢复了天使般的模样——这时，包括麻醉医生在内的所有人，都会情不自禁地感叹："太棒了！"这是看得见的胜利。图6.2和图6.3为儿童龋齿修补前、后的照片。是的，在牙科，有很多看得见的胜利，尽管这些操作的复杂程度可能比不上后牙的根管治疗，但美观，特别是门牙的美观对一个人的重要性是毋庸置疑的。很多家长看到孩子术后这一口精彩的小白牙也禁不住热泪盈眶，但是我知道，很多时候，这种感觉是暂时的，树脂牙齿再美，也比不孩子自己的健康牙齿。

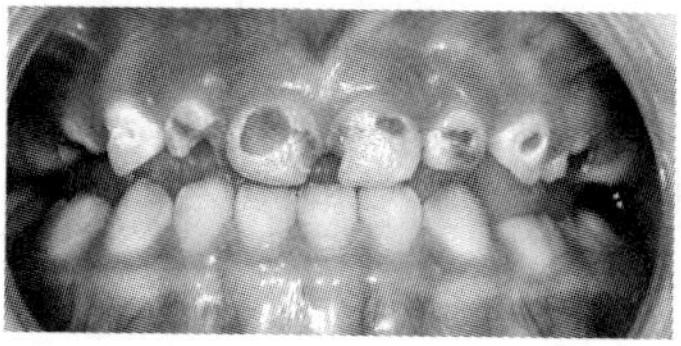

图6.2　儿童龋齿修补前

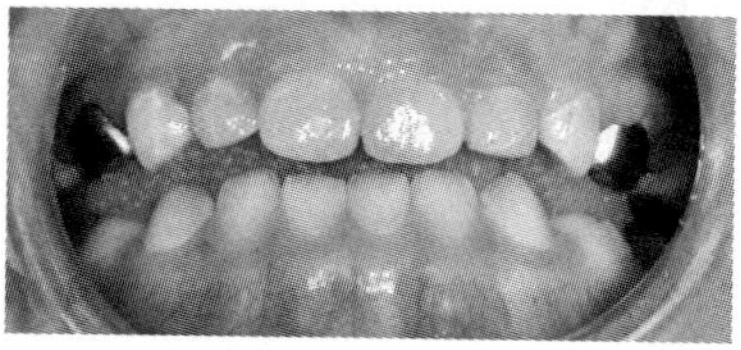

图6.3　儿童龋齿修补后

来给孩子做全麻下治牙的家长一般会最关心两个问题：全麻会不会伤脑子？我孩子的手术要做多少时间？我们发现，当爸爸妈妈在手术室外等候时，哪怕只超过了预先告诉他们的手术时间三五分钟，他们都会坐立不安，特别是对于小孩的父母来说，手术室中的1分钟感觉上可能过了十几甚至20分钟。他们会害怕发生了什么意外的事情，更怕医生没有时间或者不愿意去告诉他们。所以有时候我们宁愿在术前谈话的时候，把这个预估时间尽量讲得长一点。考虑到那些在外面焦急等待的父母，在手术中，我会让辅助的住院医师拍一些孩子的、我的照片随时发给他们，告诉他们：一切都在按部就班地进行着，医生正在争分夺秒地努力为孩子治疗。我相信，这样的沟通对于家长是十分必要的。在手术中和病人家属保持及时的沟通有很多益处，我记得多年前，妇产科也有这样的术中向家属交代环节，而且作为一种传统持续了好多年（一位家属在手术室门口的所见所闻）：但见一个捂得严严实实的女大夫推开手术室的大门，半个身子探出门来："马丽花家属！"一位戴眼镜、细高斯文的男子答："在！"然后凑上去，女医生从怀里端出个小金属盘子，小心翼翼地托着，翻开盖布，热气腾腾。周围家属心里猜测：真好，怕家属饿居然还有午饭……但见女大夫用手翻了翻盘子里的东西，如数家珍般平静地说道："11个瘤子，来，看看，都切干净了啊！"然后匆匆转身离去。"谢，谢谢……"男子往后一退，面色如纸，后面的其他家属连忙扶住他。

不过，从2019年开始，手术室的电梯里已经明文公布，不再延续给家属看标本（瘤子）的规章，这个传统也从此销声匿迹。

这里顺便插一句，和妇产科医生在一个手术室里工作也很有意思，比如中午，大家都会到手术室外的一个很小的食堂里吃饭。在这里，你会有幸遇上很多全国闻名的妇产科大咖，他们很多人的名字都骄傲地印在医学教科书的封皮上。你会亲眼见到他们，与他们共进午餐，并听他们津津有味地谈着与妇产科和手术有关的事情。某一天我在食堂吃饭时，邻桌是两个刚下手术的妇科医生，一个说："我今天这个大，得有4两，热腾腾的还特脆。"另一个说："我这个长条的，比较韧，估摸着也得有小半斤。"我下意识地看了一下，他俩没吃肉丸子也没啃大鸡腿啊……哦，又听了几句，终于搞明白了，是在说今天手术中切下来的瘤子——放心，我没吐。

其实作为医生，在手术室里做全麻下的牙齿治疗更多是非常辛苦而乏味的：你在强烈的灯光下盯着那些白颜色的牙齿看久了，会不由得产生一种眩晕感；当你几个小时持续聆听嗡嗡的牙钻声，滋流滋流的负压吸引器声，会产生一些耳鸣和幻听；有时候，因为注意力高度集中，你还可能不自主地把牙咬得很紧，你的咬肌和颞肌会出现隐隐的酸痛，甚至你的门牙也会有酸胀的感觉；还有的时候，打磨牙齿的煳味儿会透过口罩渗透进来，让你每吸一口，都有一种参加BBQ（户外烧烤）的幻觉；当然还有腰腿酸痛发麻的僵直感。长期在手术室工作的人们发明了很多缓解压力的方法。我比较喜欢的还是听音乐，因为不能使用手机，我会提前把一些自己喜欢的歌曲下载下来，那些谭咏麟、刘德华、张学友、Celin Dion、Boyz II Man、All 4 One……的经典老歌会让我的心情愉快很多。但遗憾的是，年轻的护士们、住院医师们会非常好奇地问你这歌曲是谁唱的，而当你说出这些名字的时候，她们大多会一脸茫然，或者叹口气，不经意地说："好老啊！"——代沟！这时候我觉得她们说的"好老"，并不仅是指这些艺人。

一般手术持续到中午的时候，大家都会不由自主地讨论起吃来。但是这显然是十分"罪恶"的，因为午餐时间，麻醉师可以有人来替换，手术室的护士也可以找人来替换，而作为术者的我只能坚持把手术做完。所以这时候讨论吃，增加的是他们的食欲，而刺痛的是我的饥肠。每当这时候，我总是给自己做心理建设：我不饿，我今天早餐吃多了，然后开始历数早餐吃了什么，我回忆着一大早走进人流熙攘的护士楼餐厅，径直走到最里面的摊位前，戴白帽子的女师傅一看到我就问："老师，还跟每天一样吧。""嗯，今天加2个包子，有手术，于是5个热气腾腾的猪肉大葱馅小笼包，外加一个水煮茶叶蛋，一碗小米粥，就端到了我的面前。”我一手端着这些吃的，另一手去拿消毒过的筷子，坐到餐桌前打开手机上的新浪新闻，边吃边看，一般来说，会在10分钟以内解决“战斗”。回味着小笼包的味道，越来越淡且渐渐远去，越想这些，我越觉得饿，就想去吃饭，或者至少站起来活动活动喝口水，但是我眼前仿佛又看到病人的家属在等候区焦急地等待，我完全能理解他们的心情，能够早一点把手术做完其实是谁都期盼的。

这些年，越来越多的年轻人选择18~25岁把智齿拔掉，这个阶段是智齿“破土而出”的阶段，也是每个年轻人的成年礼之一，选择拔掉智齿并不会损害智商；相反地，它可以解除反复发炎的痛苦，也可以预防这个“坏邻居”骚扰相邻的牙齿。智齿是每个年轻人经常讨论的话题，不仅是因为它经常发炎，引起疼痛、肿胀，使人张不开嘴，影响进食，而且拔智齿的经历还成了大家的趣谈，比如同事、朋友拔完了回来有的脸肿成了包子，有的脸肿成了方形的，有的肿得跟脖子连在一起，还有的肿得像个熊猫。现在有了全麻，很多人开始放弃了传统的局麻分次拔智齿的选择，而决定在全麻下一次拔掉4颗智齿，尽管有时候脸也会肿成包子，但是毕竟这种一次拔牙节省了很多时间，而且那痛苦血腥的过程也完全不必理会了。其实现在在全麻下拔智齿，医生通常不是用凿子把智齿凿出来，而是用一个非常快速的钻头把智齿切削成很多的小块，分别取出来，这也就是现在常说的微创——多分牙少去骨是微创的理念，同时也是减少病人术中和术后不适的好方法，采用微创技术拔智齿，术后的肿胀和疼痛已经明显地缓解了很多，而我们这些牙医在全麻下也不用太多考虑病人的感受了，让他们好好享受梦境吧，我们只需要全神贯注在那颗智齿上，在最快的时间里，在没有任何外界干扰的情况下，让它彻底搬家，然后踏踏实实地把伤口处理好、缝合好、清洗好。所以全麻拔智齿是一种性价比非常高的医疗服务。

科技的进步也改变了很多传统的口腔治疗内容，比如制作牙冠。传统的牙冠制作过程需要医生把病人的牙齿打磨平整后，让他们在模型上咬牙印，然后把模型送到技师手里，技师在上面经过一番雕刻，制作出陶瓷或金属的牙冠，再交还给牙医，牙医再把病人请回来，对牙冠进行一番调试后，彻底地粘在病人牙齿上，这大多需要1~2星期时间。现在因为有了CAD/CAM（计算机辅助设计及切削）技术，技师的传统工作绝大部分可以忽略。因此在全麻下，有的病人希望一次性安装牙冠的要求也完全可以得到满足。牙医只需要把一台激光扫描仪和与之连接的计算机设计、切削系统请进手术室。在病人的睡梦中对他的牙齿进行打磨，然后不需要咬牙印，而只是用3D扫描仪把牙齿的外形扫描下来（这比传统咬牙印要精确得多），传输到计算机里，在计算机上建模，计算机会自动计算出牙冠的大小形态，并且输出到切削系统，大概十几分钟就可以把一个陶瓷块切削成一个非常精确逼真的牙冠，然后我们仍然在病人的睡梦中把这个牙冠调试好，粘固到病人嘴里，这样病人就节省了很多的时间。牙医甚至可以在全麻下制作很多颗牙齿的陶瓷美学贴片和更为复杂的种植修复体。因此，病人在全麻下的睡梦中，原先一口很让人绝望的牙齿，完全可以彻底焕然一新，这绝对不是夸大的商业宣传，而是实实在在能够实现的事情了。

三维扫描+计算机设计+陶瓷牙冠精密切削让全麻下一次性牙齿修复成为可能。图6.4为牙科数字化设计及修复体制作设备。

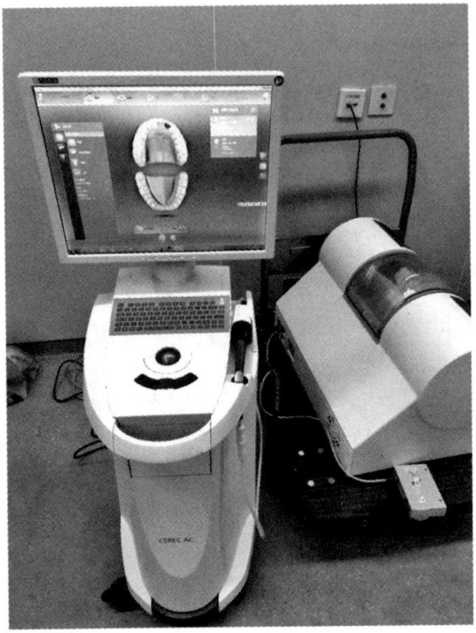

图6.4　牙科数字化设计及修复体制作设备

术中，我们偶尔也会发现一些新的问题，比如孩子的唇系带、舌系带比较短；比如发现了一个松动得快要掉的牙齿，或者原来想保留的牙齿现在发现烂得太厉害的。这时候尽管要遵循医疗的原则，但更要遵循伦理的原则，那就是病人或者家属的知情权和决策权。我们往往会拍了照片，马上和病人家属进行一个简单的沟通，征得他们的同意，把新的方案写在病历上，让他们签了字然后再去做相应的操作。医生不应该存有那种逾越了理智和原则的好心，或者是忽略他人意见的“我觉得必须……”就像很多年前，主任正带着我做一台面部手术，当时关于刀口的设计是尽量避免可能形成疤痕的明显区域。在画好了线之后，主任轻轻用刀在柔软的皮肤上切下去，但是刚划过了2厘米，他突然停下来，因为我们发现在这把刀口的必经之路上有一个绿豆大小的圆圆的痦子。我毛躁地说：“刚好把这个也切了吧，病人肯定高兴。”主任却说：“别乱动，我们之前有跟病人谈过皮肤痣是切除术吗？而且你要知道，有些人很迷信的，认为面部的痣和人的运势是密切相关的，比如眉毛上的痣，舌头能舔到的痣，都是不能随便切的。”尽管这里有点开玩笑的成分，但是我深深地理解了，也记住了——给病人做任何侵袭性、不可修复性的治疗前，都必须充分说明，并且征得他们的同意后才可以实施。

对很多从外地来的病人，全麻下一次性的牙科治疗的确是一种最佳选择。当然这种方式也给医患双方都造成了很大的负担和风险。治疗效果不满意怎么办？治疗中出现了不良的事件怎么办？费用超出了预算怎么办？需要二次治疗怎么办？回到自己所居住的地区，不能持续享受到这种优质的治疗服务与维护怎么办？这也是在我们给很多外地病人提供舒适化口腔医疗服务时经常遇到的问题。

有这样一个案例：一位从东北来的对看牙特别恐惧的女士，做了全麻下的一次性治疗，手术过程极为复杂，从早晨一直做到了下午。术后，可能是因为麻醉药物不太耐受，引发了一系列的不良反应，最主要的就是头晕目眩，伴有持续性的呕吐。到什么程度呢？就是只要一坐起来就头晕恶心，只能躺着，每隔十几二十分钟就会呕吐一次，但是当天手术做完就已经下午4点多了，于是我们想把病人转给夜间值班的医务人员，但病人和家属们拒绝，原因有两个：一个是觉得这会增加费用，因为监护室是要收费的，这也是诊疗转呈存在的问题；另外一个，他们希望主治医生能够在旁边陪伴，因为他们认为，主治医生对病人的病情最为了解。让病人对医务人员有点丧失信任感的是之前也做过全麻，但是术后完全没有这么严重的恶心、呕吐、头晕的症状。晚上8点多，我回家吃完饭，得知了这个消息，又赶回了门诊监护室，我让病人在监护室里躺着休息，自己就在隔壁的牙科诊室里待着。我希望这样能够陪伴病人，随时处理意外情况。这样一直持续到了凌晨4点多，症状稍微好一些，于是我请内科和麻醉科值班的医生来会诊，他们都认为是术后不良反应，并无大碍。我从楼下的急诊室借来一个轮椅，和病人家属一起把她扶坐到上面，坐电梯到了二层的急诊出口，又预约了一辆网约车，把她扶到车上，轮椅放后备厢里，陪他们一起打车到了酒店（酒店距离医院也就200多米），下了车，我和家属把她一直推到房间，扶到床上，她没有再吐，可以安静地躺下睡了。病人家属十分感激，说："景大夫，说实话，我还真没有遇到过像您这样认真负责的医生，真是太感谢了。"我也很惭愧，主要是术前考虑不周，没有建立一种对于日间手术出现的并发症和不良反应导致病人当天不能离院的有效的解决预案。

就这样，我一个人推着一辆空空的轮椅，走在凌晨5点的东单大街上，天已经蒙蒙亮。马路上有个骑自行车的人从我旁边擦肩而过，用一种非常狐疑的，略带点恐惧的眼神回头看着我——看着一个穿着白大褂的医生，推着一个空空的轮椅在路边走着。我猜他肯定是想：妈呀，这是闹鬼了，那个轮椅上难道坐着什么我看不见的灵魂吗？我虽然很困，但心里并不平静。我想，一个外地病人千里迢迢跑到北京，对你这么信任，全身麻醉了让你给她治牙，出现了这些不良反应，固然有病人个体的原因，比如对药物有不耐受的情况，但更多的还是我们的流程存在问题。那么如何弥补呢？我觉得这个情况作为手术医生本人，作为病人最信任的那个人，我别无选择，只有努力做好自己该做的事情来弥补。就这样一路走回了医院，一夜无眠。后来，这个病人通过微信又和我沟通了很多次。尽管这次的手术经历令她不是十分愉快（据说回到家后难受了一个星期，吃不下东西，恶心头晕），但是她对我为她做的这些事还是表达了诚挚的谢意。

我们的麻醉团队已经是国内最为顶尖的了，所有参与牙科舒适化治疗的麻醉医生都至少是副主任医师级别，都是协和医院麻醉科的精兵强将，而且充满爱心（他们中有很多人也是牙科恐惧病人）。这近20年的合作，近万例病人，我们都十分安全地一起度过。我们合作愉快，配合默契，定期召开病例讨论会，气氛民主而学术，尽管有时争论得面红耳赤，但产出的是经过深思熟虑，凝聚智慧结晶的各种预案与流程。可以说协和的牙科全麻下舒适化治疗已经成为院内日间手术的精彩范例。绝大多数的病人，包括低龄儿童病人，术后的各种不良反应都控制到了极低的水平，与我去美国参观学习的一流医院的水平相比并无差异。即使是最常见的恶心呕吐，在广泛使用静脉麻醉剂（丙泊酚）的今天也已经非常少见了。孩子们在苏醒的过程中会有点烦躁——那是药效没有完全退去的表现，在这个过程中，他们往往要“耍上一阵”，提前告知家长有心理准备就可以了。每个病人术后，我都一定会到恢复室进行床前看望，询问有无不适，并认真交代术后注意事项，特别是今后如何预防牙病。对于牙科恐惧的病人，看牙的成本太高了，而对于小孩子，我则更希望父母能重视他们的口腔卫生，认真给他们刷牙，限制甜食，定期看牙医、涂氟……我常对家长说希望这是孩子今生第一次也是唯一一次因为治牙而接受全麻手术。术后的牙科卫生宣教，尽管内容千篇一律，感觉上就好像是一个教导员送被拘留的人“出来”一样（电影《有话好好说》里的葛优），但是，我始终认为，牙医的责任就在于此。Ole Fejerskov在《龋病学》一书中讲了一个形象的故事：河边的护栏坏了，有个救生员在那里，他可以有两种角色：一是坐等有人路过不慎跌入水中，然后扔个救生圈给他（只想赚钱的牙医）；二是竖立警示牌，并认真提醒每个路过的人远离此处，小心落水！（有防病观念的牙医）——我更愿意做后者。

麻醉医生

Dr. Reeder 总会在全麻结束后耐心地等待孩子们醒来，轻轻抚摸他们的小脸，咯吱咯吱他们的脖子，温柔地说："Time to wake up kiddo，go home with mama you little pumpkin."（慢慢醒来吧小可爱，和妈妈一起回家小南瓜。）也会在第一时间和他们焦急等待的父母说："He did very well today，he is safe and no worries！"（他今天表现很好，他很安全别担心。）早上9点的西雅图烟雨纷纷。在雨中，无论是绿草树荫，还是华盛顿湖对岸的太空针塔，都一遍遍地在模糊和清晰两种滤镜里切换着。目送着父母带着他们宝贝孩子在雨中开车驶上公路，Dr.Reeder擦擦头发秃顶处的汗，捧着中年发福的肚子，转身回去开始准备下一台手术。他和另外三位麻醉医生合伙开的医疗输出公司承包了儿童牙科中心这一年所有的全麻手术。

几乎在同一时间，北京傍晚的天空飘着雪花，窗外，积雪安静地盖在协和医院老楼的汉白玉栏杆上。窗内，穿着刷手衣的麻醉科谭医生亲自把术后安全苏醒的病人推到监护室交由同事照看："好好喘口气，手术做完了，挺顺利的，放心吧！"呷了口浓茶，来不及欣赏雪景，就匆匆赶回手术室，开始准备当日最后一台手术。计算机屏幕上显示，这一天他已经完成了7台手术的麻醉。

日复一日，年复一年，全世界的麻醉医生重复着相同的操作，不停地为需要手术的病人保驾护航，为病人在治疗过程中减少着各种痛苦，为手术医生分担着各种风险与责任。他们的工作，就是这样乏味、辛苦而又充满着成就感。

第7章

孩子们

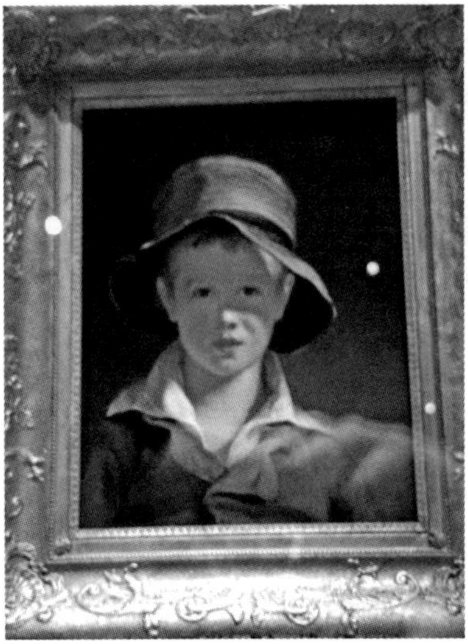

图7.1　波士顿美术馆里的名画“The Torn Hat”

2011年在波士顿的Museum of Fine Arts（美术馆），我驻足在美国画家Thomas Sully的名画“The Torn Hat”（《破帽子》）（图7.1）前的时候，那张童真的面庞让我不禁想起一句名言：A child is not simply a small adult（小孩子不仅仅是小号的成人）。很多时候，可能我们并没有意识到，其实我们不了解孩子。

在这里我们必须要谈一谈孩子的恐惧，因为孩子的恐惧和成人有很多不同，最大的不同在于很多孩子特别是低龄孩子，他们不能合作看牙并不是因为他们不乖、天性顽劣或者是父母的教育存在问题，也不一定是怕疼，而是因为他们的认知没有达到我们所希望他们“应该”达到的水平，你不能要求一个很小的孩子理解很多复杂的事物。不同年龄段的孩子所恐惧的事物并不一样，而牙科医生在面对每个孩子时，都应该清晰地知道孩子所处的年龄段，并知道这个年龄段的孩子对外界事物的认知水平和各种情感的表达方式。他们对于各种外界事物，如牙科环境和一些刺激在大脑中产生的反应是不成熟的、虚幻的，这与我们成年人的感受截然不同。就疼痛本身来说，锐利器械建立起来的疼痛反射，并不是牙医开始的，主要是来自打预防针，而且随着年龄、经历的增长，孩子一方面变得越来越容易感受到疼痛（阈值降低），另一方面也越来越能够忍受疼痛。

儿童牙科恐惧的危害

在儿童牙科中，如果医生采取一些舒适化的治疗方法的确可以避免一些牙科恐惧的发生。在成年人中，很多牙科恐惧病人的牙科恐惧发生时间恰恰是在儿童时代。在儿童时代，各种原因导致的口腔疾患可能诱发牙疼、肿胀或影响进食咀嚼，所以孩子不得不过早地、频繁地接受诸如拔牙等复杂而痛苦的治疗，这就可能导致心理阴影，埋下牙科恐惧的“种子”。童年时的很多不愉快的牙科经历会伴随终身，这也是导致成年人牙科恐惧的重要原因。我有很多牙科恐惧的病人，都可以非常明确地说出自己遭遇牙科“暴力”对待的具体时间、地点、细节。

当然，害怕看牙的孩子本身也会因为不断恶化的口腔问题导致身体发育迟缓、营养不良。一个满口烂牙的孩子在我这里接受了全身麻醉下的牙齿修复——装了8颗钢牙。事隔半年，他妈妈带他来复查的时候，我几乎有点认不出了，这个孩子变得又白又胖。听他妈妈说，自从治疗以后，这个孩子就变成了“饿鬼”，食欲大增，天天喊着要吃肉。她掐着孩子胖胖的脸蛋说：“这才半年就跟气吹的似的，居然长了8斤肉。比起治疗前的那个干瘦干瘦的小黑脸，真是天壤之别啊！”

因为害怕看牙，孩子给家长带来的时间和经济成本负担也是不容忽视的。有个特别恐惧看牙的孩子在治疗椅上又哭又闹，劝了半天也没用，他的妈妈突然崩溃了，冲他大喊：“你知道吗，为了给你看牙，我请了多少次假？来回打车花了多少时间？来看医生，挂号费又这么贵。你简直要气死我了！”

牙医的神曲

记得在但丁的《神曲》里，主人公历经了地狱、炼狱和天堂。在牙科学校最后2年的实习也可以如此形容：口腔外科就是我的地狱，每天都在经受害怕拔错牙和拔不下来牙的煎熬；而牙周科就是我的天堂，看着超声洁牙机扫过，大块的牙结石被振落，真有种收割的成就感。而要说炼狱，绝对是儿童牙科。

记得轮转到儿童牙科之前我已经在成人牙科轮转了很久，自信能够把简单的牙齿问题特别是龋齿都修理得很好了；但是那天，当我第一次走进儿童牙科的诊室大门，竟有一种要休克的感觉，但听得哀号一片，放眼望去，每个孩子身边都围了一圈人，有医生、护士还有孩子的亲属。这一幕不禁让我想起了老彼得·勃鲁盖尔的

《儿童的游戏》。记得我接诊的第一位小女孩目测也就3岁，长长的睫毛，圆圆的脸蛋，卷卷的头发，长得很漂亮，她的妈妈和姥姥陪她来的。一开始小姑娘还是很乖的，但是当我像给大人看牙那样熟练地把牙钻放进她嘴里去钻的时候，孩子“哇”的一声就哭了，显然牙钻的声音和喷出的水吓到她了，一下子搞得我手足无措，才想起来老师说过得先哄孩子，哄好了才能看，可我真是被她的哭声给烦坏了，要知道很多儿童牙科医生的职业生涯后期都会出现听力相关的问题，这也是为什么在国外，送给儿童牙医最好的礼物就是硅胶耳塞。我记得那一天糟透了，我一共看了5个孩子，没有一个能够完成治疗的，我的精神严重受挫，都开始怀疑人生了。究竟是我的技术出了问题，还是什么别的问题？那天进行最后总结的时候，带教老师跟我们说，儿童牙科和成人牙科的最大不同是：在儿童牙科你必须要花时间，而且要花相当长的时间来哄孩子，这就叫作行为管理。如果你不懂行为管理，不能很好地实施行为管理，那么很遗憾，你就没有办法给孩子看牙。说实话，直到今天，我对行为管理的了解程度也仍旧是很肤浅的，因为很多行为管理的技巧是因人而异的，我几乎没有看到2个儿童牙医使用相同的办法对待不听话的孩子，这里面有很多个人或者经验性的东西，甚至有儿童牙科医生说我一看某个孩子走进诊室，就知道他是容易搞定还是不容易搞定的。

那段时间，实习还发生了一件恐怖的事情，就是我的手指被一个孩子咬到了。我试图用手掰开他的嘴，结果被他狠狠地咬到。据说人的咬合力量能够达到四五十公斤，即便是儿童，我觉得也有10公斤。你想，要是把一个10公斤的箱子压在你的一根手指上，你是什么感觉？而当时我的感觉就是想揍他。

3个月的儿童牙科炼狱实习让我备受煎熬。这其中，我经历了咬手指，把孩子的牙床、舌头磨破，差点把恒牙当作乳牙拔掉，甚至是被孩子吐了满身、满脸。有一次，在护士的帮助下，我给一个一直哭喊的孩子连补了好几颗牙，但当我正准备和护士互相祝贺一下今天取得的小成就时，突然发现这个孩子有了一些变化，他的眼睛直直地看着我，不哭也不叫，只把嘴突然张得大大的，头向后很僵直地仰起来。护士大叫“小心！”但是我还没有反应过来会发生什么事情，一堆夹杂着肉包子味道的热乎乎的东西就喷溅在我的脸上——孩子吐了。我当时的狼狈惨状可想而知。一位著名的儿童牙科医生说过：“作为一个儿童牙科医生，没有被孩子咬、吐过，没有钻牙的时候钻破孩子的嘴唇或舌头，那只能说明你的职业生涯还不够长，你看的孩子还不够多。”记得每次遇到难以搞定的孩子，带教老师会带着他进入一个没有人的房间，那个房间里面只开了一盏很暗的灯，然后老师和那个孩子在房间里面对面“谈心”：你必须要听话！要不然就让你住院！你今天还要不要回家了？有的孩子在这种情况下就老实了。这种方式我一开始并不能理解，但10多年以后，当我到美国去进修儿童牙科的时候，发现在美国的儿童牙科诊室里也会专门设有这样的房间，这个房间的四周都是用隔绝声音的材料做成的，孩子在里面哭，外面什么也听不到。其实在美国，大多数孩子都是很配合看牙的，偶尔有不配合的或是影响其他孩子就诊的，就被请到这样的房间里，由医生和他单独沟通，这个房间的英文叫作Quiet room。

在3个月的痛苦实习结束之后，我暗下决心，这辈子干牙科哪个专业都行，绝对不会干儿童牙科。事实和我想的一样，在中国，儿童牙科医生确实是非常少的，很少有人愿意花费大量时间去哄孩子，在本来就不挣钱的情况下，耽误自己的收入和心情。有个同行开玩笑说：儿童牙科应该按照服务的时间收费。但我也接触到很多儿童牙科医生，他们的性格非常开朗活泼，即便年龄很大，也显得十分年轻，这可能是经常跟孩子待在一起的原因吧。他们在说话的时候也会用跟孩子讲话的语气。我觉得儿童牙科医生和儿科医生一样，都应该受到全社会的尊敬，在中国，专业的儿童牙科医生应该不超过5000人。考虑到我国孩子的人数，这显然是远远不够的。

前段时间听到一个消息，我的一个大学同学所在的诊所发生了一件很不好的事。一位医生在钻牙的时候，因为孩子突然乱动，牙钻把孩子的舌头划了一个大口子。这个事情招致了很严重的后果，孩子缝了针流了很多血，家长非常气愤，甚至向牙科诊所要求巨额赔偿。遇到这样的事情，我觉得真是很难受，从诊所方面讲我相信医生也是尽了最大的努力来对付这样不配合的孩子；从家长方面讲，我觉得也不是无理取闹，因为谁愿意只是带着孩子开心地去补牙，回来嘴里就缝了很多针呢？且不说可能引发其他问题，单在舌头上留下一道疤的事情，也不是谁都能接受的。儿童牙科工作，虽然看起来没有那么“高大上”，但是充满挑战，能选择儿童牙科专业并给孩子认真看牙的人，我觉得是非常伟大的。

孩子的招数

我在美国学习的时候，遇到了一个胖胖的儿童牙科住院医师。他在大学的时候是运动员。有一次，我跟他聊天的时候，他非常骄傲地给我看了一张照片，那是他的同学，一个黑人孩子，全美最优秀的大学生四分卫[1]之一，毕业后进了NFL联盟[2]，一夜之间成了百万富翁，然而他却没能像队友那样辉煌，因为他的爸爸坚持让他子承父业，做一个牙科医生。我的指导老师曾经私下跟我说，Ted像一只小熊，他不适合当儿科牙医，你看他的手，天哪，每次他把手放到孩子嘴里的时候，我感觉都会把孩子噎死。Ted跟我讲，他爸爸只负担了他读本科的学费，他在牙科学院的4年，都是靠打工和贷款度过的。他说上帝啊，我爸爸之后再没给过一分钱，却让我欠了一屁股债。这也就是为什么在牙科学院毕业之后，他先在诊所工作了2年，才来参加住院医师培训，但是他说他爸爸也确实留下了一些礼物：一个是牙医的放大镜，就是那种戴在头上，镜片上有两个放大镜的物件，英文叫作Loups。这个东西在国外，牙医基本上人手一个，所以用这个当礼物也不足为奇；而另外一个礼物是一副耳塞，他爸爸说，儿科牙医一定要注意保护好自己的听力。这副耳塞据说还是根据他耳朵的大小，由专门的耳鼻喉科医生帮助定制的，的确是专门对抗孩子哭闹用的奢侈礼物啊（图7.2）！

谈到孩子的哭泣我想说，很多时候儿童最常见的应对外界刺激或者表达他们内心抗拒、愤怒、恐惧、饥饿、疼痛等各种各样不适的唯一方法就是哭泣，因为哭泣是一种“以不变应万变”的非常正常的儿童表达方式。我们不应该拒绝哭泣，而应该帮助孩子去认识

① 四分卫：美式橄榄球中的一个战术位置。

② NFL联盟：美国国家橄榄球联盟。

和管理这种情绪的表达。有时候，作为儿科牙医，我们也不得不学习忍受并理解哭泣。

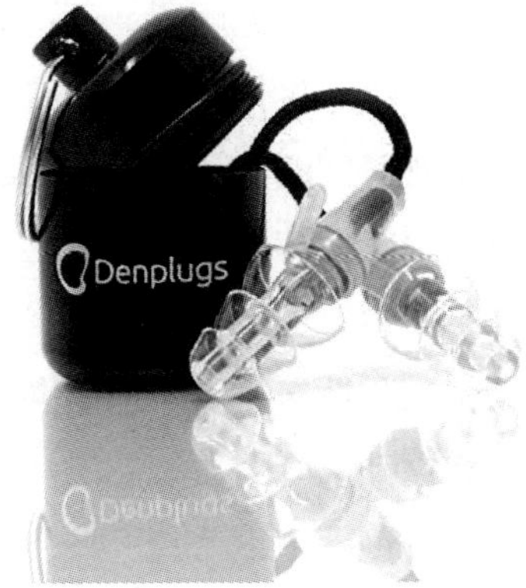

图7.2 送给儿科牙医最好的礼物——听力保护器

记得听过一个美国资深儿童牙科医生的讲座，他说，有一次在进行教学的时候，有一位住院医师跑来说："老师，我搞不定了，那个2岁的孩子一直在哭。"他走到孩子边上，看了看，那个孩子哭一会儿，就用眼睛看看他们，然后继续哭，于是他把这位住院医师叫到外面问："Have you ever told the kid to stop crying？"（你有没有告诉过孩子别哭了？）学生好像一下子明白了什么，走进诊室把一只手放在孩子的嘴上，然后凑在孩子耳边一字一顿地大声说："Jeffrey—please—stop—crying—！"（Jeffery，请—停止—哭泣！）很神奇，孩子愣了一下，很快就不哭了。

当人们遇到危及生命的情况时就会想出各种各样的应急办法，当然，孩子也一样。为了逃避看牙，孩子们使出各种招数：有的躲在诊室门口不进来或是直接逃跑；有的大哭大闹，在地上打滚；还有的在治疗椅上脸朝下趴着，或是在治疗椅上侧躺着，然后身体像钟表指针一样转圈（我们管这个叫"按表走的孩子"）；甚至还有的会用手推挡牙医。大一点的孩子们遇到威胁，女孩子的反应大都是情感上的，男孩子则更多是肢体上的——攻击或者反抗。这些行为与孩子的年龄段、认知程度都是相关的，姑且都能理解，但是也有一些难以容忍的，比如我们有个牙医，遇到一个三年级的孩子竟然冲他竖中指。有些孩子会表现得更机智一些：比如找借口说要尿尿，然后反复跑厕所，还可能借着上厕所的机会偷偷逃掉；有跟家长要奖励、讨价还价的；有跟家长说要等一会儿，还要再考虑考虑来拖延时间的；还有故意装出咳嗽、恶心、肚子疼的症状，甚至在治疗椅上尿裤子的……总之，奇思妙想、花样百出，让家长和医生哭笑不得，但无论如何，我们从这些行为中都可以窥视到孩子的内心情况和性格特点，进而也可以窥视到家庭的教育和氛围。我们能看出这个家庭的夫妻是相互扶持，还是互相抱怨，是愿意主动承担责任，还是动不动就甩锅，有时候一大家子人陪孩子来，就连婆媳关系是不是融洽也能体现。

记得曾经有一位6岁的小朋友来看牙，他来之前，要求父母去玩具店给他买一把关公的大刀，家长起初以为只是拿着玩的，没想到孩子一走到诊室门口就哭起来，并且一把把他父亲手里的关公大刀夺过来，冲着我们喊："你们要是敢把我的牙弄疼了，我就用这刀把你们都砍了！"我们吓得够呛也乐得够呛！仔细想想，这孩子肯定是之前看牙受了不少苦才会对牙医产生如此强烈的仇恨。

我也见过自控力非常强的孩子。记得有一个三年级的小学生来拔牙，他是北京一所非常有名的小学的学霸兼班干部。我们给他安排了全麻，他妈妈送他到手术室。按照我们的优待规则，孩子做全麻手术时，家长是可以陪着进来的，但是他目光坚毅地对妈妈说："你不用陪我了，我自己能行。"走进手术室，他自己躺到床上，指着麻醉面罩说："我是要吸那个面罩里的气体吧。"我们把面罩递给他，他戴好后很淡定地说："我已经准备好了，请打开开关吧。"他自己拿着面罩，大口大口地吸着麻醉气体，瞬间就睡着了。我跟在场的同事们说："诸位，诸位，少年强则国强，如果都是这样的孩子，我们可省大事了。"可麻醉医生却带着特别异样的眼神看着我说："景大夫，我怎么觉得这个孩子厉害得有点可怕了！"

Tell-Show-Do

很多儿童牙科医生会经常讨论一个问题，就是当一个孩子从诊室门口走进来，通过这个过程是不是就可以推断出孩子能否配合看牙。我觉得还真是有一些规律可循，如果一个孩子很开心地走进来，向医生打招呼，然后按照爸爸妈妈或医生的要求规矩地在牙椅上躺好，张开嘴，让医生检查牙齿，那么我可以说这样的孩子接受医生的所谓行为管理的可能性是非常高的。儿童牙科行为管理最推荐的一种方法就是循序渐进法，也叫作Tell-Show-Do。这个方法很简单，比如要给孩子牙齿抛光，首先要告诉他我们要做什么。第二步是让他看一看这些抛光用的器械，比如牙钻，我们给它起名字叫"嗡嗡先生"。第三步就是做，也就是在孩子的牙齿上轻轻地去操作。有的医生愿意在孩子的指甲盖上用"嗡嗡先生"先试一试，让孩子感受一下这种振动感，然后再在嘴里操作。事实证明这种方法是非常有效的，特别是对一些本身就很合作的孩子。此外，牙科医生还有很多其他的方法让孩子接受、熟悉牙科的操作以及设备，减少他们的恐惧。比如他们会称牙齿上放的橡皮障为"小雨衣"，会管帮助孩子张嘴的开口器叫作“牙齿椅子（Tooth Chair）”，会称牙齿上涂的氟为“牙齿维生素”，会管戴着麻醉气体面罩的孩子叫作“宇航员”，称吸唾液的小管子为“饥渴先生（Mr. Thirsty）”，管在牙床上打麻药叫“吹泡泡”……我不知道这些方法是谁发明的，但是显然听起来会更容易让孩子接受，也说明这样的方法充分照顾了孩子相对简单直接的认知。

我见过一个有趣的牙医，他让护士将几乎所有看牙的东西都放在托盘上，一件件向孩子讲是干什么用的。孩子当时就懵了，谁有能力在短时间记下这么多陌生的东西，这又不是在抓周。所以我觉得还是应该根据治疗的内容，一样一样分次讲述比较好。

也不是所有的牙科的器械和设备都适合对孩子进行讲解，比如探针，各种尖锐的器械、刀片、注射针等，这些东西映入孩子的眼帘很容易在大脑中引发有关疼痛、伤害的感受。所以无论是检查还是操作，这些东西都应该放在孩子的视线范围之外，适当弱化它们的存在感。有时候我们需要把这些操作尽可能放到最后，相关的用语也要加以注意，尽量不提及那些创伤性的，孩子不能理解的，容易让人产生恐惧的和误解的词语。护士给医生递注射针的时候也常常会采用背后或者远离孩子视野的方法。

这也就是为什么现在都提倡在孩子很小的时候，家长就应该带着来牙科，甚至在长牙之前就让孩子早点接触牙科环境，这样他们才更容易适应和熟悉这种环境。要避免不良刺激，不要让孩子第一次看牙是因为牙已经疼了才去牙科。理想中的第一次看牙应该就是来参观牙科，参观牙科的设备，在牙椅上坐升降机，躺在牙椅上看电视里的动画片，听听“嗡嗡先生”，玩一玩嘴里的“小池塘”，还有可以吸水的小管子，对孩子们来说这都是很新奇的游戏，他们不会对这些东西感到恐惧。从小开始让孩子定期去看牙，不仅有助于保护牙齿，尽早发现牙齿疾病，更重要的是让他们熟悉、适应，对牙科和牙医有良好的印象，这些是可以使他们受益终身的。

所以也可以理解，若要让一个孩子害怕看牙，其实很简单，比如你让牙椅的灯光直接照在孩子的眼睛上；在钻牙的时候，让水喷在他的脸上和眼睛上，或者在没有给他任何提示的情况下就开始直接钻牙；拔牙的时候没有充分打麻药。总之，这些声音、光线、痛感的刺激直接投放到孩子的身上就会产生恐惧，而这种恐惧一旦产生，恐怕连挽回的机会都没有了。孩子是最容易遭受医源性牙科恐惧的群体，所以第一次看牙很重要，如果第一次看牙能够非常快乐，那么后面即使有很多问题，也都能很好地规避和解决。

捆孩子

严格意义上来说使用“捆孩子”这个字眼，不是十分地贴切也缺乏职业精神，医学术语应该叫“保护性束缚”，从字面上我们可以理解，其根本目的是保护孩子。就像《西游记》里的神仙们要对付顽皮不羁的孙悟空，最好的办法就是抛出捆仙绳。束缚操作适合这样的情景：第一，牙病必须要看；第二，孩子年龄较小，2~3岁最合适，大孩子很难捆住；第三，家长同意；第四，要采取的治疗操作如果被孩子干扰则可能伤到孩子。

但更多的时候，这种方法还是会引起争议。支持的一方，很多医生认为在适度的情况下需要捆：比如家长同意，而且有专门的捆孩子的装置，叫作Papoose Board（束缚板）。这样的装置可以保证非常安全地把孩子固定住，不会导致意外伤害，而且有案例证实，有些孩子被捆了以后反而会产生一种安全感，就像被爸爸妈妈抱住一样，有的孩子被捆了以后，能够安静地接受治疗，甚至睡着了。对于一些残障的孩子（如自闭症、脑瘫、智力障碍）来说，使用保护性束缚也很有效。

反对的一方认为，这会加重孩子的恐惧，损害孩子的身心健康，甚至会让家长觉得很不适，特别是对年龄大一点的孩子。在这样的操作下，有人担心医生会失去对孩子感受的关注，在那些只为了提高工作的效率，忙着重要的事项而没有时间哄孩子的场合才会采用这样的“下策”。捆孩子可能会让孩子由于处于极度恐惧中，而诱发严重哭闹、尿裤子、呛咳、哮喘发作，甚至发生异物进入呼吸道。我记得有位家长跟我说，你知道美军是怎么审问伊拉克战俘的吗？将他们捆起来，脸上盖一块布，然后往布上面浇水。在这种情况下，四肢被束缚，水浇在脸上，人会产生类似于溺水而死的感觉。我们的无痛中心是不允许在清醒状态下捆孩子的，只会在药物镇静或者麻醉状况下，出于安全考虑来捆住孩子。捆孩子也是一种高级别的行为管理方法，要捆得瓷实，更要捆得安全。另外，注意别捆太久。为避免家长看到这一场景受到刺激，建议最好让他们暂时离开。

暂停键

在治疗中，我们还是要让孩子获得一些自我控制的感受。记得很多年前我到人民大会堂去看《指环王》三部曲的连映，影片放映持续的时间很长，很多人坐了1个多小时以后基本上都到了“尿点”，坚持不住，纷纷出去上厕所。当然，也有人说电影拍得太好了，太抓人了，全程没有“尿点”，但对于孩子来说，注意力能集中的时间相对很短，特别是学龄前的孩子，所以在儿童牙科，有句话是“当好儿童牙医必备的技能就是手要快”，说白了就是利索。当然我们也要尊重孩子们的“尿点”，允许他们喘口气休息一会儿，去一下厕所，漱漱口或者是活动一下身体。我发现，有些孩子在治疗椅上坚持的时间不够长是治疗椅不舒服导致的。所谓舒适化医疗，其重要的一个内容就是让病人，无论大人还是孩子，在看牙的时候都能够感觉舒适而且有安全感。这也是为什么我一向认为在购买治疗椅的时候，不必太注意厂商所宣传的那些花里胡哨的功能，而是应该由医生亲自到上面去躺一躺，而且尽量躺5~10分钟甚至更久，去感受一下这款治疗椅到底有没有给病人提供足够的舒适感。现今有很多儿童牙科专用的治疗椅，我觉得设计非常合理。如果有条件，也可以在孩子的脖子下面垫上让他们感到很舒服的小枕头之类的。即便如此，孩子还是应该在治疗过程中适当地休息和调整。我们可以做一些训练，比如让孩子坚持数10秒，休息，然后20秒、30秒到1分钟，循序渐进。

在治疗前我们应该告诉孩子如果觉得有任何的不舒服或者累了，可以采用什么样的方法。比如当想要休息时，可以举手、抬腿或者发出哼哼的声音之类的，给他们这种自控的“权利”。当然，牙医必须掌控治疗的整体节奏。牙医与孩子共同分享对治疗的控制（Shared Control），会让孩子对治疗的恐惧感有所下降。当孩子按照事先约定好的展示这些停止的手势或者信号时，牙医一定要信守诺言立即停下来，即便是不能立即停下来，也要马上有所回应，比如说：“好的，我知道了，我会马上停下来的。”

按下暂停键有时候不只是简单地停下来。比如一个又哭又叫的孩子，完全不顾及周围的场合或者出现了极端负面的行为，这时，当我们使用其他行为管理方法就不会奏效，因为这时候他大脑兴奋的区域并不在行为管理能够奏效的那部分中枢。遇到这样的情况时，我们需要把他的注意力重新拉回到能够进行行为管理的中枢，这个中枢在大脑的额叶。所以在这种场合，我们该做的是让孩子“照镜子”——用我们的语言来向他们描述他们所做的事情。“你喊叫的声音太大了，我都听不见你说什么了”“你的牙咬得这么紧，你的身体来回乱动，我怎么给你看牙呢？”“你的脚要是这么来回乱踢，有可能伤到自己，还会把我这些看牙的工具弄到地上去。”这样的描述，可以让孩子像照镜子一样，知道自己在做什么，当他们意识到这些行为是“不好”的，就会暂停下来，这时候前额叶的中枢才有可能重新激活，牙医才可以重新开始行为管理。我的导师曾经跟我说过：

“Don’t initiate any treatment while the kid is still screaming and kicking.”（如果孩子一直在哭闹，那千万别开始牙科治疗。）

有时候，暂停键是让其他人按下的。比如，家长在协助牙医跟孩子沟通的过程中接近于失去理智；两个家长的意见产生了严重分歧，几乎要争吵起来；家长和牙医没有能够做好协调、分清主次，甚至因为行为管理的方法产生了矛盾；孩子出现了极端问题，场面控制不住了……这些情况下都需要按下暂停键，给所有相关的人一段时间去调整自己的情绪。当然，需要多长时间，还要参考具体情况。

暂停有时候还可以是某种奖励，比如，“明明，你再坚持张一会儿嘴，我数30下，然后我们就休息一会儿好吗？”

记得有一次，有个非常顽皮的熊孩子让他的父亲很失面子。这位父亲是个很有名气的文化人，跟我也很熟，但是再有修养的人也很难抵御自己作为父亲的权威被严重挑战后所产生的雄激素飙升。他疯狂地抓住孩子的衣领，眼看巴掌就要抽上去了，但在这一刹那我立刻喊了“Time Out（停止）”。我给孩子打开一个有趣的动画片看，请爸爸到外面抽了一支烟。短短几分钟后，包括我在内所有的人心情都好了很多，最后孩子也顺利地把牙看完了——所以该暂停时必须暂停。

看电影

2014年，牙科无痛中心重新装修的时候，我们特意在每把治疗椅的头顶上部都安装了一个很大的显示屏，可以随时播放孩子喜欢看的动画片。其实在2004年的时候，我们也尝试过使用视频眼镜。它有很多的优点，能够独占孩子的视觉和听觉，戴上眼镜和耳机也可以避免其他的刺激，就好像一个人坐在一个巨幕前欣赏影片，但是也有很多缺点，主要是在治疗中和孩子的沟通会有问题，而且当我们播放一些带点惊险内容的片子或者接驳Xbox游戏机的时候，孩子会不自主地移动头部，所以最后感觉还是显示屏更好。我们的多媒体系统里存有将近100部儿童动画片和纪录片，被点播最多的是《大白》《冰雪奇缘》《熊出没》《海绵宝宝》和《小猪佩奇》《机器人总动员》。不同的孩子确实有不同的兴趣，但是在同一时期，大多数的孩子都会选择时下最流行的内容。更有趣的是还有一些家长会把孩子最喜欢的电影拷到U盘上带来。考虑到我们医院国际部的收费，有位家长打趣地说："景大夫，你知道吗？你们这里看动画片是全北京最贵的。"有的时候我注意到，在治疗中播放电影不仅可以转移病人的注意力，还可以作为一种和孩子讨价还价的筹码。有的孩子在治疗中失去了配合，我们就会把电影暂时停播，告诉他要坚持，否则就没有电影看了，这种方式还是很有效的。有的孩子在治疗结束以后，居然站在我身后不离开，要坚持把电影看完。最逗的一次是，我在给一个孩子做治疗的时候，门外候诊的另外两个孩子，不知什么时候听到了电影的声音也跑了进来，站在后面看。他们背着手，仰着头，全神贯注地盯着屏幕的样子真的很可爱。

我们也曾尝试播放其他视频内容，比如我们曾经邀请一个看牙非常合作、与牙医的关系非常亲密的孩子拍摄了一系列接受牙齿检查治疗的视频，过程轻松而愉快，再配上温馨的音乐，然后把这段视频发给家长。家长在就诊前反复让孩子看几遍，这种方法对于那些有牙科恐惧的和第一次看牙的孩子确实特别有效，这也是一种榜样的力量。

尊重与关注

牙医留给孩子们的第一印象很重要，有这样一句话：

“You never have a second chance to make a first impression.”（你永远没有第二次机会树立第一印象。）

做一个好的儿童牙医确实需要更多地了解孩子，了解如何吸引他们并赢得他们的信任与喜爱。其实大部分孩子也是颜控，他们很容易记住漂亮阿姨和帅叔叔，也更容易与形象好且态度友善的陌生人建立信任。

2014年，我在美国华盛顿大学的牙科中心进修学习，当时指导我的是Anna医生。她出生于秘鲁，是一位有金色头发的白人医生。我从她身上学到了很多西方国家儿童牙科诊疗的方法和经验。比如当孩子在家长的陪同下走进诊室时，Anna医生都会主动、热情地向他们打招呼问好，并记住孩子的名字。Anna经常跟我说，一定要用孩子自己的名字称呼孩子，或者问一问他们，我怎么称呼你？这是对孩子的尊重，会让他们知道你很重视他们，想和他们做朋友。牙医从一开始就展现热情友好和关注是缓解儿童牙科恐惧的第一步。回过头来想想在此之前，我更多的则是忽略孩子，直接和他们的父母打招呼，聊孩子的情况，然后漠然地看着孩子站在一边，或者紧张地躲在他们家长的身后，带着点害羞的眼神抬起头注视着我，的确在我们成人的文化里缺乏对儿童足够的尊重。有一次我陪同麻醉医生给一个要接受全麻下牙科治疗的儿童做检查，这是一个五六岁的黑人女孩，怀里抱着一个娃娃，麻醉医生Dr. Reeder是一个胖胖的白人男子，他的眼神富有爱心，说话声音很温柔，他走到孩子身旁，轻轻地跪在地上——对，他跪在了地上——这让我们一时间非常惊讶，从没有想过医生会跪在孩子的旁边，然后他轻轻地拍拍孩子说：

“Hi，Betty，nice to meet you，I’m doctor Reeder.”（嗨，Betty，很高兴见到你，我是Reeder医生。）

“Oh yeah.”小女孩转过头冲他笑了一下，但是马上又转过头去继续看动画片。

“Betty，I noticed you like to watch this movie，it’s called frozen，right？”（Betty，我发现你喜欢看这部电影，它叫《冰雪奇缘》，对吗？）

“Betty，can I put this on your back，so I can listen to what your heart wanna say？”（Betty，我可以把它放在你的背上吗？这样我就可以听听你的心想说什么。）

“Betty...”

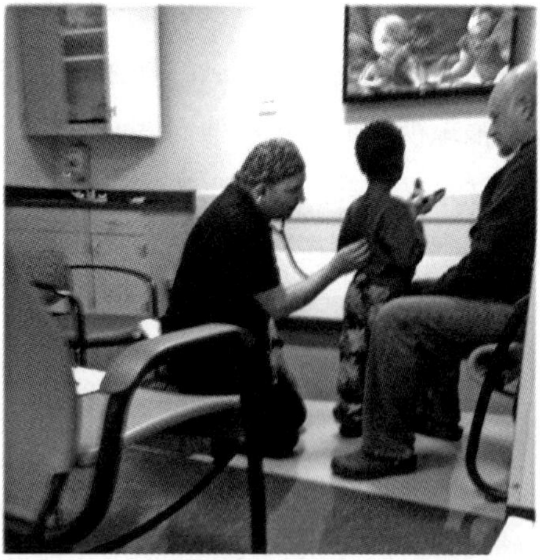

图7.3 Reeder医生给孩子做术前检查

他一遍又一遍地叫着女孩的名字，开始跪在地上用听诊器给孩子听诊（图7.3），他耐心地听听前面，听听后面，小女孩十分配合。然后他对孩子的爸妈说：“OK，I think we are good to go.”（好，我认为我们准备好了。）我当时悄悄地把这个动作拍了下来。我觉得这位麻醉医生用他的行为给我上了很好的一课，告诉我什么叫作尊重，他跪下来的一瞬间，就获得了一种与孩子的平等。

我极少看到Anna在给孩子看牙的时候直接命令他们："躺好！""张开嘴！"她一般都是和孩子谈论："上个假期去哪儿玩儿了？你的衣服真好看，我注意到你很喜欢看《星球大战》的动画电影，告诉我你最喜欢的卡通人物是谁呢？你喜欢什么样的运动？你喜欢哪个橄榄球明星？"而且在任何的诊疗过程中，尽管孩子不是特别配合，Anna也在不停地说着："Awesome！ Awesome！"（好极了！好极了！）好也是Awesome，不好也是Awesome，我觉得这个词真是太奇妙了。

她甚至让孩子有机会参与到治疗中。比如"你能不能帮助我……很好，感谢你。请等一等……你这是帮了我的大忙……"之类的话，会更多地让孩子们体会到被尊重以及参与的重要性。在治疗过程中，有时我们也确实需要向孩子发号施令，但当我们输出命令的时候，一定要注意用词，使处于这个年龄段的孩子能够接受，而且要尽量的简洁而直接，最重要的一件事就是一定要在输出命令后解释一下原因。比如说"请把嘴张大，这样我就可以看清楚你的牙了"；或者说"能不能坚持不要动，因为我现在正在清理牙齿上面的洞洞""下面的操作可能有点不舒服，因为小虫子不想离开你的牙，而我们一定要把它抓出来……"

对于那些一开始就表现出负面行为的孩子，牙医不妨也使用适当的语言鼓励，让他们讲出来自己为什么哭、害怕什么，等等。通常，问问题是打破沉默最好的方法。

马阿姨冲着哭泣的菲菲问道："菲菲，给阿姨讲讲为什么会害怕看牙好吗？"

"因为妈妈说，你要在我的牙齿上钻一个洞！"

看，原来很多时候造成孩子恐慌的"罪魁祸首"并不是牙医本人啊!

从尊重的角度来说，牙医不应否定孩子的感受，比如草率地说："你不应该觉得疼，这没有什么好紧张的。"更不该欺骗孩子。很多时候，让孩子讲出自己的恐惧，并且告诉他你能够感受到并理解这些恐惧，然后把这些感受弱化或者转移掉，才是正确的方法。正如大禹治水，不要堵，要疏。比如牙医会说："你看起来有点不开心啊，我觉得你心里一定很害怕，对吧？"

对儿童的尊重还体现在其他很多方面，比如尊重他们的自主、人格和隐私，尽管中西方文化有差异，但事实上越来越多的中国孩子已经开始重视自己的主观意愿和自主性是否得到了满足。有一次，一位麻醉医生和一个14岁孩子的父母谈手术前的注意事项，这个女孩准备做牙齿矫正，医生建议在全麻下把4颗还没有长出来的智齿提前拔掉，这叫作预防性的智齿拔除。尽管国内对这种操作还很有争议，但在西方国家，尤其在美国却十分常见。这时拔除智齿很简单，只需要在牙床上钻一个小孔，然后把还没有形成的牙囊（也就是一个圆球）分开，弄成碎片再取出来，创伤非常小，而且都是在全麻下操作，也不会给孩子留下痛苦的印象。我当时看到麻醉医生坐在牙椅里，孩子坐在对面，他的父母坐在孩子的两旁，麻醉医生态度非常平和地与这一家人交谈。他突然问起女孩有没有什么长期服用的药物？这个女孩想了想说："No medications except birth control."（除了避孕药没有什么药物）我当时简直不敢相信自己的耳朵，但是她的父母平静如初地坐在那里。在中国，如果一个才上初二的女孩子说出这样的话，父母即便不发疯也得暴跳如雷。

Dr. Reeder在一次闲聊中告诉“孤陋寡闻”的我，你们东方人可能不太理解，在美国的儿童医疗机构，有统计表明，来做全麻手术的女性青少年中有“准妈妈”。此外，性是他们的权利，即便是父母也无权干涉。

和颜悦色与声色俱厉

Dr. Nelson是一位30多岁的白人男士，人很清瘦。他最喜欢的事情就是去登山。他告诉我，他和另外三个牙医曾经用了一个星期徒步绕着西雅图近郊的Mountain Rainier（雷尼尔雪山）走了一圈儿。一路上非常辛苦，但是也充满了乐趣。他很少笑，但是笑起来真的非常迷人。他对付不听话的孩子很有一套，记得有一次一个孩子躺在牙椅上，哇哇大哭。Nelson很镇定地坐在他旁边，两只眼睛盯着他，用一只手轻轻地放在嘴上说：“Lucas，listen to me！You look at me，OK？ Please look at me. Look at my eyes.”（Lucas，听我说！你看着我，好吗？请看着我。看我的眼睛。）那个小孩果然停下来，他看到Nelson医生微微圆睁的双眼里面透露出一种威严的光芒。这时Nelson缓慢地以一种坚定而毫不妥协的语调说：“Hey，Lucas，you know，this is my house.You need to follow my order.You understand? So when I say ‘don’t cry’，you need to stop crying，got it?”（嘿，Lucas，你知道，这是我的房子。你要听我的命令。

你明白吗？所以当我说“不要哭”时，你就要不再哭了，明白了吗？）孩子愣住了，然后下意识地小声说：“Yes，sir.”（是的，先生）显然孩子感觉自己是海盗船上的水手，在听威严的船长发号施令。

对付熊孩子，Nelson属于那种总喜欢唱红脸的，但是他的招数也并非总是奏效，我亲历过他的几次失败。孩子没搞定，他并不愉快，从我身边走过时，我听见他小声地嘟囔着：“Bad boy.”（坏孩子）

Dr. Brown是个60多岁胖乎乎的老爷子，头发不多，脑壳经常在牙椅的手术灯下面反射着光芒。他爱笑，而且一笑起来特别卡通和治愈。与Nelson截然不同的是，他特别喜欢和孩子们开玩笑，经常去咯吱他们的痒痒肉，或者在他们脸上刮一刮，和他们玩Give me five（击掌）或者亲切地叫他们“Kiddo”（小伙子）和“Little Pumpkin”（小可爱）之类；他还会做各种鬼脸，绘声绘色地讲很多有意思的笑话和小故事，因此他的诊室里总是充满了笑声。另外，他也会做很多好玩的东西，比如用手套做成粑粑和气球。碰到女孩子，他会很绅士地亲她们的小手背并向她们鞠躬行礼；碰到男孩子，他则会搂着他们的肩膀，和他们称兄道弟。他的这些肢体语言和亲密接触通常都会赢得孩子们的好感。站在他身旁，我常常被他和孩子们的亲昵举动感染。即便是最难对付的孩子，到了他那里也完全没有必要担心。有一次，我私下里向他请教，怎么能够做得这么好，他眯起眼睛，很得意地说：

“You need to know kids.”（你需要了解孩子。）

我知道，真正的儿科牙医都是打心底里喜欢孩子的。

善意的欺骗

欺骗有时候也是一种行为管理，就像我们经常面对孩子提出的一些令人尴尬的问题，比如“我是从哪里来的？”相信绝大多数的家长都会欺骗孩子。当然，出发点是善意的，但也不是所有的善意欺骗都能够成功。记得有一次，我要给一个非常漂亮的小姑娘打麻药，小姑娘悲伤的眼睛里噙着泪花问我说：“叔叔，打针会疼吗？”这个时候我知道绝对不能骗孩子说不疼，否则就在她心目中失去了信任，于是我说：“小美女，打针会有一点点疼的。”“有多疼呢？”她怯怯地看着我问。于是我就用了一个语文老师教给我们经常使用的办法——比喻。“这个疼，就像被小蚊子轻轻叮了一口。”这种说法之前也用过很多遍了，基本上都能奏效，特别是对男孩子们，但是天知道这个女孩子的眼睛上曾经被蚊子叮过一个包，整个眼睛肿得像桃子一样，一个多星期才下去，非常难受。所以我的比喻勾起了她痛苦的回忆，她就哇哇地大哭起来，边哭边说：“我不要小蚊子叮！我不要小蚊子叮！”显然，这一次的行为管理失败了。

我依然认为，千万不要轻易欺骗孩子，特别是对于某种让他们很难受的治疗，非要告诉孩子一点都不疼是不对的。

认识家长

孩子的个性是由基因决定的，还是家庭环境决定的？其实很难下定论，但是我知道绝大多数的家长都会有这样的想法：我的孩子天生是天才，每个方面都不会差，但现实往往很残酷，绝大多数孩子注定是普通人。随着孩子不断长大，当家长发现了他们身上有这样或那样令人很难容忍的缺点的时候，很多家长会认为这些缺点是遗传了自己的另一半，是由对方的不良基因导致，这样的想法有时候也会被带到牙科诊室。比如，我们遇到一些孩子，牙坏得特别厉害。妈妈会跟爸爸说："你们家的牙都不好。"也有一些婆婆会跟我们悄悄说："这孩子交给我儿媳妇就不行，天天玩手机，根本不知道给孩子好好刷牙。"和家长沟通需要特别小心，有时候一句话说不好就会导致家庭纠纷。所以，陪孩子看牙的家属越多，牙医治疗所受的干扰就会越多。建议在给孩子看牙之前，牙医花几分钟时间向家长了解一下家庭情况，因为了解带有"某些基因特质"的人群，就能很快找出问题的根源所在。当然，找出这些问题的根源并不意味着牙医要立即指出是哪一方的错误，应该看破而不说破，让每个人在谈话中都保持一定的尊严和体面，避免发生互相指责的尴尬场面。我觉得无论采取什么样的态度对待医患关系，最终还是要回归到解决问题上来。所以与孩子家长之间建立良好的关系，互相信任，并且尽量统一对一些事物的看法和观点是很重要的。对于儿童的牙科恐惧治疗，其实是家长和牙医结成"统一体"，一起帮助孩子来实现的。

现今时代，家庭教育、家长的地位、亲子关系等都和过去有巨大的差异。从一个牙科医生的角度而言，这些年的经验告诉我，现在的家长，越来越不在乎孩子对他们是否尊重。有时候他们对孩子的保护是过度的，因为养育孩子的成本很高，很多家长又会有所谓的阶层焦虑。但是表面上他们又更愿意让孩子选择自由成长。在此之中，他们给予了孩子过多的关注，就等于另一方面限制了孩子的Autonomy（自主性）。事实上我觉得，如果孩子经常能够获得一些独立解决问题的机会，对于他们的未来是有巨大好处的。现在很多家长跟孩子的共同时间非常少，我所说的共同时间，不包括辅导孩子学习的时间。共同时间应该是自由的、放松的，可以陪孩子玩耍或者和他们聊一聊的时间，而很多家长感觉自己大多数时间是在挣钱养家，做一些满足家庭最基础需要的工作。现今的家庭，女性的地位和所发挥的重要性与日俱增，越来越多的女性已经不是坐在家里“吃面包”的人，而是给家里“买回面包”的人。在我的病人中，母亲扮演高知、高管角色的非常多，她们不仅承担着工作，也负担着家庭，这和以前是非常不一样的。家长们也并不像以前那么绝对相信医生所说的话，在这个信息时代，谁都知道要“货比三家”。所以在与家长的沟通中，医生应该意识到家长们更愿意成为医疗决策的共同制定者，而不只是倾听者和执行者。当为孩子制定牙科治疗方案时，医生应该让家长融入进来，成为整个治疗小组的一员，并且应该尊重他们的知识和想法。我也愿意经常向来自不同专业的家长们学习，学习他们的专业知识和育儿理念，并且把这些我认为好的东西，再分享给其他家长。这就好像是一个“云”，我就是那个提供云存储的服务器，把亲子关系、育儿理念和牙科结合起来，收集这个领域里的正向有益信息，并且在我的病人之间进行分享。有时候是在诊疗中讲述，有时候是发朋友圈和微博。当这些理念相似的人互相采纳和点赞彼此建议的时候，我的工作就不仅是修好几颗牙齿，其实还承载着一大批人共同进步的需求，并最终让教育下一代的工作从中受益。

有很多人说，给孩子看牙的过程也是对家长进行教育的过程。事实上每个人都需要受教育，不仅是在学校的阶段，更是在职业场所，甚至老年退休以后。这样的教育并不一定是来自一种上级对下级或者老师对学生的氛围，更应该来自分享。从另外一个角度来说，作为牙医，也需要给家长更多的尊重，就是尊重他们的人格，并知道如何去应对一些尴尬的场面，避免让家长在孩子面前丧失体面；要知道如何尊重家长的时间，因为对很多家长来说，时间就是金钱，也是家庭良好运行的重要因素。当然，这也是社会责任，是劳务关系、社交往来，是一个人对于周围的人，甚至整个社会的意义。所以我感觉，从“骄傲”一点的层面上来说牙医的工作不仅有意义，而且责任重大。

练习与反馈

有时候，缺乏经验和训练的牙医会让孩子做一些他们从来没有学过的事情。就像我们第一次带孩子去滑冰、游泳、打网球，看牙本身也是一件新鲜事物，也是需要学习的。怎么能够更快、更好地学会呢？先拿滑冰举例吧，一开始，可能你得学会怎样把冰鞋穿好、戴好护具，然后怎样能够穿着冰鞋站起来，保持平衡，怎样在冰上慢慢地走，使双腿一分一合，使身体向前或者向后慢慢移动，然后再学习怎样滑起来。在这些基础上，你才有可能转圈，提高滑行速度，再去做几个花式动作……对事物的学习是一个循序渐进的科学过程，看牙也是如此。要学会正确地躺在牙椅上，保持张嘴的姿势，允许医生检查，能够和牙医做简单的沟通，告诉牙医自己哪儿不舒服，能够允许嘴里有少许的水，并且接受用小管子把水吸出来，能够忍受嗡嗡的声音和牙钻的振动并且不惧怕，能够承受注射麻药时轻微的"难受"……对孩子来说这一切学习肯定需要一个过程，牙医和家长都不要操之过急，而且要认可这样的过程。某些步骤可能需要一次或者多次的练习，而且在每个步骤没有充分地掌握之前，也不要轻易就过渡到下一个步骤。很多的失败都源于在练习过程中没有遵循从简到难的步骤，学习的过程有时候是螺旋式上升的，甚至是反复的。培训学习一件新事物，我们要把学习的内容拆分成若干个有机的单元，也就是规定动作或分解动作。然后从简到难一步一步走，如何拆分设计这些步骤其实是很大的学问。在整个训练过程中牙医应该及时给出反馈，告诉孩子哪里做得好或者哪里还可以做得更好，在反馈中也体现着鼓励和纠正。即便是有些时候孩子不能够有效地配合，我们也不应该粗暴地批评他表现不好之类的。其实有一个更具鼓励性的表达方式是：我希望你下一次能够怎么样，这是一种委婉的批评，它体现出你对孩子的期望。比起那种"你不要怎么怎么样"的说法，这种说法更容易被孩子接受。表7.1为不同年龄段儿童的特质和牙科管理策略。

表7.1　不同年龄段儿童的特质和牙科管理策略

年龄	行为	交流合作	简单牙科诊疗	复杂牙科诊疗	恐惧的原因
出生~2岁	完全依赖家长	无法交流	膝盖对膝盖姿势下口腔检查、清洁、抛光、涂氟	全麻	未知事物
2岁	主要依赖家长，可以进行一些行为管理，自我为中心	交流困难	口服药物、笑气等辅助下	深度镇静、全麻	身心发育不成熟，与家长分离，陌生人等，声音、光线等刺激
3~6岁	遵循简单指令	可简单交流	直接治疗或笑气	深度镇静、全麻	声音、光线等刺激、疼痛
6~12岁	行为有一定自主性，看牙不用陪伴	可以与牙医交流	直接治疗或笑气	笑气、深度镇静或全麻	疼痛、被牙医欺骗
12岁以上	自主性强，有时变得不合作	交流容易，但是效果不确定	直接治疗或笑气	笑气、深度镇静或全麻	被牙医欺骗或者不尊重、不理解，有创操作，如针刺、疼痛

我看过这样一段视频：一个牙医让来看牙的小男孩一遍又一遍地爬上牙椅，反复说着："脸朝上，不要动，张开嘴，再来，脸朝上，不要动，张开嘴，现在保持张嘴一直到我数到5为止……好，现在要张到我把牙齿数一遍为止，我把每颗牙都数一遍哦，好，再来，现在请将脸朝上，手放身体两边，张开嘴，好，再来……"就这样过了6~7遍，孩子已经可以非常顺利地做这样的动作，牙医一直在鼓励他："太棒了，你做得很对，哦，再坚持一下哦，很好。"这是多么有耐心啊！但是耐心不是主要的，主要的是这位牙医掌握了培训孩子做一件陌生事情正确的方法，就是循序渐进地练习，并且给予及时的评价和反馈。何况在片尾，牙医告诉大家这个孩子其实患有自闭症。

但是在现实中，国内的儿科牙医往往没有这么多的时间，我非常能够理解，有些公立医院的儿童牙医每天被迫要看十几个甚至二十个孩子，而我在美国时和儿童牙科的住院医师聊天，小伙子向我抱怨说："Oh my god. It's really busy today."（我的天啊，今天真的很忙。）我正想问他，是不是看了很多病人，他说："They gave me four patients this afternoon, my God, four patients!"（他们今天下午给了我4个病人，我的天啊，4个病人。）我当时都有想抽他的心。

所以我想我们不得不在这中间找到一个平衡，理想的状况是每个儿科牙医都应该有足够的时间跟病人交流，做行为管理。他们更应该接受这方面的培训，但现实是，庞大的病人群体和相对不足的专业儿童牙科医生数量导致我们不可能有充足的时间。我常常想，给孩子把一颗牙补好其实远远不如通过这样的训练让孩子能够适应牙科的环境，并且对牙科树立正确的观念来得重要。很多人说行为管理是儿童牙医的基本功，关于这一点我非常赞同。跟孩子交朋友并引导他们一步一步地去学习、去适应、去自我管理是儿童牙科最有含金量的部分，也是最体现儿童牙科医生爱心和专业素质的部分。与此同时，对于孩子来说，学习适应环境，学习与陌生人打交道，学习正确表达自己的感受，看牙就是难得的实践机会。我见证了很多孩子的成长，我发现那些看牙时自控、适应、学习、沟通能力强的孩子，在独自出国学习工作，适应新挑战、新环境等方面的表现都非常出色。

陪伴

其实孩子看牙，要不要家长陪，谁来陪，怎么陪？深究起来都是学问。在美国的时候，我经常看到一个妈妈带着三个孩子来看牙，孩子们各自躺在牙椅上非常合作地让医生检查牙齿或者是做窝沟封闭涂氟之类的操作。我从来没有看到家长陪在孩子身边做治疗的，特别是4岁以上的孩子。很多家长都是充满信任地对医生说："是要开始治疗了吗？好的，那我到外面去等。"而在中国，情况恰恰相反，很多时候我们看到的是一个、两个甚至三个家长陪着一个孩子看牙，孩子大呼小叫，哭天抹泪，坐在牙椅上像钟表一样旋转。这是为什么呢？我想，也许中国的孩子（特别是独生子女）得到的关注太多了，不太容易建立起一种独立或者自我管理的能力吧。

下面讲一个有趣的小故事：一次，我的一个同事给一位小朋友拔牙，在最后阶段，孩子有一点不舒服，于是就哇哇哭了，但我的同事还是把牙拔掉了。之后两位家长进来把孩子抱走了。过了几分钟，孩子的姥姥抱着孩子又回来了，进了诊室就说："宝宝，刚才是谁把你弄疼了？"孩子含着眼泪指了指我的同事。姥姥竟走过去，轻轻地在我同事的肩膀上拍了一下，说："看把我们宝宝弄疼了，打他。"然后就抱着孩子像一阵风似地离去了，留下我同事一脸懵地站在那里。

大多数牙医倾向于不让家长陪伴孩子看牙，尽管初期阶段会有分离焦虑，但是随着时间的推移，这种焦虑会很快减轻，孩子会把注意力从父母身上转移到牙医身上。学习独自和陌生人相处，其实对孩子是一种很好的锻炼。

下面讲一个我的亲身经历。有一次在急诊科，一位美国白人妈妈带着自己阳光帅气的5岁儿子来看牙，1小时前，这孩子摔了个跟头，把上嘴唇摔破了，孩子显然心怀恐惧，但还是比较安静地坐在了牙椅上，两条腿伸出牙椅外沿前后摆动着。他先是低着头，然后仰起来看看我问："你就是牙科医生吗？"我说："是的，来吧，看看我怎么帮你把嘴唇修补好。"孩子平静地躺下来，她的妈妈问我能否陪着，我说当然没问题，妈妈就坐在了我的旁边。她说："宝贝不要害怕，妈妈给你唱首歌吧。"然后，她唱起了一首非常轻松的美国乡村歌曲，而我在一边完成了打麻药和缝合的操作。整个过程中，听着妈妈悠扬美妙的歌声，我感觉好像坐在西部旷野一棵巨树下的草坪上，微风拂面，欣赏远处如镜子一般的湖面和巍峨的雪山。歌声久久地回荡在诊室里，小男孩的眼睛微微闭着，躺在牙椅上一动也不动，长长的睫毛偶尔忽闪一下。伤口很快就缝好了，这是我经历过的最舒服的一次缝合手术了。当我告诉他妈妈手术结束了时，她长舒了一口气，停止了歌唱，低下头对他的宝贝说："亲爱的，你知道吗？你嘴唇上现在有了黑黑的胡子。"我们都笑了。这时候，男孩坐起来拿镜子看了看。我夸奖他："You are really brave! High five."（你真勇敢！好样的。）此时小男孩却流下了眼泪，啜泣着对我说："Well，I'm not that brave."（好吧，我不是那么勇敢。）然后一头扎进他妈妈怀里。

我们认为，比较小的孩子看牙时，家长还是可以陪伴的，而且有时候也需要陪，但是应该逐渐从孩子视野里的陪伴过渡到孩子视野之外的陪伴。陪伴孩子的家长应该是能够给他们带来充分的安全感，而且在孩子心目中有很高威信的人。如果女孩由父亲陪伴，那么失败率是很高的，在爷爷奶奶的陪伴下，失败率也很高。男孩由妈妈陪成功率挺高，但有时候爸爸陪成功率更高。当然，有时候爸爸陪会出现一些很尴尬的场面，比如，爸爸表现得非常强势甚至威胁或者揍孩子，这样并不利于孩子对牙科的诊疗树立正确的观念。我见过一些成功人士，因为工作太忙，就让秘书或者司机来陪，失败率是非常高的。有趣的是兄弟姐妹的陪护有很多成功的案例，甚至还有同班同学一起来看牙，两个人居然还比起谁坚持的时间长，看来同龄人比较容易互相影响、树立榜样。陪伴的人也需要和医生达成某种默契，比如说一个唱红脸、一个唱白脸的方式就很好；或者一个主导，一个辅助。不要两个人同时表现出很强势的样子，都占据主动权，孩子同时听到很多人跟他大声说话，大脑里就会一片混乱，所以同一时间应该只有一种声音。就个人而言，我认为这个时候医生应该是主体，因为最终的目标是孩子能够学习与医生建立沟通和信任。

医生和陪伴孩子的人从一开始就应该建立比较好的信任，而且要让孩子感觉出来，所以给孩子看牙之前我们经常会在孩子面前与家长非常愉快地聊一会儿，比如聊聊孩子的假期是怎么度过的，买了什么漂亮的新衣服或者玩具，最近的情绪怎么样，去哪里玩了，等等。让孩子感觉到牙医和他的父母关系非常好，就像家里的亲戚一样，这样可以减少孩子的恐惧和陌生感。正如一个朋友说过的，孩子有时候像小狗一样，我们在社区里碰到一个人在遛狗，如果和那个遛狗的人主动打招呼，热情地攀谈，营造亲密氛围，他的狗也会非常开心地看着你，并且冲你摇尾巴，显然它知道：既然你是我主人的朋友，那也就是我的朋友啦。

表扬与批评

有一种儿童行为管理的办法叫作正向强化，当孩子做得好的时候要及时地给予表扬，而且这个表扬越具体越好（带有描述性的表扬——Descriptive Praise）。比如孩子看牙坚持了很久，顺利完成后，家长就要表扬，这时候要注意表扬的措辞，不要只宽泛地说："你真不错，你表现得真好。"这种话并不是真正的正向强化，应该表扬具体哪方面事情做得好，比如"你今天能张着嘴，张得这么大特别好。这样医生能够看得清牙齿上面的小洞洞，就修得快、修得好。"或者说："你今天坚持了这么长时间在椅子上一动没动，我们觉得你真棒！"

鼓励也很重要，当牙医想让孩子做某件事情时，不一定要用

“这很容易，这很简单”这样的话，不如用“加油，小伙子，我相信你能做到，你一定行”这样的鼓励来让孩子自尊心获得某种满足。

表扬的方式有很多种，大多数是直接的，通过微笑和言语的赞美，或者是通过拍拍孩子的肩膀、击掌等形式表现。

当孩子做出一些负面行为的时候，家长也不要急于用“你不能……”“你不要……”去批评他，其实对于负面行为的描述性批评反而是一种“鼓励”，甚至会让孩子继续这样做。因为他知道，这样做可以激怒你，从而打断看牙的过程。所以适当忽略这些负面行为也是很好的方法。

治疗结束后，家长对孩子提出期望也是一种委婉的批评。注意，要“表扬在当下，批评留最后”。

谈好条件和选择题

很多时候，家长会给孩子许诺一些在正常情况下不允许做的事情，作为让孩子完成某个任务的条件，比如看牙前许诺孩子可以吃巧克力或冰激凌之类。从牙医的角度，有时并不支持这种方式，特别是奖励的内容。比如，有个小朋友来看牙涂氟，我们希望之后为了保证效果在一定时间内不要吃甜的东西，但是家长偏偏许诺给孩子喝可乐、吃冰激凌，这种许诺并不好。还有一些许诺太昂贵，容易惯坏孩子。有一个国家的大使夫人，经常带着孩子来找我看牙，而每次来之前，大使夫人都会悄悄买一个芭比娃娃——这是孩子的最爱，然后让司机先进来把芭比娃娃给我，让我告诉孩子如果表现好，这个就是牙医奖励的礼物。这样借花献佛的事情，我当然愿意接受了，但是有一次，他们出门太匆忙忘了买芭比娃娃了，大使夫人先进了诊室问我有没有什么玩具，我当时差点哭了。这里除了Sticker（贴纸），哪有什么好的玩具，孩子的胃口已经越来越大了，我上哪找那1000元去买一个高级的芭比娃娃呀?

当然我们也有很多奖励，比如漂亮的Sticker，这些都是护士们自己买的，装在一个盒子里，每个孩子在看完牙之后，只要表现还不错，就可以获得一个机会，在盒子里面挑一张最喜欢的Sticker。我们会在看牙前就告诉孩子有这样的奖励，如果有的孩子坚持不住了，我们就会让他先挑一个放在手里攥着，但一定要告诉他：你得坚持住，如果坚持得不好我们就收回去了；如果坚持得好，一会儿走的时候再送给你一个。我觉得这样的奖励是适度而合理的。我记得美国的一个诊所，孩子看牙如果表现好会得到一个游戏币，攒够五个就可以到楼下的娃娃机那里换一个漂亮的玩具。我记得有一个小男孩流着眼泪坚持着把牙拔掉了，之前他妈妈说："Jonny，you have got four coins and if you have the tooth removed today, you win the 5th！"（Jonny，你已经有了四个币，如果今天拔了牙，你将获得第五个。）拔完后牙医还没来得及往他嘴里塞纱布，Jonny就满嘴是血地跑到楼下换奖品去了。他的妈妈也大呼小叫地冲下去，我听见她在对孩子叫："Hey，you look like a vampire！"（嘿，你看起来像吸血鬼！）

也有很多人反对许诺给孩子奖励来完成牙科治疗，他们认为这些并不能促进孩子的合作，而且当没有奖励的时候孩子会变得不合作。奖励并不能让孩子们明白看牙是他们自己的事情，而牙医和父母是为他们好。当来自外部的动机不断增强的时候，他们内在动机就被削弱了。这也就是为什么如果采用这样的方式，你将不得不准备越来越好的礼物给孩子了。我们还是应该让孩子理解，通过自己的努力去克服一些困难，更有乐趣，而且理解和感恩别人的付出和帮助，更是一种美德。

5岁的小棒来补牙，我发现他坏了好几颗牙。助手说："你看，你的牙都坏了，今天我们补一颗好不好呢？"小棒说："我不要补牙，我害怕。"跟孩子谈条件，给予孩子一个选择的权利确实是有效的办法，但有时候这种方法的使用也需要一些技巧，就我而言，我更愿意把这样的选择变成："你看你有好几颗坏牙，我们今天是补左边这颗，还是右边那颗呢？"这样的问题远远比让孩子选择今天是补还是不补好很多，就像郭德纲在现场常问观众："你们是想听呢，想听呢，还是想听呢？"

揍熊孩子

有时候，熊孩子真是可以让父母癫狂。特别是那些个性很强，不服软，要一步一步充分试探大人底线的熊孩子，但是这种孩子很可能长大以后会成为非常有名的人，无论是好的名人还是坏的名人。有一些孩子确实是被揍大的，在美国的时候，我也和那里的儿科牙医探讨过到底该不该打孩子的问题。记得我的导师Anna当时笑了，她说你们肯定听说过这个国家对孩子使用暴力的后果是非常严重的，有时Punishment（惩罚）和Abuse（虐待）很容易混淆。我说是的，因为我记得我有个在美国的同学跟我讲，他工作很忙经常出差，对孩子的陪伴比较少，有一次他跟闺女闹着玩，一不小心指甲把闺女的脸划了一个小口。孩子的老师在学校发现了这个伤痕，认为这个父亲对孩子冷漠粗暴。突然有一天一个胖胖的黑人女士[Social Worker（社会工作人员）]敲开门找他谈话，可把他吓坏了。Anna听了告诉我其实美国的很多家长都揍孩子，但会有几大原则：不要打脸，不要留下伤痕，一定要告诉他为什么揍他，揍完了还要尽快地安抚孩子，最好让他把这个事情忘掉，千万不能告诉老师，等等。我的儿子曾经有一段时间也非常淘气，有时候我也控制不住，会去揍他，但是我遵循了这样一个方法：我告诉他每个人内心都有一个魔鬼，你不能自主的时候，魔鬼就会出来引导你干坏事。爸爸的工作就是偶尔把这个魔鬼打跑，特别是在你小的时候。所以爸爸揍的不是你，而是这个魔鬼。当然，这个魔鬼最终还要靠你自己把它消灭掉的。

随着大家对这个问题的认识越来越深刻，我现在觉得很多时候尽管父母打孩子的直接原因是孩子做了错事，但是间接原因都是因为父母的心情不好，或者遇到什么压抑的事情无处发泄。所以父母打孩子要遵循一定原则，而且要有固定的打法。比如我国台湾地区就会打孩子的手心，而且要在发生了问题的当下打。如果家长有情绪问题，那不如先解决自己情绪的问题再去教育孩子。我遇到很多这样的家长，带孩子来看牙，孩子因为害怕坐在治疗椅上不配合，或者违抗了他们的命令，这些家长就表现出要打孩子，原因是他们觉得丢了面子，因为孩子在陌生人面前挑战了他们作为父母的权威。这些父母应该检讨自己的教育方式是否正确。

有一次，一个外地的家长特地带孩子来找我，他说：“景大夫啊，我们是从河北来的，我家这个孩子看牙特别不听话，他8岁了，把我们那里几乎所有的牙科主任都看遍了，就诊时特别不听话，还把好几位大夫的手指都咬破了。我在家里追着他揍啊，把一根棍子都打折了，简直能把人给气死！您快给想想办法吧。”听了这位家长的一番话后，我先没说别的，问他是不是河北沧州的，他说：“是啊，您怎么知道的呢？”，我说：“那可是著名的武术之乡啊，您够猛的，打孩子都能把棍子弄折！”

在国外，家长打孩子，可能被认定为虐待儿童，严重的可能被剥夺抚养权甚至坐牢。在中国，这样的问题也越来越多，越来越引起全社会的关注。最近这几年，有关虐待未成年人，甚至是性侵害的发案率越来越高。一位同行曾经给我介绍这样的案例：一位女童反复出现上腭部的黏膜疼痛和溃疡。后来，在牙科医生仔细的问诊下，居然揭示出一个变态多次强迫女童为他口交，而这个变态竟然是孩子的一个亲属。因此儿童口腔医生也有这样的义务和意识，就是在发现孩子患有一些不能用常理解释的牙科疾病时，要想到孩子是否被监护人或者其他的人虐待甚至侵害了。有时，我们甚至要屏蔽陪伴孩子来的人，然后再对孩子进行详细的询问。绝大多数情况下孩子是不会说谎的。在必要的时候，儿童牙科医生也可能需要在第一时间告知监护人，或者是报警。这并不是多此一举，有时候恰恰儿童牙科医生有可能是最直接或者是最早帮助孩子，及时制止犯罪和侵害的那个人。

家长能做什么

记得有一次，一位爸爸带着孩子来找我看牙。他让孩子躺在牙椅上，用双手掰开孩子的嘴，然后问我说："大夫，你看孩子的这个牙能治吗？"但当时我的目光一下子被孩子爸爸说话时显露的两颗门牙吸引了，其中一颗门牙少了一半儿，另一颗黑乎乎的，下门牙满是黑黑的茶渍和烟渍。我几乎忘了要去看孩子的牙，我特别想问问他："就您的牙这个样子，孩子的牙能好吗？"

我始终认为，儿童牙科是需要家长、牙医和孩子一起参与的一场成长游戏，或者是一个"三角恋爱"。家长的作用毋庸置疑，我们都希望他们能够时时处处以身作则，首先他们自己应该是一个对牙齿非常重视的人。让孩子每次坚持刷牙3分钟，家长却根本不刷牙，这肯定不是好的榜样；让孩子定期去看牙，自己却根本不定期去看牙，这也不是好的榜样；如果家长经常用牙科治疗来威胁和恐吓孩子，那就是在制造未来的牙科恐惧病人。家长需要在孩子面前为牙科医生树立良好的形象，帮孩子建立对牙齿和口腔健康正确的态度和观念；有时间和孩子一起去照照镜子，比一比谁的牙更白，更整齐；一起戒除那些对牙齿有害的甜食、碳酸饮料；和孩子一起读一读关于牙齿方面有积极意义的绘本故事，比如《牙齿大街的新鲜事》《小猪佩奇看牙医》《牙虫大搬家》等。

作为家长，第一次带孩子去看牙，特别是第一次去见某个牙医时，我觉得有必要向牙医介绍一下孩子的脾气和秉性，比如，这个孩子见到陌生人，是自来熟还是慢热的，对于周围的刺激是适应快的还是慢的，之前有没有过不愉快的牙科治疗经历，等等。将这些情况提供给牙医，很有助于牙医尽快地找到和孩子交朋友的办法。

作为家长，至少也需要了解一些牙医给孩子看牙时会用到的行为管理技巧。要能明白牙医的每句话或者每个动作是在采用哪种技巧，需要达到什么样的目的，至少不要给牙医帮倒忙。我有一个同事是个心脏内科医生，他们夫妻俩都特别害怕看牙。有一次我的一个学生给他们的孩子补牙，我看到夫妻俩站在孩子的后面，和牙医保持着安全距离，但是头向前方使劲地伸着，两个人的表情都非常痛苦，龇牙咧嘴，就好像牙医在钻他们的牙一样。见此情景，我悄悄用手机给他们拍了照片。后来，我把照片发给他们，建议道："下回带孩子来看牙时，你俩能不能放松一点？"

我也不太喜欢一些说教型的家长。有些家长总是用一种批评教育的语气证明孩子是错的，他是对的。事实上没有孩子总愿意承认自己是错的。有的家长就要反复说："你看，你不听我的，现在牙坏了吧！"包括一些牙医也会说："你看，我让你别动你非动，把嘴划破了吧。""早跟你说过不要吃糖，你看现在牙齿坏了吧。"其实很多时候孩子知道他们错了，但是并不愿意被这样告知，而且这样的指责有时候会增加他们的逆反心理——Sometime it will be better to just shut-up！（有时候最好闭嘴！）

我也见到很多家长总喜欢拿别人家的孩子和自己的孩子相比，希望用这种榜样的力量去刺激和激发孩子的内驱力。其实我越来越觉得，对现今的孩子来说，这种方式似乎并不可取，反而会打击他们的自信心，造成更多的逆反和关系损害。每个孩子都不一样。我相信那些在牙椅上哭泣畏惧、不合作的孩子一定在某些方面胜过那些能够合作的、看似听话的孩子。2020年年初，我陪同美国儿科学会主席David Nichols夫妇参观了故宫，路上，我向老爷子请教培养孩子的一些原则和方法，他说了很多，我觉得最重要有两点：第一，要创造一切条件尽早让孩子获得多种体验（Multiple Exposure），从而发现孩子在哪方面有特长，而且也要接受这个特长（不一定是反映在考试分数上）；第二，要继续创造机会，积极引导，不断地鼓励、坚持，将孩子的潜能最大限度地发掘（Maximize His Potential）。西方的观点认为，教育孩子首先要承认差异，这和我们东方文化中孔子的“因材施教”观点其实很相似，但前提是，要明确你的孩子到底是什么样的“才”。

作为家长，我觉得要对从事儿童牙科专业方面工作的牙医（还有护士等）怀有感恩的心。我曾经遇到过这样的事情：有一对夫妇带着孩子来看牙，孩子一直在哭闹，大家一起哄了约半小时，想尽了各种办法，但孩子就是不能配合。牙医考虑到后面还有其他病人等着，于是就说：“抱歉，咱们已经一起哄了半小时了，后面还有很多病人，我不能把时间都花在一个病人身上，今天可能没有办法给孩子看牙了，改天您再来好吗？”家长听了很不高兴，表示好不容易请了假，却没看成，于是他们对医生说：“那我们既然没看，你是不是应该把我们挂号费给退了呀？”这个牙医很无奈也很郁闷，但想想，还是给他们退了。在这个事件里，家长认为看病跟买卖东西一样，我没有享受到服务或者没有达成愿望就不应该付费。但是从牙医的角度考虑，半小时的时间谁来补偿？如果每个孩子都这样，这个牙医还有没有收入？如果每天都这样，谁还愿意当儿童牙医？那么未来还有没有人愿意给孩子们看牙？

还有一些家长很心急。诚然我很理解，迄今为止，家长们还没有办法享受那种可以带薪或者受法律所保护的指定时间带孩子去看牙医的福利，通常，请一次假确实不容易。我见过一个妈妈带孩子来看牙，孩子已经非常合作地坚持着补了两颗牙，即将进入烦躁的阶段，妈妈却还在一个劲儿地恳求牙医给孩子再补一颗。当然，就诊一次能补很多牙谁都愿意，但是如果这样做，接下来的问题就是牙医不得不采取更为复杂的行为管理措施去应对孩子出现的烦躁和疲劳。很多时候儿童坚持不了家长期望的那么长时间，太急于求成的想法可能会把一个本来非常愉快的诊疗经历彻底毁掉。果不其然，在第三颗牙补到一半的时候，孩子突然哭起来，捂着嘴坚决不让牙医再碰她了。还是那句话，学习是需要过程的，拔苗助长通常并不能产生好的结果。

作为一个牙医，也作为一名父亲，我对自己孩子的牙齿非常重视。从孩子刚长出第一颗牙的时候，我就开始给他刷牙、拉牙线、定期检查和涂氟。除非我不在家，这些年每天刷牙从未间断，即便不在家，我也会打电话督促家人去完成。

刚开始给孩子刷牙的时候，我们会一边给他看iPad上面的动画片一边刷，刷几下，让他休息一下，喘口气再继续刷。当然我们也遇到了他不愿意刷的情况，没有别的办法，贵在坚持，我大概用了将近2个月的时间让他彻底接受了让我在他嘴里刷3分钟这件事，以至于后来有几次晚上我在工作，而他不愿意上床睡觉，我问他原因，他说："爸爸还没给我刷牙呢。"我觉得给孩子刷牙就像刷鞋一样，需要非常认真和专注。记得在他很小的时候，我多次告诫他不能吃甜食，这些甜食会让牙变坏的。上幼儿园的时候看到小朋友喝可乐，他就会过去认真地劝阻。后来，我们发现他居然也有了几个虫牙，按照易子而教的道理，我把他交给了一位儿童牙科同事治疗。他躺在牙椅上，开始大声地哭泣，整个诊室里都能听到他的声音，但是很快就不哭了，嘱咐牙医阿姨说："别弄疼了啊！"然后就躺在那里张开了嘴，很乖的样子，嘴张得特别大，大到可以把他的一个拳头放进去，几乎可以一直看到他的嗓子眼里边。这对牙科医生来说，正是可遇不可求的，所以补牙过程非常顺利。他6岁的时候，有一颗门牙松动了。我给他抹好麻药，拿钳子夹在那颗松动的乳牙上，然后让他自己抓住钳子，我说："你自己来吧！"他把眼睛紧闭，握住钳子，使劲一转，乳牙就轻松地脱落了（图7.4）。之后，他把眼睛睁得大大的，说："原来不疼啊！"周围的人都乐了。

作为牙医的儿子，耳濡目染后，他更容易理解牙科，也更容易接受正确、积极、健康的观念。他现在快10岁了，越来越感到牙齿整齐洁白会让自己充满自信（图7.5）。

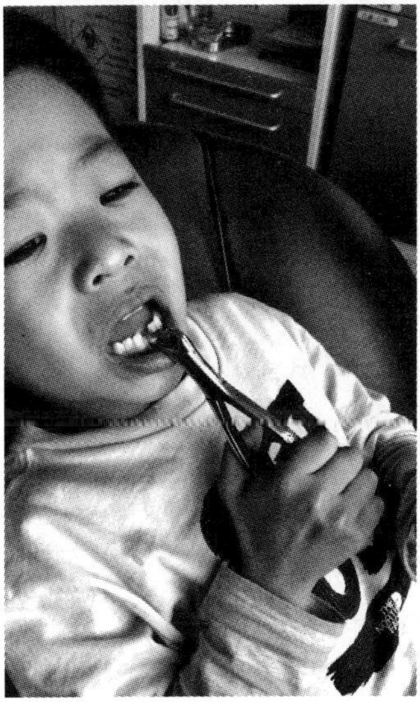

图7.4　儿子自助拔牙

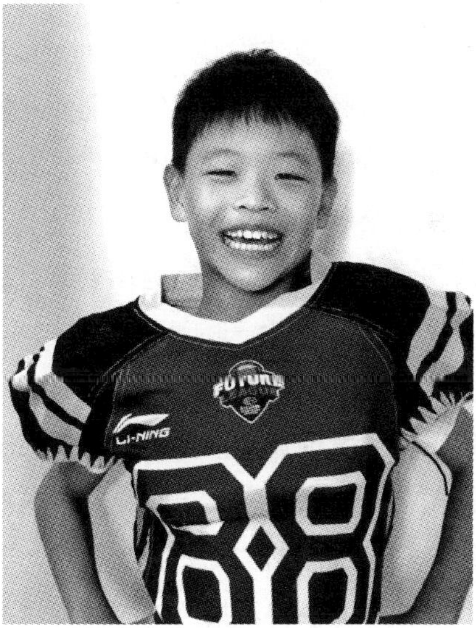

图7.5　作为牙医的儿子，必须拥有一口洁白整齐的牙齿

根据我和其他同事的经验，我感觉牙医的孩子害怕看牙的不多。但是我也遇到一对非常有名的画家夫妇，妻子特别害怕看牙，她告诉我，其实她的妈妈就是当地一位非常有名的牙医，不过她对妈妈的评价是“下手太狠”，所以成年以后，基本上不再允许妈妈给她看牙了。

乳牙过早坏掉的危害

记得一次儿科会诊时，有一个反复发热导致昏迷的5岁孩子，全身查遍了也未发现原因。他的脑部有脓肿，但是找不到根源。在检查口腔的时候，我们发现他左侧下边的两颗乳牙的牙床烂得厉害，一看就是慢性根尖周炎反复发作的结果，显然他的父母并没有重视这个病灶。在极罕见的情况下，细菌由这里进入血液，最后定植到了大脑里。这个病例在拔牙后症状得到了缓解。我还曾经遇到一个孩子，因为一侧牙齿坏得过早而长期用另一侧嚼东西，导致面部出现了明显的不对称。还有的孩子反复出现口臭，却找不出原因，最后发现竟是很多烂牙根留在嘴里，同时还有食物留滞，大量细菌在其间繁殖，发出腐臭味。这些损害是身体层面的，还有些损害是心理层面的。比如有的孩子，因为前牙坏了不愿意张嘴笑，不愿意拍照，不得不拍照的时候就用手捂着嘴；有的孩子经历了很多来自他人的嘲笑，比如“小豁牙”之类的。自尊心受损，会让很多孩子产生自卑情绪，导致性格孤僻甚至产生心理问题。

麻醉药与脆弱的大脑

当我们和一些家长谈及常规的行为管理技巧对他们的孩子不能取得良好的效果，建议让孩子在镇静或者麻醉下接受牙科治疗时，大多数家长会关注几个问题，其中最主要的就是麻醉药会不会伤害大脑呢？从医疗的角度来说，麻醉绝对是人类医学史上一个里程碑式的发现和发明。在此之前，医生就像木匠一样锤炼着快速完成手术的技巧，而病人则承受着巨大的疼痛与恐惧，甚至因为无法忍受手术的痛苦选择放弃治疗乃至自杀。还有很多能够治愈病人的手术和操作，则根本无法在真人身上尝试。麻醉带来了前所未有的安全感，但是这个词让人产生一种与毒药有关的联想，既然麻醉药都是某种毒药，那么接受全麻或者适度镇静，从静脉注入或吸入这些毒药会不会损害正在发育中的孩子的大脑呢？科学家们开展了大量的研究，包括在很小的老鼠身上实施麻醉来观察它们神经系统的改变，结果发现：如果长期反复使用这些毒麻药物，老鼠的神经系统确实会形成一些损伤，但是人不是老鼠，人比老鼠更高级、更发达也更复杂。迄今为止，很多实验并没法在人身上进行研究，所以有些问题也很难得出确切的结论。我们不可能像恶名昭著的日本731部队那样去做人体活体实验——尽管这些活体实验会得出非常有价值的结论，但这是反人道的、不合法的。从这个角度来说，我们能够开展的实验仅仅是把那些在幼年接受过全麻的孩子和没有接受过全麻的孩子分成两组，对比他们在后来的成长过程中的学习能力、记忆能力、情感思维、身体发育等的差异，但是这样的实验本身也存在着缺陷，很简单，一个孩子如果身体健康，又为什么要去接受全麻手术呢？所以在这样的实验中，我们的实验组本身就欠缺和对照组进行对比的同质性。我们如何能知道，如果实验组中的孩子后天学习成绩不好、脾气不好、记忆力不好、思维逻辑性不好是麻醉导致的，还是由他们本身的疾病导致的呢？所以我们又如何能够把它完全归咎于麻醉呢？何况在医疗方面，我们都要考虑成本效益比的问题。我经常和家长打这样的比方：既然每个人出门上班，无论走路、骑车或者开车，都有可能被潘金莲的窗户杆打到头，被二环十三郎的车撞到，被哈雷彗星的碎片击中，那么我们为什么每天还要去上班呢？原因很简单，因为虽然存在这样的可能性，但发生概率是极其低的；但如果你几天不上班，肯定没有收入，肯定会被炒鱿鱼——这会是一个确定的损失。事实上，绝大多数的孩子接受全麻或者深度镇静治疗都是非常安全的。据国外的调研，在这种治疗中发生严重不良事件的概率也只有百万分之一，相当于中了彩票，但如果龋齿不治疗，那肯定会烂到牙神经，肯定会疼、会肿，会造成孩子咀嚼功能的损害和容貌的损害。我们为什么要去过分纠结一个概率极低的事情，而忽略几乎是必然的结果呢？也许在未来，科学更加发达的时候，我们会得出更为明确的结论，或者更接近真理的结论，但请注意我们永远都是接近于真理，而难以获得真理。我们大多数人都无法超越自己所在的时代，无论是行为还是思想。正如在100年前，孩子们在长恒牙的时候，常规都是理所应当地到牙医那里去，在牙床上开刀，帮助恒牙长出。这样的操作导致很多孩子出现牙齿感染，甚至还有丧命的报道。但是人们还是“理所应当”地去做，就像我们今天当孩子下牙的乳牙变成两排的时候，就要把没有掉的乳牙拔掉，给恒牙腾出地方一样。

通常我们对事情的判断源于两种：一种是既定的道理，一种是基于事实的推论，但无论哪种，都不一定是最终的事实，而仅仅是我们在当下能够感知和理解的。我特别喜欢2018年在梅奥医学中心参观时，著名华人肿瘤专家董海东先生说过的：“常识不等于医学，医学也不等于科学。”所以目前无论是儿童牙科医生，还是儿科麻醉医生都遵循这样的原则：如果没有麻醉和镇静以外更好的办法能让孩子配合牙科治疗，牙病已经到了必须通过牙科治疗来解决的程度，而且孩子的健康状况也没有接受镇静和麻醉的禁忌，那么在进行充分评估之后，我们应当选择麻醉或镇静下的牙科治疗，而且应该说这样的治疗是安全的，也是效果最好的，还是最实际的、最有效的方案。我们对大量接受镇静或者全身麻醉下牙科治疗的孩子观察了几十年，经过我们的随访，发现他们并没有和同年龄的、未曾接受过这样治疗的孩子存在明确的差异。就我的病人来说，当年那些在牙椅上哭闹，被我们用笑气镇静，甚至全麻放倒后把牙齿修好了的孩子，后来有很多都成为体育特长生、文艺特长生，考上了重点中学甚至出国深造。通过孩子父母们的社交媒体，我们欣慰地看到，这些欢乐、多才多艺的青少年，都露出健康洁白的牙齿，洋溢着自信的笑容。

因此，迄今为止，每当回顾当初给孩子们制定的治疗方案时，我都不会后悔和担忧。因为至少从那一刻起，孩子们拥有了健康的牙齿，他们和他们的家长都变得更重视口腔卫生与健康了。麻醉被一种非常正确而理性的方式应用在医疗之中，切切实实地解决了病人的问题，并在某种意义上铸就了他们后来的健康快乐成长。

所以当我们提出“麻醉药是不是会伤大脑”这类问题的时候，无论你是医务人员，还是毫无医疗知识的常人，请记住一件事情：要充分地向医务人员提供自己或者孩子的健康状况，并与医生进行充分沟通，给他们最真实、最全面的信息，帮助他们完成制定治疗方案时最为重要的环节——评估。经过科学研究，目前对于孩子全麻的建议和共识是：2岁以内的孩子尽量不要做；建议在童年期只做一次；一次全麻治疗的时长尽量不要超过3个小时。

收获

儿童牙科医生是个特殊的群体，他们和其他儿科医生，以及为儿童服务的其他专业人员（如幼儿园老师、小学老师）一样，也因为从事的职业有着专有的收获，而且这些收获不是仅用金钱就能够衡量的。那么他们最大的收获是什么呢？就是孩子天真烂漫的笑容——真是千金买一笑啊！除此之外，他们还可以收获年轻、纯真，这些都无比美好。记得一个患轻度自闭症的孩子萱萱，在我这儿看完牙以后回去画了一幅画，她说画的是在麻醉治疗时候的梦境。在梦境里她和很多孩子在一起，拔一个巨大的萝卜。护士常常取笑说，这是对拔牙手术潜在的记忆。我把这幅画挂在我的诊室，每当感觉疲劳、沮丧、挫败的时候，就抬起头看看这幅画，看到那充满童稚的笔触、色彩与构图，心情会开朗很多，感觉很温暖。人生中有很多特别美好的东西都不是现实的，也不是能用语言清晰描述的。

第8章

特殊的人

并非所有的牙科恐惧都是由于疼痛和不愉快的治牙经历引起的。在从医的这些年里，我也遇到了很多特殊的病人，他们的故事形形色色，丰富多彩，很值得和大家分享。

怀孕的病人

女人生孩子是个生理性的过程，但是这个看似天经地义的“平常”事情也充满着诸多未知，甚至蕴含着极大的风险。难怪有人说，生孩子是撞大运。古时候，女人生孩子是在“鬼门关”里走了一遭。

随着“二孩时代”的来临，准妈妈们的队伍飞速壮大，但是由于口腔保健水平的相对不足，错误的老观念、口腔医疗资源匮乏以及这方面卫生宣传教育工作开展得不够，孕妇患口腔疾病的问题开始变得突出。在备孕阶段，仅有为数不多的孕妇知道应该去看牙，当然也不是所有的产科医生都会嘱咐一句与自己专业不相关的事情：想怀孕？别忘了先把牙齿好好检查一下。

怀孕了牙疼怎么办？能不能看牙医？治牙能不能打麻药？孕妇能不能拍牙科X光片？是不是因为孕中期相对安全，牙病就只能等到这个时间段才能看？这一系列问题不仅困扰着有牙病的准妈妈们，也让很多牙医觉得头疼——**毕竟这不是一个人与人容易建立互信的时代**。牙医们也会想：孕妇能做牙科的拔牙、补牙、杀神经治疗吗？一旦看了牙，出现了流产、早产、胎儿畸形，产妇和家属会不会找我的麻烦？还是干脆拒绝收治比较保险。

1922年，一个小婴儿在协和医院产房呱呱坠地（图8.1），在那个中国绝大多数地区生孩子还是靠接生婆帮忙的时代，这个孩子和她的妈妈是十分幸运的。

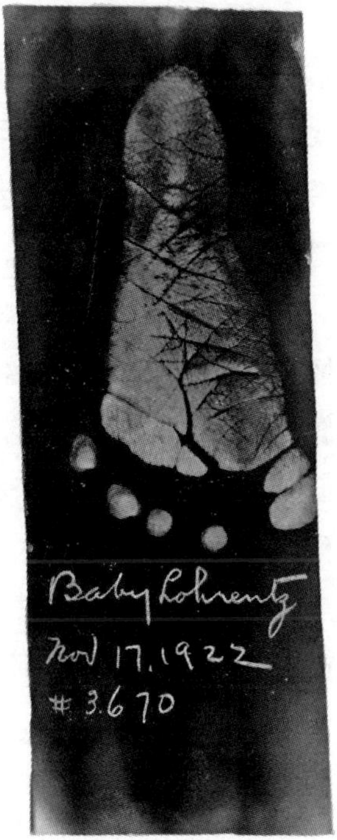

图8.1　1922年，一个小婴儿在协和医院出生

在这里先讲三个真实的故事。

故事　：苏女士，大家闺秀，名校才女，但是身体弱不禁风。她和老公恩爱非凡，怎奈一直膝下无子，几经周折终于通过试管婴儿成功怀孕1个多月，却突发智齿感染，嘴肿，发低烧，张不开嘴也吃不下饭，看了好多牙医，有的不敢治，有的给冲洗一下，有的说消炎药和止疼药统统不能吃。经别的牙医介绍来到我这里，我看过以后建议她先吃消炎药消炎，然后拔掉智齿免除后患。她的顾虑是怀孕不容易，看牙最好在孕中期，我说你这个牙反复发炎化脓快

一个月了，已经影响正常的休息、进食，而且感染对胎儿也有害，不能等到孕中期了，但是她并不同意。一星期后病情加重又来了，我给她做了局部处理，再次劝她吃抗生素早点好，她又拒绝了，然后又是一星期，又是一星期。最后，一个月过去了，在电话里我知道她流产了，她没有哭，但我知道她有多难过。

故事二：孙女士，25岁，京郊平谷农妇，身体健康得不得了，怀孕7个多月在厨房里炒菜时，煤气罐爆炸，半张脸被崩起来的金属片给掀了（掀开的样子很可怕，照片略），送到急诊时，血压很低，人事不省，她老公和婆婆泪流满面跪在我们几个参加抢救的各科室医生们面前说：大人和孩子千万都要保住啊！记得当时在讨论病例时大家都充满了使命感，是啊，我们有这么强大的麻醉科和妇产科，我们有信心！那是一场惊心动魄的全麻手术，有人盯着麻醉机，有人盯着监护仪，还有人盯着肚子里的宝宝，似乎只有我和我的住院医师是最轻松的，因为我们像绣花一样，把她脸上稀烂的长达30多厘米的伤口变成了几条线。术后，孙女士和孩子都平安，这就是作为医生最有成就感、最开心的事了！

故事三：邢女士，34岁，山东青岛人，怀孕6个月，突然发现右侧腮腺长了个大瘤子，而且持续性生长，最后眼睛都闭不上了，嘴角也歪了，来到门诊，我们一看就知道这是一个恶性程度很高的肿瘤。我的上级医生带着我跟她谈了好几次，一次在门诊，两次在病房里，我们的意见是积极治疗，保命是第一位的，放疗、化疗手术一起上，但是孩子可能保不住了。她哭了，说和身为海军的老公怀个孩子不容易，说什么也不能伤着孩子，怎么开导也不行，最后决定出院回家，她说，生了孩子再来北京看病，孩子最重要！我还记得她的表情。她当时的坚定，绝对是置个人安危于不顾的……

读到这里大家一定会惊讶于，原来生个孩子，看个牙，还会有这么多严重的问题？是的，这也许只是很多怀孕时候牙齿、口腔出问题的准妈妈们中的特例，也许有的人就是智齿疼了几天，有的人就是刷牙会出血，有些人就是甜食吃多了牙齿会酸痛，但是千万别对这些问题掉以轻心，因为牙病虽小，不注意也可能发展成大病。请记住怀孕期间最容易发生的三种牙病：智齿冠周炎、妊娠期牙龈炎和龋齿（严重的时候就是能把人疼得半死的牙髓炎和根尖周炎）。

图8.2为在胎心监护下给一位孕妇拔智齿。

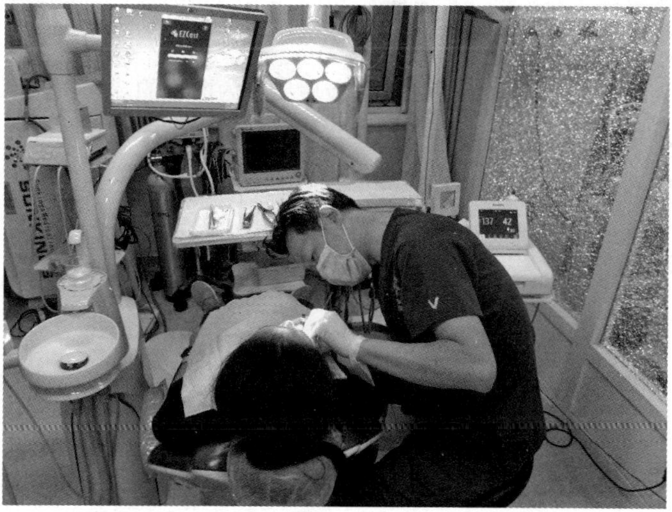

图8.2 在胎心监护下给一位孕妇拔智齿

最近几年，我们的中心接诊了来自全国各地（有的坐飞机和高铁专程来看病）400多位孕妇的牙病，拔过超复杂的智齿，缝过皮开肉绽的外伤，杀过发炎的牙神经，切除过肿得像桑葚一样的牙龈瘤，补过牙窟窿，洗过牙，拍过X光片，注射过无数针局麻药物……没有一例流产或宝宝畸形的，更没有一例在牙椅上突然分娩的。能和她们一起经历这些充满惊险与未知的过程，我们真的很感慨，现将心得体会总结如下：

★**备孕期间**一定要去看牙医，拔智齿，洗牙，补虫牙，怀孕中期也最好洗一次牙。

★怀孕期间牙齿出问题千万**不要拖延**，特别是口腔感染性外伤性的疾病，**不必遵循**孕中期最安全的所谓“准则”，**第一时间积极治疗！**

★看牙不会造成早产、流产、胎儿畸形，相反，牙齿感染了发炎了**不去看才会！**

★很多牙病是拖不过去的，最后会转为严重的感染，然后**细菌和各种毒素会进入血液循环，甚至透过胎盘进入宝宝体内**，这时候再高明的牙医和产科医生也束手无策。

★孕妇在严格意义上不是病人，牙医有责任尽自己的力量去帮助她们，但是牙医要明确**哪些药物孕妇是不能用的**，比如含碘的药物、四环素和很多止疼药。

★要知道，给孕妇看牙，**无痛**很重要，减少她们的紧张和焦虑很重要，**积极控制牙齿感染**很重要！

还有，我想对那些牙齿出问题的准妈妈们说，请一定要**信任**敢于给你们看牙的牙医并给他们点赞！

最后讲一下三个故事很不戏剧化的结局。

故事一：苏女士终于鼓起勇气再次做了试管婴儿，也终于顺利地有了自己的宝宝。我对没有能够说服她积极治疗而导致小生命早逝深表遗憾。

故事二：京郊的孙女士后来寄给我她健康可爱的儿子的照片，我觉得那天所有参加抢救的人都是可贵的，我们都为她做了正确的事情。

故事三：后来电话随访，得知邢女士生完孩子不久后就去世了。如果有机会去青岛，我一定要去邢女士的墓前看看，我觉得我欠她一束花和一个充满敬意的鞠躬。

咽部敏感的病人

大约10年前，有一位戴眼镜、文质彬彬的20多岁小伙子走进了我的诊室。之前因为一颗牙很疼，他在另一位牙医那里治疗，但是每当牙医让他张嘴，并试图用口镜推开他的嘴唇和舌头检查他的牙齿时，一种莫名的恶心就会涌上他心头，开始干呕，使检查无法继续下去。这样反复尝试了很多遍后，那位牙医彻底丧失了耐心，冷冷地对他说："你要是这个样子的话，我没有办法给你看，你还是找别的牙医吧。"经人推荐，他来到了我这里。他坐在牙椅上和我谈话的时候，面带焦虑，双手握在一起，并且不由自主地从上到下抚摸按压自己的腹部。我明白这种方法可以减少他的恶心，抑制呕吐，然而和他谈了一会儿后，不知道从什么时候开始我竟然也觉得有点反胃了。当我给他检查的时候，他刚把嘴张开，就发出了干呕的声音，继而身体快速向前倾斜，双手扒住牙椅上的漱口小台盆。

这一系列条件反射的动作，也让我的腹胃部一阵难受。我知道，如果这样继续下去，我早餐吃的一个鸡蛋、三个包子和一碗八宝粥估计也要展现在他面前了，于是我决定先结束这次面诊，并且为他制定好下一步的方案。

咽部敏感的病人，也称咽反射亢进的病人，他们构成了牙科恐惧的特殊群体。有时候恶心是过度紧张的一种表现，它的本质原因则是恐惧看牙。在这个领域中，西方国家的研究非常深入。英语中有很多特定的词汇来表述这种在看牙中发生的恶心，比如Gagging，Gag Reflex，Retching，Dental Nausea，汉语词汇里也有很多，诸如咽反射亢进、咽部敏感、嗓子眼浅、干哕，等等。从医学的角度如何定义这个人体表现呢？咽部反射是一种自我保护性的反射，它首先是一种机体的自然性反应，就是通过舌根和咽部的肌肉收缩来试图将一些异物从口腔之中清除出去。

大量研究表明，口腔科病人中存在咽部敏感的约占8%，而且男性多于女性。拍摄常见的牙科X光片时（就是把一个小方块塑料薄片，即感光板放到病人的舌根下面），大多数的牙科病人都会有不适的感觉，其中10%~15%的人会出现明显的恶心。

国外很多学者对咽部敏感做了深入研究，总体来说可以分为躯体因素和心理因素两个方面。从躯体因素方面讲，有的人是因为存在咽部慢性炎症，特别是很多抽烟的人；也有的人确实是局部神经传导与神经末梢先天存在异常，还有鼻咽息肉、儿童扁桃体腺样体肥大、胃肠疾病、孕期的女性（孕吐），还有软腭的结构发育异常，比如悬雍垂过长。我在临床工作中，就发现有很多悬雍垂特别长的人在洗牙的时候容易呛水和恶心。当然，有些牙科操作确实也会引发恶心，比如后牙区域的拔牙、补牙等治疗，吸唾器放置位置不当，拍摄X光片，做假牙在嘴里面咬牙印，做舌根和下颌后部检查，等等。很多病人到耳鼻喉科做咽部检查时需要一个小镜子照着嗓子眼，这时候医生会给病人一块纱布，让病人用纱布把舌头尽量往外拉，同时发出“a”的声音，这样的检查也常常会引发病人恶心，我们会看到，即便是美女、帅哥，在这一刹那也会翻着白眼、吐着舌头，形象可怖。存在躯体因素的一部分病人甚至在自己刷牙时，当牙刷碰到舌根或嗓子后面也会引发恶心。另外，也有一部分是心理因素导致的，比如以往有不愉快的牙科治疗经历，或是看到一些特定的场景，听到声音或闻到特殊的气味，给病人造成了一种很严重的心理干扰，产生不愉快的联想。有时候我们在战争电影里会看到士兵从满是鲜血和尸体的战场中间走过时会不停地呕吐，令我记忆犹新的是小时候看过的电影《老枪》。以这种心理因素为主的病人有一个共性，就是：他们中大多数在自己刷牙的时候不会恶心，自己用一些器械碰到舌根时也不会恶心。

但是在实际临床工作中，我遇到一些咽部敏感的病人，真的很难定义他们到底是属于躯体因素还是心理因素。因为在现实生活中很多因素混杂在一起，很难严格地进行区分。

在这里我想我们需要向对条件反射研究做出重大贡献的巴甫洛夫致敬，因为在有关咽部敏感的案例中，条件反射也起了很大的作用。这里一共有两种条件反射：一种叫经典条件反射，另一种叫操作性条件反射。例如，张先生去看牙，本来嗓子并不敏感，但他遇到的这个牙科操作刚好是要治疗下边的后牙。在操作过程中护士用吸唾器反复地碰他的舌根，而医生为了看清口腔里面的情况会用口镜使劲拉他的舌头，这样的操作就会多次引发恶心，从而给他留下了非常不好的回忆，下一次，他还没有真正接受治疗（仅仅看到盘子里放着口镜和吸管时）就会有恶心的感觉，这就是经典条件反射。

操作性条件反射与之不同。例如，张先生在看牙过程中因为器械碰到了舌根后部有了恶心的感觉，这时，牙医非常严肃地批评说："你嗓子怎么这么敏感，你这样很危险的，嗯……我觉得你属于容易恶心的类型。"牙医的这种批评和对他下的定义在潜意识中让他认为自己看牙容易恶心，这就是操作性条件反射了。

这里有一个判断咽部敏感程度的GPI量表，大家可以根据描述判断一下自己的严重程度。

1级（正常）：对于所有的牙科操作，甚至是那种容易引发恶心的牙科操作，都很少出现恶心的情况。

2级（轻微）：对于容易引发恶心的牙科操作，偶尔会出现恶心的情况，需要医生给予一些安慰和鼓励，操作大多可以顺利完成。

3级（轻度）：经常会在各种牙科操作中出现恶心，治疗常常需要中断，在一些辅助措施下，仍然可以完成一些相对简单的操作。

4级（严重）：在各种牙科操作中都出现恶心，咽部敏感已经成为看牙的难题，需要采用辅助措施，否则牙科操作无法完成。

5级（极其严重）：即使没有牙科操作也很容易出现恶心，已经影响了病人的正常生活，影响了接受常规的牙科检查和保健服务，必须借助诸如全麻、镇静等措施来完成牙科治疗。

对于咽部敏感病人的治疗，说实话我也有些束手无策，在我遇到的病人里，还没有哪个人可以通过什么特效疗法让看牙时的咽部敏感彻底消失。前文中我们已经说过了，这本来就是一种保护性反射，如果没有这个反射，那么人吃的饭就会进入气管里甚至进入肺里，从而产生危险。牙医能做的就是在治疗的时候通过一系列药物和非药物的办法暂时地减轻咽反射，或者在有保护的情况下丧失咽反射，但是请记住，这仅限于在看牙的过程中，一旦药物的作用消失，病人的一切又都恢复原状了。

我知道，很多牙医会使用笑气镇静的办法，事实上这也是一种很奏效的方法，但只适用于不十分严重或者顽固的咽部敏感。另外，还有一些修复专业的牙医在咬牙印之前会在病人舌尖上放置有酸味或甜味的食品来转移他们舌头的感觉。此外还有针灸、按摩、音乐疗法，等等。

让我们再把视线转回本章开头时的那个小伙子身上。在和他第一次沟通让我产生了非常不愉快的躯体经历后，我甚至在很长时间内都不希望他再来，但我还是为他制订了比较好的诊疗计划。这个计划就是：给他吸一点笑气。笑气的作用确实可以降低咽部敏感。当我给他吸入笑气做牙科治疗时，他戴上了面罩，貌似平静，但当我把牙钻放到他嘴里，护士把吸唾器放到他嘴里的时候，他又开始干呕了，并且拒绝再吸笑气。他的眼睛里流出了很多泪水，脸涨得通红，治疗失败了。这种情况完全在我的意料之中，于是我就给他安排了第二次治疗，这次是采用静脉镇静的方法。事实上，在我接触到的各种类型的牙科恐惧病人中，使用静脉镇静是有效的，而且效果非常好。在手背上建立静脉通路之后，我们把药物从静脉注入他的血管。小伙子进入了浅浅的睡眠，他的目光有些呆滞，眼睛微微睁开，身体一动不动，他的心率从治疗前的每分钟110次降到了每分钟75次，但面色红润，手脚也没有那么冰凉了。就这样，我们在静脉镇静下把他一颗牙的根管治疗一次性顺利完成了。当然，治疗结束后，他又变回了那个咽部敏感的病人。

通过这些年与很多咽部敏感的病人打交道，我体会到，作为一个牙医，在繁忙的工作中能够坚持耐心地诊治是非常不容易的。无论在公立医院还是私立医院，无论诊疗费高还是低，耐心真的是一种修行。你不仅要对病人有同情心，要耐得住性子，还要对自己有自信心，愿意与病人建立长期友好的关系，愿意帮助他们解决一些实际的问题，当然，还需要掌握一些镇静麻醉的知识。这一切都是对一个人综合素质的考验。看你是否能够协调整合现有的资源，并投放到想要达成的目标，这也是把各种科学知识整合在一起使用的艺术。有些病人因为咽部敏感被别人看不起，或者被牙医批评而产生了自卑的心理，进而不去治疗延误了病情。我遇到一个30多岁的小伙子，因为长期咽部敏感而不去看牙医，心情失落，酗酒、抽烟、喝可乐和咖啡，口腔状况十分糟糕。后来，我们在全麻下一次性拔掉了他13颗已经完全烂掉的牙齿。手术后，困扰他的牙疼消失了，但是他也变成了一个缺牙的“小老头”。后来，我们给他安装上一副质量非常好的假牙，他很满意。望着他离去的背影，我却感到忧虑，这个病人千里迢迢从深圳跑到了北京，把13颗牙齿留在了这里，却戴着一口塑料假牙回家，他今后的生活能一直开心吗?

对于咽部敏感程度比较低的病人，我们也有一些极为成功的案例。例如，有一个小伙子是一个比较内向的人，自尊心非常强，对自己的要求很高，不愿意给别人添麻烦。有一次看牙，因为配合不好被牙医训斥了，之后他产生了强烈的自卑感。之后，只要看牙时，他都会特别关注牙医的态度和语气，而且有任何东西碰到他的舌根或者舌头侧面，就会立即产生恶心的感觉。通过跟他深入沟通，我了解到他在刷牙时是不会出现这种情况的，这就增强了我把他治好的信心。他的牙齿坏了很多，于是我们就采用逐步递进法——拉长战线，让他逐步适应。我们一共给他做了六次治疗。第一次采用了全麻的方法，把最复杂、最痛苦的坏牙全部搞定；第二次采用静脉镇静的方法给他制备了几个牙冠，并且让他咬了牙模；第三次也采用静脉镇静的办法，把牙冠黏合到他的牙齿上，但是这一次我们把静脉给药的剂量调得很低；第四次采用口服镇静药物联合笑气吸入的办法给他制作了另外的牙冠和嵌体；第五次单纯用笑气吸入镇静让他咬了牙印，这次他一点都没有恶心；于是，第六次在我的鼓励之下，没有使用任何镇静方法就顺利地把一颗牙齿的牙冠调磨好并且给他粘上了。临走时，他满怀感激地使劲和我握了握手。我们因为看牙相处了5个月，经历了一系列复杂的治疗，成为相互信赖的朋友。我觉得那一瞬间他的人生充满了光辉，收获了自信，而我也有了非常大的成就感。在这六次治疗中，对于我来说，难度最大的在第五次和第六次，因为一旦失败了，一切都得从头开始，信任又得从头建立，但是我对自己有信心，我认为这一切是能成功的，事实也证明了我的判断。让一个咽部敏感的牙科恐惧病人能够通过一系列的治疗，逐步建立信心，消除恐惧，成为一个相对“正常”的病人，这才是从事牙科镇静镇痛专业的医生最大的收获，也是其最终极的目标。

焦虑与抑郁病人

说实话，在牙科恐惧病人中，有相当一部分病人本身就存在着明显的异常情况——他们对于看牙的恐惧来自其本身已经有的心理问题和疾病，或者说牙科恐惧正是这些心理问题和疾患的症状之一，比如焦虑症、抑郁症、厌食症和贪食症、躁郁症（双相情感障碍）、药物滥用、创伤后应激障碍、失眠，等等。对于这部分病人来说，他们对牙科的恐惧并非全部来自明确的不良牙科经历或者他人的转述，他们也并不特别害怕某一方面的牙科治疗内容。事实上，他们的焦虑和恐惧在害怕看牙之前就已经存在了。国外有这样的统计，在所有看牙的病人中，大约有1/4的人有或轻或重的精神心理问题。所以对这些病人的治疗并非简单采用那些非药物的行为管理或者全麻就能够解决的。

在我的门诊中，这样的病人并不在少数。为了更好地了解这些情况以及更有针对性地施治，我会给每个看牙恐惧的病人在治疗之前都安排一次非常轻松的但很认真的面谈，我会留出足够的时间去深入了解这个病人，了解他既往的病史，特别是精神心理问题的过往史，必要的时候请同行（如心理医学科的医生）来会诊，我会仔细翻看一下病人以前的诊疗记录，甚至私下咨询一下他们的家人。对于确定存在精神心理问题的病人，我认为要特别注意法律文书的撰写和知情同意书的签字，必要时候还应该录像、录音。

我有一个病人，是位海归小伙子，在证券公司工作，压力很大，他自己也比较好强。我发现他的精神总是有一些抑郁，这种抑郁主要表现在他总是闷闷不乐，聊天内容负面情绪居多，总是叹气，精神恍惚不集中。他最初几次找我看牙是因为一颗牙疼得不行了，我通过牙髓治疗解决了他的疼痛，我们之间似乎建立了一些信任；但之后，尽管我反复告诉他那颗疼过的牙齿还需要几次治疗才能彻底修理好，复诊却被他一拖再拖，要么在就诊前一天打电话临时取消，要么就是干脆直接爽约，于是我俩的关系也变得不愉快起来。无论我给他微信留言还是打电话，他都不回复。突然有一天夜里，他打电话找我，跟我说牙疼得受不了，我赶紧给他安排好就诊时间，结果他依然爽约了。起初我也在想，到底是什么原因使我们的医患关系急转直下，是我的技术问题呢？还是费用的问题呢？后来我发现都不是，因为当我把他介绍给了一位心理医学科的同事后，那个同事很明确地告诉我，经过诊断，他的抑郁症已经很严重了，恐怕要先把抑郁症治疗好再去看牙了。

我曾经和很多心理医学专业的医生有过类似的沟通和转诊，他们告诉我，其实现在生活在大城市的人群，各种生活、工作上的压力导致抑郁症的发病率越来越高。有的医生认为，每个人的一生都会经历一次或者多次抑郁的情况，但不是都会演变成抑郁症。一开始的症状主要是失眠，不愿意和别人交流，对什么事情都没有兴趣，严重的还会觉得无助，对生活丧失热情，甚至想到死亡。有研究发现，抑郁症病人中有将近10%的人会出现自杀现象。一旦患上抑郁症，其实很难完全治好，这应该是一种被全社会越来越重视和关注的心理疾病。

患焦虑症的病人我也见了不少。有位女士在中学时遭遇了校园霸凌，此后就产生了焦虑症，需要常年服用安定类药物才能缓解。她有过数次焦虑发作，有效的方法是采用自残的方式让自己“冷静下来”——用刀片割破自己的手腕，用疼痛和流血来对付焦虑（图8.3）。她告诉我，焦虑的发作并无特别诱因，在任何时间、场合均可能发生，这也是她畏惧看牙的原因，她特别害怕出现行为失控的尴尬场面。

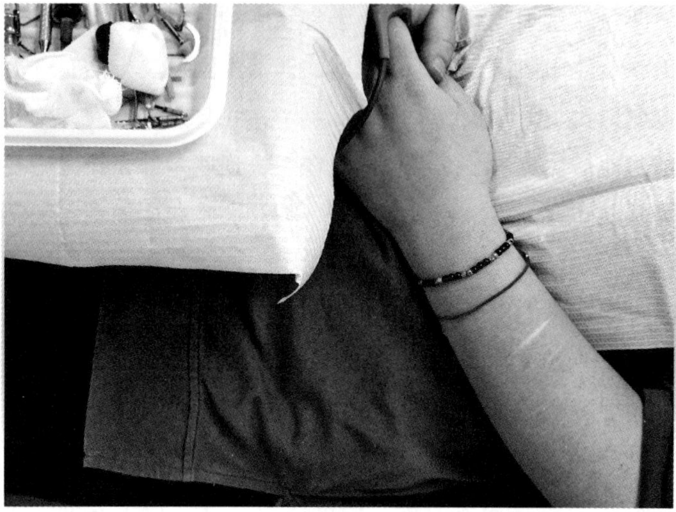

图8.3　焦虑症病人手腕上的伤痕

记得我还有一个患有厌食症的女病人。她来找我看牙的时候，我惊奇地看到她的全口牙齿似乎都被什么特殊的化学物质腐蚀过，表面坑坑洼洼，有很多处严重的脱矿和缺损，特别是在牙根部，有很多地方已经要露神经了。当听完她的描述，我弄清了这些事情发生的原因。她说：“其实我很爱吃，但是从几年前开始，我忽然对吃东西有一种罪恶感，觉得吃得过多会影响自己的形象，而且参加各种聚餐的时候，我会感觉别人在私下议论或是嘲笑我。”她特别敏感，十分害怕别人说她贪吃，所以就强制自己刻意少吃，甚至有时参加一些聚餐活动，在吃完以后，她一个人悄悄地跑到卫生间，抠嗓子眼儿强迫自己把食物吐出来。久而久之，因为反复呕吐产生的胃酸进入口腔，就把牙齿腐蚀坏了。在为她进行了复杂的牙齿修复之后，我非常严肃地说：“首先，你要使用含氟牙膏刷牙，如果你催吐了，一定要马上去漱口，确保把口腔里的胃酸漱洗干净。最重要的是你需要去看心理医生，而且一定要坚持定期去看！”不知为什么，每次她来找我看牙的时候，我的耳畔都会不自主地回荡起那首经典的英文老歌——“Yesterday Once More”（昨日重现）。

有些人认为，当病人遭受了不愉快的牙科治疗经历后，会产生创伤后应激障碍（PTSD）。我们需要了解，创伤后应激障碍有两个要素：第一个，病人所遇到的事件真的是对生命构成了严重的威胁，或者造成了非常严重的肢体伤害；第二个，该事件无论是病人自己经历的，还是作为见证人或目击者，都在当时引发了自身巨大的恐惧和极端的刺激。因此，很多学者都认为，病人只是接受了杀神经或者拔除复杂智齿这样比较痛苦的牙科治疗内容，还不足以引起创伤后应激障碍。事实上，在我接触到的病人中，被诊断为创伤后应激障碍的病人大多数有两种：一种是接受过比较痛苦的手术或者有创医疗操作，还有一种是曾经经历过生活中的严重不良事件。我有一个病人，她曾经目睹一场非常严重的车祸，当时车祸就发生在她身边，正午阳光下嘈杂喧闹的沥青马路上，受害者被碾压后血溅当场的惨状深深地印在了她的脑海里。此后，当她遭遇非常强烈的光线、噪声和闻到血腥味道的时候，就会产生一种莫名其妙的极度恐惧，而牙科诊疗环境中，有手术灯、牙钻的声音，和拔牙的时候，口腔里产生的血腥味……这也正是为什么她后来对于看牙的场景非常恐惧。她告诉我：“不是哪个牙医之前把我弄疼过，而是看牙的场面会让我联想起当时的遭遇。说实话，迄今为止我最后悔的事情就是不应该凑热闹去看那几眼。”多年前，我还在急诊救治过一个严重家庭暴力的受害者，那是一位女教师，因为一些生活琐事与老公发生了争执，被老公一拳打断了下颌骨。病人做完急诊手术之后，又多次来找我修复牙齿。病症痊愈很久以后，她仍然会记得下颌骨被打断时的剧痛以及骨折那一刹那发出的“咔嚓”声。以至于到现在为止，她还时常受到偏头疼和受伤处隐痛的困扰，尽管经过我们检查，骨折已经痊愈。

牙科医生以及整形外科医生时常会遇到这样的病人，他们并不害怕看牙或整形的手术及治疗，反而会过度寻求这类治疗。我有一个病人，她对自己的牙齿非常不满意，做了很多的美学修复、陶瓷贴片、牙齿矫正、牙龈修型手术，还丰了唇，打了玻尿酸，垫了鼻子、下巴颏儿和苹果肌，接下来还要做鼻孔缩窄、面部拉皮、开眼角等一系列的手术，每隔2~3个月就做一次，但是她仍然对自己的形象不满意。在我们看来，这样的病人也有严重的心理问题——这可能是一种身体畸形恐惧症（Body Dysmorphic Disorder）——她们需要通过不断地改变自己的外貌形态来维持一种内心的平静和自我的认可。在某种意义上来说，她们和那些畏惧整牙的人，恰恰形成了两个极端。

有时候，我们也会碰到过度依赖医生的病人，这种病人可以称为有一种依赖型的人格障碍。这类病人对于牙医给出的诊疗内容和方案没有办法自己做出决定，他们会反复地征询牙医的建议，甚至随时打电话、发邮件或者发微信咨询，反复地问同样的问题。当他们认准一个牙医就会非常地依赖。这种依赖是过度的，而且他们很难再去相信其他的牙科医生。他们特别害怕失去医生的关照、帮助和支持。我遇到过几个病人，大都是女性，年龄在四五十岁。在帮她们制定完治疗方案以后我发现，明明当天花了1小时谈妥了，可是第二天又反复打来电话确认商讨。曾经有一个病人，一天给我打了4个电话来确认一个非常简单的牙床肿胀情况是不是需要吃药。这样的病人很难对自己负责任，很难自己做出决策。他们会把生活中一些重要事件的选择权交给他们最依赖的人。与这样的病患沟通，我的建议是：方案谈妥了，一定要落在纸面上，一定要让他们签字画押。沟通必须是按照一定程序严谨地进行。一方面，要多给他们鼓励，让他们试着自己去做决定；另一方面，千万注意，不要给出任何模棱两可的建议或意见，一定要尽量确定地说是或者不是。有时候医生的态度也要稍微强硬而有原则一些，对于那些反复而没有意义的咨询和交谈，应适当地给予拒绝。

我也曾经遇到这样的病人，他们第一次来就会喋喋不休地“哭诉”之前的牙医是如何差劲，将他们贬损得一文不值，让我惊讶，世界上竟然还有这么烂的同行，然而当你仔细听下去会发现，事实并非如此。他们会极力地夸奖你，说：“你是我遇到的最好的牙医”“我以后这辈子就靠你了”等赞美之词。接下来，他们就会开始提出一些不可实现的、不理性的，甚至违反医疗原则的要求。当这些要求不能被你满足的时候，他们立马就从极度的尊敬变成了极度的痛恨，比如突然怒火万丈、歇斯底里，甚至会威胁你、投诉你，或者再也不来找你看病。我知道在他们下一个牙医那里，我又成了史上最烂的牙医。所谓“边缘性人格障碍”一词，可能就是为他们设计的。在他们眼中，划分牙医好坏的依据仅来自是否能满足他们的要求。当遇到这样的病人，首先，请不要表现出特别的关照，更不要因为一点恭维就沾沾自喜，而要保持冷静，坚决遵守诊疗的原则施治，不能随便去施以违反原则的“小恩惠”；其次，需要和他们之前的牙医取得联系或是和病人的家属进行比较深入的沟通。在与这类病人的沟通过程中，应该注意所有的治疗方案、费用和可能发生的不良后果，每条都要详细地记录，并让他们签字确认。一位资深同行说，这种边缘性人格障碍的病人是投诉和发生医疗纠纷，甚至伤医、杀医的高危人群。

回过头来还是这个原则，对非医源性的牙科恐惧牙医大都不能自己解决，更多的是需要寻求同行的帮助，这就包括心理医学科的医生；而且对于这类病人来说，求助心理医生越早，治疗效果越好，否则牙医会非常困惑与痛苦。牙医经常犯的错误是只掰开嘴看牙。这种习惯是在不专业的培训中养成的。诚然，当注意力集中在牙上的时候，牙医会为病人提供更好的牙科服务，但同时这种“粗糙”的工作习惯也会在某些场合害了你。不能够深入认识这些存在精神心理疾患的病人会让牙医反复怀疑“是不是自己哪里做错了”而苦恼万分。事实证明，这类有心理问题的病人常常会和医务人员产生各种误解和矛盾，而且会导致一系列不理智的行为和医疗纠纷。我相信，有相当一部分伤医、杀医案件中的犯罪嫌疑人，都是长期或者短期发生了精神心理方面的异常，而恰巧在最激化的时间点，本无新仇旧怨的两个人随机地相遇了。很多同行都有这样的“共识”：对有心理精神问题的病人，会自主或不自主地避而远之——谁也不愿意惹麻烦。从我个人的角度也常常会想，既然健康的、好沟通的病人还看不过来，为什么还要去受累担风险看这样的人呢？但是从另外一个角度来说，医生不应该歧视病人，尽管他们的行为、语言、举止让你很不愉快，但是作为医生，应该更多地看到，他们是因为生了病才会这样的。这些异常的表现并不是他们的本质，而是一系列疾病所引发的症状。所以，我们在保护好自己的同时，还是要履行救死扶伤的责任，尽量帮助他们，至少解决他们的牙齿疼痛。对于很多存在心理问题的病人，作为牙科医生，应该有足够的耐心，并且报以一种充分理解、鼓励支持的态度，他们的神经是脆弱的，牙医任何不经意流露出来的不耐烦、苛责、歧视的态度都可能在他们心里引发强烈的刺激。

借用一位医学人文大师的话："看病首先是看人，治病首先要了解人。"

"歪果仁"

在这里还想谈谈外国人。这里提到的不是说我去研究了美国、英国、日本、法国这些国家的牙科恐惧状况，而是一些在中国看牙的外国病人。因为文化、语言、习俗的差异，这些外国朋友也丰富了我的牙科从业生涯。

有一次，一个印度朋友带着他的老婆走进了我的诊室。这个朋友一进来，就用手掀开他老婆的嘴唇，指着其中一颗牙说：

"Ping！Ping！"

搞了半天我才知道，他所说的Ping是英文的Pain（疼），他想告诉我，他老婆的这颗牙疼（印度朋友说话很有意思，比如说牙疼，他们一般不说Toothache，而是Paining）。他的老婆穿了一身红色的纱丽，头上包着围巾，脑门的中间有一条红色的印痕，眼中噙着泪水，穿着一双与季节不符的凉鞋。她紧张地躺在我的牙椅上，我检查一番，发现那颗牙坏了个很大的牙洞。我知道，疼痛的确是来自这颗牙齿，但是当我问她："Is this the tooth paining？”（是这颗牙齿疼吗？）她却似是而非地冲我摇脑袋，搞得我有点哭笑不得。忽然间，我想起来，以前有朋友开玩笑说印度人是摇头Yes，点头No。

我的病人朋友里还有个巴基斯坦的武官，之前曾是战斗机飞行员，非常帅，非常高大，但是他对看牙也特别的恐惧。每次他来的时候，都先用力地拍拍我的肩膀，和我拥抱一下，然后非常坦诚、真挚地看着我的眼睛，大声地说："China Pakistan，we are brothers！"（中国和巴基斯坦，我们是兄弟！）但他的热情掩盖不了他的恐惧，因为每次他躺下看着我拿起牙钻的时候，都会带着一种很萌的眼神，恳求似地看着我说："Please，treat me like brothers，OK？"（拜托，像兄弟一样对待我，好吗？）

令我非常惊讶的还有某些外国人拥有非常好的心态。有一次，我被急诊叫去，病人是一位来中国旅游的美国老太太，在酒店的洗手间里不慎跌倒。她躺在平车上，满脸是血，银白色的头发，慈祥的目光，似乎一点也不感觉害怕，还不时地和周围的人开着玩笑。我一边和她聊天，一边开始给她消毒，她的嘴唇伤得挺重，就像唇腭裂一样，我得知她是从明尼苏达州来的，就和她分享起我在梅奥医学中心的访学经历，我们谈到了当地的天气，谈到了圣保罗，谈到了明尼苏达大学校园里的天鹅，她始终非常平静，充满信任地审视着我。缝合完后，我拿起一块纱布，把她额头上和面部残留的血迹擦干净，说："I'm sorry for your unfortunate experience today."（对于您今天的不幸经历，我们深表歉意。）老太太却带着一种满足感，平静地说："It was，but now you help to make it a rather good part of my travel in China."（是的，但是现在您使它成为我在中国旅行的一部分。）一次惨痛的外伤缝合，在她这里却变成了宝贵的旅游经历，这样的心态实在令我感动。

不得不说起一个很怪的事情，就是这些年我发现，来自五湖四海的外宾朋友到故宫参观的时候，有很高的概率会在太和殿门口那崎岖不平的碎砖地上摔倒，或者在迈过那些宫门口高高的门槛时摔倒，或者是直接从汉白玉的台阶上摔下来，于是在每个旅游旺季都会有大量这样的急诊案例。有些人嘴唇变成了兔唇，有些人的牙齿则直接实现了“快速矫正”，当然还有更惨的，就是把门牙永远且无私地留在了这座皇家宫殿里。“歪果仁”们自己都觉得这是种偶然，但是从我的角度来说，当一而再再而三地遇到这样的急诊案例，我不得不觉得有些诡异。

这又让我想起一个发生在长城之巅的故事。一个美国的高富帅登上了八达岭长城，眺望群山，兴奋的他手舞足蹈，竟从一个高高的台子上跳下来，这一跳不要紧，刚好撞在了一个路人的头上，他的两颗门牙瞬间改变了方向，但奇怪的是那个被撞的人似乎并没有什么反应，回头瞟了一眼满嘴是血的他，就在熙攘的人流中匆匆遁去了。我在牙椅上一边用力地把他的门牙掰回来，一边安慰他说：

“Easy buddy，you know what? You knocked at the hardest skull in this country today！”（兄弟，你知道吗？你今天撞到了这个国家最坚硬的骨头！）

我前段时间看到了一则新闻，一位俄罗斯飞行员驾驶的战机在中东不幸被击落，之后恐怖分子把他包围，要他投降。结果这位有血性的军人在打光了子弹以后，大喊着一切为了战友，拉响了手雷“光荣”了。我们也经常听说，在电闪雷鸣的极端天气下，俄罗斯航空的飞行员会非常勇敢地在其他航空公司飞行员的注视之下，照常起飞。这不由得让我对这个有血性的民族产生了很多敬意。我有一位俄罗斯病人，是个身高一米八几的大汉，但非常害怕看牙，尤其怕疼。因此每次来看牙之前，他都会故意喝上一大杯伏特加。他会很抱歉地跟我说，请不要责怪我醉醺醺满身酒气来找你看牙，因为这样确实能让我鼓起勇气。有一次聊起喝酒的事情，他告诉我，俄罗斯人嗜酒如命。在俄罗斯一些偏远地区，比如西伯利亚，有时候很难买到酒，那里的人们居然会喝洗发水甚至香水，因为里面含有酒精。我很佩服他，来看牙的时候喝的酒不多不少，刚刚好控制住他内心的恐惧，如果喝得再多一点，估计万一我要是弄疼他，免不了被一顿暴揍。

星星的孩子和走不动的孩子

5岁的小宇瘦高瘦高的，穿一件上面印有Spiderman（蜘蛛侠）的T恤蹲在我诊室的门口，心无他物地数着地面上的瓷砖，以至于妈妈喊了好几次，他都像没有听见一样，头也不抬。甚至我会认为，这个孩子是不是听力有问题？正在此时，忽然，他抬起头来，用大大的眼睛看着我，但目光中缺少了什么东西——好像穿透我的身体，看到的是我身后很远的世界。“你好！”我冲他挥挥手。他没有回答，径直地从我身旁飘过去了。“谢谢景大夫能花时间看看我们，挂到您的号太不容易了。”妈妈很感激地说，“很多牙医都不太愿意看这样特殊的孩子，因为他们太忙了。”

在华盛顿大学儿童牙科中心的诊室里，我的导师Anna和一位胖胖的白人女士握手，旁边是她8岁的儿子 James，James满是雀斑的脸上是清纯而稚嫩的笑容。Anna同他打招呼，和他握手，然后请他躺在牙椅上。整整一个小时，只是一遍又一遍重复着简单的工作：一边哼唱着歌，一边分次给他检查牙齿，每次只要他张开嘴几秒钟，检查一两颗牙就停下来，然后允许他玩一会儿魔方，过一会儿再张开嘴，检查两颗，停下来继续玩魔方。没有人着急，一切都是那么轻松快乐，这样直到把所有的牙齿检查了一遍，在认定没有龋齿和其他疾病状况以后，又让孩子合上牙仔细检查咬合关系。“嗯，也许将来要做些矫正，但现在还不着急。”接下来，一个头发卷卷的黑人女士开始不厌其烦地教妈妈如何给James刷牙，一边刷，一边给他唱有趣的歌曲。第一遍没有牙膏，第二遍用一点牙膏，手里还拿着一面镜子让孩子看着。最后一个步骤，牙科助手和一位住院医师一起给孩子牙齿涂氟化物。整个过程，无论孩子听懂与否，合作与否，大家都在一直面带微笑、热情洋溢地鼓励着。Anna又和孩子的家长聊了一会儿天，告知了一些回家以后的注意事项，赠送了一本装帧精美的科普绘本，几支牙膏和牙刷，并预约好下次来就诊的时间。我目睹了美国牙科医务人员能有如此的耐心，并且花足够的时间为自闭症儿童提供服务，而且这个孩子就诊的所有费用由政府补贴，甚至还有私立慈善机构资助。James每2个月可以享受一次这样的服务，不仅家长开心，医生也非常开心。有很多患自闭症的孩子在经过这样反复强化练习后，甚至能够学会自己简单地刷牙。对于他们来说，口腔健康将是保证未来生活质量的一个重要因素。2个月之后，James又来复查了，看得出，他越来越适应和喜欢牙科中心的环境。他似乎已经能够认出Anna和她的同事，而且这一次他还带了礼物——自己家花园里种的番茄。Anna和他的同事们迫不及待地一人分了一个，用手擦一擦，就在嘴里咬开了。我知道，在西方的文化里，当着送礼人的面拆开礼物是非常礼貌的表现。Anna也递给我一个，我捧起那个红红的番茄，闻着上面那股清新的泥土味道，轻轻用嘴咬开一个小口，嘬了一下，很酸，但是也很“童年”。再看看James和他妈妈淳朴的笑脸，眼睛不由得有点湿润了。

第一次接触自闭症这个词，还是我上初一的时候。我记得当时我们班有个男同学特别不爱说话，大家一起做游戏、聊天他从不参加，也从来不举手发言，放学了就回家，和邻座也极少说话，更没有什么兴趣爱好（但是唯一不能阻挡的是他学习非常好），因此我们班同学在私下里都会称他是自闭症，我觉得那时候就我的认知而言，自闭症就是性格孤僻、不合群的人。

2009年的时候我被邀请参加一次慈善晚宴，主办方是北京一家私立的特殊儿童学校，学校的名字也非常好听，叫展望。很多自闭症儿童和家长都来参加，当然也包括很多帮助过他们的老师、医生和社会工作人员，还有一些社会名流。在这次活动中，有一个患自闭症的小男孩用吉他给大家演奏了一首西班牙乐曲，那声音是如此美妙，像清泉一样，透彻了每个人的心扉。从那次开始，我突然开始不再把自闭症的孩子看作病人，他们和普通的孩子并无差异，只是我们很难读懂他们的心。

迄今为止，自闭症的明确诱因仍然没有被科学研究发现，还没有确切的解释。这样的研究开展了很多，治疗上也没有特效的药物，所公认的最佳方法就是尽早发现、尽早接受正规的治疗。当然从严重程度上来说，轻症和重症愈后的差别是巨大的。近些年，这一疾病的发病率明显升高，在一些大城市，有数据可查的，已经达到每100个新生儿里就会出现1例的情况，而且男孩子的比例还会更高。养育一个自闭症的孩子，在精力、财力、心理承受能力等各方面对父母的挑战都是巨大的，但是我所看到的这些孩子的父母大都是非常坚强而乐观的。这些年来我们的社会和各类群体正在不断投入越来越多的力量帮助这些家庭，但是考虑到庞大的人口基数，这样的帮助力度还是远远不够的。比如，为自闭症病人提供服务的医务人员，特别是牙科的医务人员太少了。自闭症病人的牙科保健并不是发现牙齿坏掉了通过药物麻醉或者束缚起来做几次修理就能解决的，这是一个长期的过程。包括从很小的时候，开展家长教育，注重牙病的预防，并且帮助病人适应牙科诊疗环境，真的很需要一批训练有素的牙科专业人员长期地为这个群体服务。

我们接待过一个自闭症病人，是个17岁的男孩子，有几颗牙齿因为没有得到及时处理，破损严重，需要在全麻下治疗。这个年龄的孩子早已经不是随便就可以被束缚住的小宝宝了。当我们用轮椅把他推进手术室时，刹那间，他突然站起来，转身就要往外跑。幸亏他的爸爸妈妈也跟了进来，把他拦住，但是孩子发狠地挣扎起来。看到这个场面，我们整个团队都有点准备不足，考虑放弃。因为我们知道，对于这样的孩子，如果强行进行麻醉诱导，要么可能弄伤他，要么弄伤我们自己。就在这时，孩子的爸爸突然使出全身的力气，把他按倒在地，并且和他的妈妈一起压在了他的身上。我知道他们能做出这样的行为，是有很多种情绪交织在一起并最终爆发的结果。他的爸爸一边努力地压着他，一边对我们说："大夫快点，你们快点把他麻醉了吧，今天一定要给他做牙，谢谢你们，求求你们了！"看到这样的情形，我们也别无选择，我和麻醉医生还有其他医生护士也一起扑上去（当时手术室里所有能帮忙的男医生和男护士都来了），把孩子的手和头部固定好，把麻醉面罩紧紧按在他的脸上，然后开足了麻醉气体，他挣扎着，喊叫着，但是很快眼睛向上翻，身体软了下来。大家总算舒了口气，一起把他抬到手术床上。这时我突然觉得左臂一阵疼痛，发现手腕处的皮肤被孩子抓破了。手术并不复杂，手术恢复的时候我们依然是想尽了办法才把他推到了自家的车上，目送他们一家人离开，孩子还在车里挣扎乱动，从车后窗我看到他的妈妈正费力地想办法按住他。麻醉医生说："景大夫，这是我人生第一次用'按麻'的方法来诱导病人。"我真的很感激麻醉医生和当时在场的所有同事，我知道，只有我一个人是无法完成的，为了帮助这些特殊人群，有时候不得不采用这种"爱心"的暴力手段。

谈起自闭症的成因，通过这些年与很多家长接触，我也听到了很多版本，比如曾经有研究发现，一些自闭症和注射麻腮风疫苗有关系；还有些研究认为孩子身体代谢重金属的能力差，导致一些重金属在身体里蓄积，比如铜、铅等。我认识一个人，他经常带孩子去香港做血液净化，他说经过化验，孩子血液里面的某些金属元素确实比正常的孩子要高一些；也有一些家长认为是在怀孕的时候感染了某种病毒以及出现过发热；有的则认为不能给特别小的孩子吃很多海鲜。我还遇到一个孩子，之前好好的，3岁时父母离婚了，孩子跟爷爷奶奶在一起住了半年，就被诊断为自闭症了。我们有个同事的孩子也是自闭症，她开展了一系列研究，认为病因可能是一种肠道免疫反应——现在认为肠道菌群是人类获得免疫的重要途径，是人类的第二大脑。我在手术室见过一种治疗，就是把健康孩子的粪便植入自闭症儿童的肠道里，用这些"健康"的细菌来替代那些患病孩子肠道里可能存在的不良菌群。我不是研究儿童发育的，也不具备很丰富的儿科知识，但是我发现了一些有意思的地方：有的孩子在一两岁表现很正常，但在3岁的时候就变成了自闭症；而如果孩子过了3岁还没有患自闭症，那么你就不用担心了，他此生基本上不会变成自闭症了。

这些年我接诊了很多来看牙的自闭症儿童。当我越来越多地接触了这样的家庭，我就愈发感觉自己做得还不够，特别是我遇到了很多真心为自闭症孩子服务的志愿者和专业人士，比如张苗苗老师这种非常资深的自闭症儿童行为管理专家，我深受感染和鼓舞。我越来越觉得自闭症是一个社会问题，而不仅仅是医学问题。这个疾病可能在相当长的时间内无法治愈，也无法预防。作为一个口腔医学工作者，我能做的，就是与这些社会志愿者、爱心人士和机构、儿童精神卫生专家以及家长组成一个良好的团队，一起为孩子提供服务。不仅要帮助孩子治疗牙病，更要帮助他们适应口腔诊疗环境，并教育他们的家长学会正确的口腔保健方法。最后这一点极其重要，因为归根结底，这些孩子在相当长的时间里主要依靠他们的父母，而他们的口腔健康在很大程度上影响着他们的身心健康和生活质量。在此我也想对牙医同行们说，自闭症孩子和他们的家庭需要的不仅是我们的怜悯同情，更需要实实在在的理解、帮助、鼓励和支持。为此，我们更应该用专业技术、知识和经验，以一种服务的姿态去面对他们。也希望社会能够对他们更宽容，能够给他们更多关爱。在此过程中，我们能收获的不仅仅是酸甜可口的番茄，还有比番茄更宝贵的东西。

有一年夏末，我和几位大学同学自驾游新西兰，夜宿在普卡基湖边的山坡上。那一夜仰望天空，我忽然感受到，苍穹里那一颗颗孤独的星星和我们之间的距离有几百万、几千万甚至上亿光年，我们和这些星星永远不会相见，但我们一样能看到它们发出的光，也能感受到它们的温度。就像当你聆听着自闭症孩子们弹奏的乐曲，欣赏着他们做的手工，画的画，哪怕仅仅是他们不经意间露出的笑容，都会让你感动。一位麻醉科护士说过，作为健康人，其实你不一定比他们更快乐，而且有时候他们也不一定比你更孤独。

在美国学习的时候，我见到牙科医生在与自闭症儿童的沟通过程中，会使用一个手机App，这个App是一套自闭症儿童的图片语言——扩展交流应用程序（AAC），它包括生活中一些简单的事物，如衣服、苹果、汉堡包等，在手机屏幕上显示为一些简单的图标，然后会在孩子吃汉堡包的时候给他反复看汉堡包的图片，让孩子在想吃饭的时候指着屏幕上的食物以表示自己饿了。在生活中反复进行这样的强化和关联，最终可以形成一套自闭症孩子能够使用的简单的图片化语言。

从本质上来说，自闭症孩子并不一定害怕看牙，他们只是缺乏沟通学习的能力，因此很难与牙医形成良好的合作。但是这不意味着他们完全不能接受行为管理，事实上，对于部分这类孩子来说，行为管理依然有效，特别是当他们与牙医建立了某种联系和信任。比如常用的Tell-Show-Do的方法、正向强化的方法等就可以奏效，只是训练的过程相比正常的孩子来说需要医生更多的耐心和时间，需要更高的技巧。有不少病例在我们中心达到了很好的治疗效果，孩子可以开心地躺在牙椅上张开嘴，配合进行一些简单的抛光、涂氟等操作。因此，这也意味着并不是所有的自闭症儿童看牙时都需要药物镇静和麻醉。其实最需要的是医护人员和家长有耐心——对，是足够的耐心。有时候在诊疗中，我们采用倒计时的办法，比如刚开始某项操作的时候，我们会大声地倒数：“10、

9、8……”，当数到1的时候，我们会停下来，给孩子一个喘息的机会，尽管他们不一定听得懂，但是反复训练适应之后，他们会知道，在医生大声数完这些数字之后，他们会获得一个短暂的休息，这会让他们有所期望，有所控制。我们在诊疗中还发现，对于自闭症儿童，有时候我们要减少一些刺激，特别是在第一次就诊的时候，应该尽量选择相对安静的诊室，避免牙科手术灯的强光刺激，噪声的刺激，还有温度的刺激。比如有的医生把听诊器突然放在孩子胸口的时候，他们可能受到惊吓。在为这样的孩子做药物镇静辅助的牙科治疗时，应注意保持房间的灯光尽量暗一些，尽量让周围的人保持安静。

在为自闭症儿童做牙科治疗的时候，我们往往需要用一些保护性的束缚措施，无论是Papoose Board（纸板），还是Rainbow Wrap（彩色围巾），对他们来说这样的束缚是十分必要的。当然有时候我们也会让家长帮忙，轻轻地搂着他们，负责固定他们的双手。有时候家长对孩子的束缚更有效，也更为安全，更容易被孩子接受。其实这样的束缚大多数情况下并不会引起自闭症儿童的反感，既保护孩子，也保护医生的操作能够顺利进行。在这种保护性束缚的辅助下，我们常常可以完成一些简单的充填、洁牙等操作。经过反复的训练，久而久之，孩子们会逐渐适应。有时候，我们也会给孩子提供一些视频，比如讲述其他健康孩子是如何接受牙科检查和清洁的。我们会让家长把这样的视频带回去，反复给孩子看。自闭症孩子的学习过程是非常艰难的，但是只要坚持，总是会有成效的。作为牙科医务工作人员，还有一件重要的事情就是在治疗前或者结束的时候，尽量摘掉你的口罩，拥抱一下这些孩子，给他们一个洋溢着鼓励和热情的微笑，让他们知道，你很爱他们，你对他们很友好，你所给予他们的一切都是非常安全的。

这些年，我和我的麻醉医生团队为很多患自闭症的大孩子、小孩子实施了全麻下的牙齿治疗。每次全麻手术结束后，我和麻醉医生会守在他们的床旁，抚摸着他们的脸庞和头发，轻轻呼唤着他们的名字，等待他们慢慢地睁开眼睛，我们的心里其实都不约而同地做着一种莫名的祈祷。我们祈祷他们能够在苏醒后奇迹般地变成一个正常的孩子，能够突然开口说话，能够叫“爸爸妈妈”，说“谢谢你医生”。就像一个孤独的身影，在一条黑黑的甬道里行进了许久之后，突然发现前方出现了光明并奋力奔跑。尽管这样的事情从来都没有发生，但我心里总是憧憬着它会发生，憧憬着所有在场的人都欣喜地叫起来，笑声、泪水交织一片。每当幻想到这一刻时，我也真的会偷偷眼眶湿润。

阿冗在《你的答案》里沙哑地唱道：

黎明的那道光，
会越过黑暗，
打破一切恐惧我能，
找到答案。
哪怕要逆着光，
就驱散黑暗，
有一万种的力量，
淹没孤单，
不再孤单。

2016年的深秋，经几位教会牙科同仁介绍，我带着夫人和儿子一起到天津郊区的牧羊地儿童村参观，这是一个外国人建的孤残儿童保育院。接待我们的是一个坐着轮椅的志愿者大孩子，他曾经在这里生活了很多年。我带着儿子去拜访了每个“家庭”，教里面的孤残孩子们刷牙，给他们检查牙齿和涂氟。儿子进去后，第一次看到这么多“不一样”的孩子，一开始有些害怕，慢慢地，我们开始感受到这些“家庭”里的妈妈、兄弟姐妹，甚至在襁褓里的宝宝都非常开心，到处是其乐融融的氛围。这里有很多孩子治好病以后，被国外的慈善人士收养，远渡重洋到北美生活。当然，也有很多孩子需要在这里度过更长的时间，甚至直至他们离开这个世界。

我带着儿子一起给很多孩子认真地刷了牙，和他们唱歌、做游戏，我看到一个大篮子里躺着一个小不点儿，“妈妈”说他因为多种先天疾病，从出生就遭遗弃，而且因为双腿残障一直躺着，现在快3岁了，他总是探着头，圆圆的大眼睛从篮子边缘羡慕地看着别的孩子蹦蹦跳跳，我走过去，把他从篮子里抱起来，尽量让他靠在我怀里，能够更好地看到大家，我让儿子给他讲故事，和他聊天，一起享受着午后阳光的温暖，尽管什么也听不见，他还是开心地笑了。接待我们的大孩子说：“其实这里最需要的并不是捐钱、捐物，而是有人经常来看看他们，陪陪他们。”是啊，对孩子们来说，陪伴是多么珍贵的礼物啊！临走的时候，我参观了他们的会议室和图书馆，在一面墙上，我看到一行非常小的字迹：

万物皆有裂痕，那是光照进来的地方。

我的心，忽然颤动了一下。

逝去的人

记得好多年前，我接受了一位法医朋友的邀请，陪他去鉴定一具已经腐烂得面目全非的尸体。因为气候原因，死者基本上已经成了白骨。唯一能够确定身份的只有保存完好的牙齿。在去世前，死者显然是受到了极大的惊吓和痛苦，嘴张得大大的。当人死去，化成白骨，可能什么都是一样的，但是世界上没有两个人的牙齿是完全一样的，这也包括生前所接受的各种口腔治疗，包括牙洞修补，拔牙的痕迹，慢性牙周炎和根尖周炎造成的颌骨的感染与腐蚀，牙齿本身的缺损和龋齿，金属或者陶瓷的牙冠，打入颌骨内部的钛合金的种植牙等，这些都构成了独一无二的个体特性。我开玩笑地和法医说："每个人都应该定期拍一张全口的牙齿X光片（也称为全景片），这个可能是你万一不幸遭遇意外后，为数不多的能帮助法警鉴定身份的证据之一。"我也经常和一些制作假牙和种植牙的技师开玩笑，我说："你们为什么不像美国开国元勋华盛顿总统的牙医一样，在客户的假牙上也刻上自己的名字呢？这样，一方面可以让自己名垂青史；另一方面也让病人口腔里的物件变成一件带着人文关怀的工艺品。"一位技师反诘道："你还要刻上唐诗么？幸有牙齿存，所悲骨髓干。"

出于专业的敏感性和癖好，这些年拜访世界很多国家的博物馆时，我都会特别注意那些逝者的牙齿和颌骨。

2018年，我去参观希腊雅典著名的国家考古博物馆。驻足在一具800年前的成年男性尸体旁，我弯下腰靠近玻璃展柜，认真地替他进行了口腔检查——我明确地诊断出他患有牙周炎，而且还有一颗上颌槽牙有根尖周炎。然后我到展品的说明处仔细看了看上面的介绍，当看到与我的诊断完全符合时，心里十分高兴。

2019年去布达佩斯访问的时候，我找到了一个隐藏在小巷深处有趣的医学博物馆——Semmelweis（塞梅尔维斯）医学博物馆。这个博物馆记录了中欧很多古老的医学历史，包括古老的牙医和拔牙器械——其实它们更像是刑具。最有意思的是，我去洗手间的时候发现那里居然也有文物陈列。上厕所的时候，在昏暗的灯光中，我看到不远处摆放着一个干枯的头骨，而且经过仔细观察，居然在上面发现了阻生智齿和牙齿根尖的囊肿。这真是一次非常奇特的如厕经历。

2019年，在维也纳的史蒂芬森大教堂地下，我一个人走在黑死病殉难者的墓穴甬道里，在昏暗的灯光下，看着那些堆起如小山一般的颅骨，空洞的眼眶，发黑的牙齿，断裂的颌骨，我不知道空气中是否还弥漫着能致人死亡的细菌（图8.4和图8.5）。在发了朋友圈之后，立即有很多同行给我科普鼠疫的传染途径，并提醒我戴好口罩。

与很多内科医生不同，牙医在工作中很少经历生死，也很少会有关于这方面的思考。在我的记忆中，在工作中经历死亡的只有一例，而且还充满着让人毛骨悚然的灵异，但是，它是真的。

2001年，我到协和的第二年夏天，值夜班。天气很热，我睡在急诊医生值班室，晚上10点多，恍惚间，有人推开值班室的门，探头问："请问口腔科大夫在吗？"我说在， 我就是。模模糊糊对面一个小伙子说："大夫，脸被弄扁了还能修好吗？"我说我估计弄不了，换个专家来也悬……然后我发现这是做了个梦。

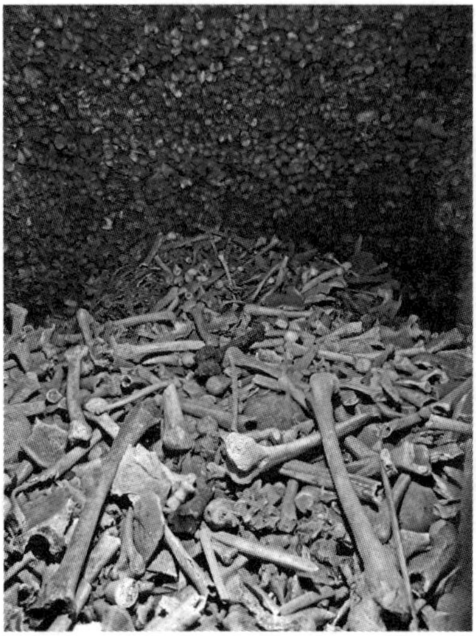

图8.4　黑死病殉难者的地下墓穴

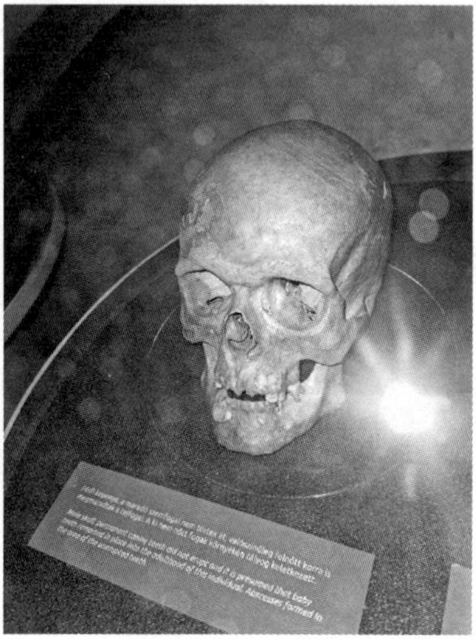

图8.5　医学博物馆里的颅骨标本

凌晨2点多，我被呼机叫醒，急匆匆赶到抢救室。二线医生已经到了，一大屋子人围着中间一个小伙子，他躺在平车上，一口一口潮汐样倒气。二线医生说你别看了，我来处理吧。附近工地上施工的，才23岁，有老婆有孩子，被10多块写字楼外墙玻璃砸在头上，脸都扁了，我把伤口给缝上了，但是人已经没救了。你看CT片子吧，大脑结构已经是一堆糨糊了……

我脑子一片空白，就跟二线说了句："脸扁了我也弄不了。"

牙齿是人们身体最坚硬的部分。即便是历经千年，这种羟基磷酸钙结构的物质依然可以保存完整。与人的短暂生命相比，牙齿可以算得上是永恒的。通过牙齿的磨损情况，可以了解它的主人常吃的食物并以此来推断年龄。通过研究古代南美洲印加帝国人的牙齿，我们发现那时候牙齿上面就可以镶嵌宝石等饰品，以显示地位的尊贵。甚至通过牙齿和骨头上存留的一些痕迹还可以初步判断死者的死因，这在名著《水浒传》和《洗冤录》里都有验证。有考古学家在史前人类的牙缝里发现了嵌塞的食物，从而分离出很多种史前植物的DNA。和很多牙医一样，我是一个对考古、收藏有着特殊热情的人，走遍了世界各地，也经常拜访很多墓地，在那里似乎能够与逝者对话。那些墓志铭仿佛可以告诉我们过去、现在和未来。我也常常想，迄今为止，大多数情况下，人们死后都会选择火化，然后装在骨灰盒里，抑或扬撒到大江大河。那么我们的后人要如何了解先人的生活起居呢？显然我们现在是通过挖坟掘墓了解古人，那么未来这样的机会则会越来越少了。后人无法像我们今天这样打开先人的坟墓，通过研究他们的尸体、牙齿、骨骼、衣着、陪葬品等去了解过去，但有的朋友说我这样纯属是杞人忧天。

2014年秋天，我有幸参观了位于明尼苏达州罗切斯特的梅奥医学中心。梅奥应该是所有学医的人心目中的圣殿。我在那些壮美的、富有历史的建筑前留影，亲手触摸到大厅里那架古旧的钢琴，抚摸小教堂式的梅奥医学院外墙上黄色的石砖，坐在梅奥家族墓地旁的草坪上欣赏晚霞……最荣幸的是在那里进修的朋友带我去参观尸体解剖。距离上一次看尸体解剖已经快20年了。一位年轻的黑人医生仔细地解剖着一具尸体的头颅，这个头颅有着花白的头发、布满皱纹的脸和空洞的双眼，以及白森森的牙齿。我惊奇地发现，这和我们解剖过的那种被福尔马林浸泡过的发黑僵硬尸体完全不同，因为皮肤是如此的柔软，富有弹性，血管和肌肉还是如此的红润而富有生机。朋友告诉我，这位病人刚刚逝去，因为非常感谢梅奥医学中心对他的细心治疗，他立下遗嘱把遗体捐献给医院，一并捐献的还有他的全部遗产。我对朋友说：“对于医学生来说，能够获得这样新鲜的尸体进行解剖学习，比起那些被福尔马林浸泡很久的尸体，会收获更多的解剖学信息和知识，十分难得。”

正在解剖的黑人医生此刻抬起头，很骄傲地说：“It's the red rose of medicine.”（这是医学的红玫瑰。）

第 9 章

战胜恐惧——舒适化牙医的胜任力

害怕看牙也是个社会问题，用“生物—社会—心理医学”模式来解读牙科恐惧，可以更好地理解如何从根本上预防恐惧的发生，降低其危害程度并最终治愈恐惧。因此，不能忽略医务人员和医疗机构在此中发挥的重要作用。我们至少应该努力做到两点：不要制造医源性牙科恐惧病人；学习使用牙科舒适化的理念与技术帮助牙科恐惧病人。

战胜恐惧的“牙医胜任力”

在述及很多行业的教育培训和考核的时候，人们越来越多地谈到胜任力的概念。所谓胜任力，来自现代工业生产中的绩效考核，就是在某个角色或者职务上获得优异绩效的能力，包含一系列成功的个人特征，比如动机、特质、技能、形象、知识、社会角色等。胜任力是完成组织目标的知识、技能和态度，可以把优秀的人和平庸的人分开，是可以考核、评估和量化的。目前，第三代以目标为导向的医学教育体系下的美国住院医师培训，就充分融入了胜任力的概念。六方面的胜任力（后文会有详细介绍）是所有的住培基地在师资培训、课程设置、考核评估等环节中都必须认真参考的，它是住院医师培训的精髓。

为什么发达国家在现代医生的培训中强调胜任力？就像医学教育家David C. Leach在2001年发表的“Changing Education to Improve Patient Care”（改变教育，从而改善病人护理）一文中指出的那样，医学教育胜任力概念的提出，其实是为了规避培训机构（主要是大型教学医院）墨守成规、因循守旧的弊端，不断培养出未来能够在医学实践中满足病人需求（而不仅是机构需求）的医生，能够实现培养的同质化，最终目标是赋予年轻医生在未来的工作中参与医疗改革的愿望和能力。只有这种能力才能让病人最终受益，并指引医学不断向正确的方向发展。

牙科医生是最直接服务病人的人，也是预防和战胜牙科恐惧的主力军。我认为，未来的牙科医生，从医学院开始就应该接受有关镇静镇痛方面的教育和培训，当然，这绝不是仅仅学会使用某种镇静或者麻醉技术。总结这10年我们中心举办过的各种国家级、省市级继续教育培训的经验，也根据我自己百余次国内讲学、临床指导以及到国外参观学习的收获，我总结出来的牙科舒适化诊疗的胜任力体现在六个方面，分别是职业素养、知识技能、病人照护、沟通与合作、教学能力和终身提高。这六方面的胜任力来自为牙科恐惧病患服务的最佳医学实践（Best Practice）的要求，来自医疗质量和医疗安全的有机结合，来自医疗机构自身利益的满足和对于员工的需求，更来自病人实实在在的临床需求。接下来我将就每方面的胜任力进行详细解释。

职业素养

在西雅图的郊外，有一个非常美丽的小城叫贝尔维尤，这里有闻名世界的微软公司总部，很多的高知和富人住在这里，有点类似北京的顺义，是一个非常舒适、高档、富裕的地方，当然这里也有顶级的学区和昂贵的房价。2014年，我有机会驱车登上贝尔维尤的一座山景豪宅，拜访华盛顿州一位共和党议员。这位议员是一位华裔工程师，早年曾在波音公司供职。他的家坐落在山顶，一共两层，推开门是客厅、餐厅和书房，下面一层则是卧室，他和妻子两个人居住。我有幸能够和他长谈，受益匪浅。在他的书房，我看到书桌上摆满他和美国各界政商名流的合影，其中有克林顿夫妇、布什父子、莱斯，等等。他很骄傲地对我说："就我个人而言，这些照片和照片背后的美好回忆是我一生最宝贵的财富，如果有一天我离开了这个世界，我唯一要带走的就是这些照片，希望能够把它们放在我的坟墓中，我很荣幸能够结识这个时代的伟人。"我一边听着他说这些话，一边从他家客厅的数米宽的落地大玻璃窗眺望着整个西雅图的市区，华盛顿大学、太空针塔以及5号洲际公路上川流不息的车辆，还有华盛顿湖和更远处覆盖着积雪、高耸入云的雷尼尔雪山，景致令人惊叹。我想，如果一个人能够弄清楚自己的人生到底要追求什么，那真是处在一个非常幸福的境界。

很多同行也常常在谈，做一个牙科医生的愿景到底是什么？我觉得如果通过为他人提供牙科服务去结识优质病人并成为朋友，共度美好的时光，分享人生的经历，共享更多的社会资源，抑或开发新技术、新设备，在专业领域青史留名，可能远远比挣钱养家更有意义吧！如果把这些作为自己的愿景，我认为医生就需要更多地关注人，而不只是简单地修补牙，能够诚挚地对病人施以援手，即便牙最终修不好，我们也可以和病人成为挚友。

我很赞同这样一句话：

“Make every fearful patient a patient for life, and every emergency patient a permanent patient.”（让每位可怕的病人成为终生病人，让每位急诊病人成为永久病人。）

在一次访谈中，美国前任牙科协会主席Raymond Gist对现代牙科给出了自己的概括：科学、服务和生意。遗憾的是科学和生意大多数牙医都学会了，服务却还有所欠缺。

在这里我最想说的一句话是：医学是科学与人文艺术的结合。即便是你了解牙科恐惧，掌握很多的治疗方法，只能说明你在科学上的认知到达了这个层次，但是当你面对一个实实在在的对看牙充满恐惧的病人的时候，你为他做的所有的治疗，或者说通过这些治疗试图把他变成一个“正常”的人，哪怕是减少他一点点恐惧的过程，则是艺术。科学是普遍存在的真理，而为病人实施治疗的艺术则是因人而异的，具有多变性和个体独特性——这代表着真正意义上的人性光辉。要做到这一点，最重要的一个内容就是，你真的需要花很多的时间和病人在一起，倾听他们的声音，比如恐惧的原因以及对于治疗的需求，等等。对病人个体的信息（矛盾的特殊性）了解得越多，才越有可能为他们提供良好的服务，从这个意义上来说，科学只能是治疗（Treating），而治愈（Healing）则包含在艺术之中。

能够征服牙科恐惧的口腔医务人员的最重要的胜任力，就是职业素养。职业素养包含着对医学事业的奉献与忠实，对病人和同事的关爱与尊重，包含着行医的正直与诚实，病人利益至上和谨遵伦理，包含着对工作的敬业投入和自我身心健康的保持，包含着人文素养和良好的职业形象，也包含着在医疗活动中发现系统问题并寻求改进的责任与能力。

尊重害怕看牙的病人，给予他们足够的同情、时间和耐心，获得他们的信任，最大限度地了解他们的恐惧原因、牙科和全身健康、精神心理状况、工作、个性、家庭关系、面临的压力、收入、社会地位等，认真聆听他们的内心倾诉，着力与他们建立信任和长期互动，向他们详细解释各种治疗方案及利弊，尊重病人的选择和知情权。

医患双方都要坦诚地面对彼此，同时，医生也一定要保护病人的隐私。很多牙科恐惧病人，对自己的恐惧或多或少都抱有一种自卑的心理，所以他们的精神非常敏感而脆弱。无论是有一定社会地位的病人还是普通的病人，他们都有隐私方面的需求，但是在我们的医学教育中对病人隐私保护方面的培训是欠缺的。我记得在美国参观的时候，有一次在电梯里看到一幅宣传画：一个人用手做出嘘声的手势。画旁边写着：医务人员请不要当着陌生人的面讨论病人的病情。现在我国的社交媒体前所未有的发达，我见到少数医生有意或无意的在各种社交平台暴露病人的隐私。这关系着医生的职业素养，应该非常认真、严肃地对待，何况很多时候，医务人员自身也是病人，应当进行换位思考。我们治疗中心当初成立之时，并没有命名为“牙科恐惧症治疗中心”，正是考虑到很多病人不愿意给自己贴上这样的“标签”，更不愿让周围熟悉的人以一种异样的眼光来看待自己。

对病人的尊重不仅仅体现为有礼貌（或者所谓的服务态度），要尊重的方面其实很多，比如尊重病人的时间。无论什么样的病人，他们的时间都很宝贵，很多行业的病人能够腾出时间预约就诊都是非常难的。实话实说，有很多在我们国际医学部就诊的病人是非常非常守时的，如果他们约的时间是上午9点30分，他们一般会提前15分钟左右到，而且他们是很尊重医生的。所以医生也要尊重病人的时间，每个医生应该预估好每次治疗的大概时间，而且都应该尽量在这个规定的时间内完成（这是一种自我要求和能力）。最好不要因为前面病人花费过长的诊疗时间而让后一位病人等待，“前面一位病人的操作很复杂”不是一个让他人信服的理由。当然确实有一些意外状况，医生不能及时完成诊疗，这时就需要提前通过前台或亲自告知后面的病人。美国牙科医生Anissa Holmes在*Delivering Wow*（《传递惊喜》）一书中曾经提到，在她的高端诊所里，如果让病人等候的时间超过半个小时，那么将给本次治疗打折，或者病人下一次的牙科常规检查免费。

有时候，我们的牙科同行也会遇到这样的问题：当你在给一位病人做治疗时，会有其他病人闯入诊室向你咨询问题，或是上一个治疗过的病人又折返回来问一些术后的注意事项等。这种情况在一些公立的医疗机构很常见。有时候我们要求前台或者助手尽量避免这样的情况发生，但是总会有猝不及防的情况发生。我记得遇到过这样一个情况，有位著名的画家在我这里做牙齿治疗，在治疗过程中后面的一位病人等得有点不耐烦，三番五次地进来，走到牙椅边一会儿问我什么时候能给他看，一会儿又闲聊起他的治疗内容。出于礼貌，我一边操作，一边简单地回答，但这时候，躺着的这位画家突然生气了，他一下子坐起身来，冲着和我聊天的病人大声叫嚷：“你这个人有没有教养，医生在给我治牙，你这样跟他说话，影响他的注意力，把我牙看坏了怎么办？请你给我出去！”我知道他的一半怒火其实是冲着我发的，他肯定想，牙医怎么能在治牙时三心二意和别人聊天呢？所以治疗结束以后，我非常诚恳地向他表示了歉意。此后，他再没来找我看过牙，我知道对于很多有身份地位的人来说，这种情况让他们感到一种羞辱，是完全不可以接受的。病人挂了你的号，花了时间来找你治牙，因此在规定的时间里，精力集中地投入当前病人的诊疗中，是对病人极大的尊重，也是一种契约精神的体现。

医生的职业素养体现在很多方面，其中有一个重要的内容就是不可以歧视病人，应该公平公正地对待每个病人。贫穷不应该成为阻碍病人获得良好口腔医疗服务的原因（认定看牙就不应该花钱的少数人除外）。在这一点上，中国的公立医院尽全力维护了社会的公平正义，尽量减轻低收入病人的经济负担，让每个人都能够以非常低廉的花费享受到比较高质量的医疗服务，尽管这种服务主要体现在技术层面。也许未来，大多数的牙科医生都会选择自己开业，但是我并不期待一个完全由开业的医生掌控牙科市场的局面。事实上在美国绝大多数的牙科医生会选择自由开业，但是病人就一定能获得很好的牙科医疗服务吗？显然不是。调查显示了一个残酷的事实：约有40%的美国人，因为没有保险或者付不起昂贵的看牙费用而不去看牙，而且即便是对联邦政府提供的廉价医疗保险（Medicaid），也有很多牙科医生因认为付出受益不成比例而拒绝参与（洗牙的费用联邦政府只付给牙医30美元）。在英国，有些牙医也会提供比较廉价的牙科服务，但效率极低，使用的设备和材料也十分落后，病人为了获得这样的服务要等上几周甚至几个月……从这个层面上来说，中国公立医院的牙科医生在某种意义上保障了社会贫困人员和弱势群体享受口腔医疗服务的权益，是绝对值得称赞的。

为牙科恐惧病人提供服务还要注意伦理的问题。牙科舒适化与镇静麻醉技术这几年国内的医院正在蓬勃发展，于是我也注意到，在一些口腔医疗机构存在着过度医疗的问题：用全身麻醉去解决所有的牙科问题，甚至很多儿童牙科医生“忘记”了儿童行为管理，只热衷为病人做全麻下的治疗，我认为这是非常不正确的。与镇静药物相关的治疗，都应该建立在已进行充分评估和行为管理等非药物治疗失败的前提下，即便是采用药物治疗，也应当先从无痛局麻注射、笑气、口服药物等简单、低风险的技术开始，而不应一上来就推荐病人接受全麻。全麻不能治疗牙病，它只是一种辅助方法，全麻更不能治疗牙科恐惧，而且接受这样复杂的治疗越多，病人可能会越恐惧。有的病人甚至会严重依赖药物性的镇静和麻醉治疗——这不就是医生培养的“嗑药”吗？ 所以口腔舒适化治疗必须遵循的原则是：不能仅仅因为药物镇静或者麻醉可以收取高额费用，就诱导病人去做这样的治疗。况且从国家发展的大方向来看，这是不符合卫生经济学原则的。如果儿童牙科医生都不愿意给病人做龋齿的预防，不愿意通过简单的行为管理让孩子逐步适应看牙，逐步建立正确的牙科诊疗习惯，那么一旦这些复杂的全麻看牙治疗盛行起来，最后带来的则是整个社会和家庭都被迫承受的巨大经济压力。

就职业素养而言，还有一个很重要的问题就是尊重同行。无论之前牙医的工作做得多么差，或者病人把他们贬得多么一钱不值，我从来不会随便批评同行，特别是在不了解先前治疗内容的情况下。尽管有这样那样的考虑，但是我认为，在中国的医学教育体系下，绝大多数牙医都是非常有职业道德的，他们为病人尽心尽力，总想把自己最好的技术奉献给病人。即使在治疗中有所失误，至少他们对病人的责任心是不应该被批评的。所以，当我遇到这样的情况，或者发现上一个牙医治疗存在的瑕疵时，一般都会非常理性地向病人解释。医生应该充分表现出对同行的尊重，而不是贬低同行抬高自己，或者是制造医疗纠纷。我认为同行相轻并不能抬高自己，反而会在病人面前树立一个非常差的职业形象，甚至损害口腔医务工作人员的整体形象，让恐惧的病人彻底失去求医的信心。

此外，还有重要的一点，没有一种治疗能够解决所有病人的问题，也没有一个病人只需要一种方法就能够顺利解决所有问题。没有一个牙医能够解决所有病痛，能够让所有的病人都喜欢他。就像我的老板所说，病人喜欢你和顺利完成牙科治疗，事实上是两件事。牙医必须保持清醒的头脑，拥有理智的态度和热忱的心，在此基础上，也必须清晰地知道自己的局限性。协和著名的外科教授曾宪九先生曾经说："外科医生在职业生涯中，经常要有如临深渊、如履薄冰的态度。"这是完全没有错的。牙科虽然不那么牵扯生死，但同样应该有高度的职业责任感。时常对牙齿抱有一颗敬畏的心，有一定临床阅历和经验的医生更要克制自己日益膨胀的盲目自信。与此同时也要深刻记住：你并不能解决病人的所有问题，所以在必要的时候，把病人转诊给其他医生，让他们能为病人提供更好的服务，让更专业的医生接诊，同样是一种很好的职业道德。经常有私立医疗机构的医生把病人介绍给我，希望我给他们完成某一步的治疗。我记得一位私立医院的老板曾经跟我说，在私立医疗机构，病人就是命根子，抢别人的病人是很不道德的。因此我给这些病人完成镇静镇痛的治疗之后，都会非常礼貌地建议他们回去，找到他们原来的牙医或者医疗机构继续看诊。因为牙科治疗是一个长期的过程，维护、预防和长期的医患互动应该交给他们之前的牙医，或者就诊最方便的牙医，这也是我认为很重要的一种职业操守。尊重病人、尊重同事、尊重行业规则都是重要的职业素养。

费用不应该是阻碍病人获得医疗服务的障碍。当今的医患关系有很多模式，牙医作为服务提供方，最认可的无非名利，此乃人之常情，因此不必把自己的技术看得一文不值，更不必在悉心服务之后不好意思谈费用。一位很有名气的律师朋友说过：服务了就必须收费，但凡事有度，把技术纯粹当作商品售卖或者把执业的根本目标完全建立在赚钱上的牙医，恐怕只能是个吟游诗人——歌曲唱词华丽悦耳，但是不会有忠实的听众。任何医疗服务的定价都逃避不了市场的大规律和行业的整体价格水准。有能力帮助病人战胜恐惧的牙医应该通过胜任力（特别是职业素养）获得病人的信任和崇拜，获得良好的口碑，病人不一定都很有钱，但是他们可以提供社会资源，可以是盛名的传播者，还可能是转介绍中心（一定照顾好为你介绍新病人的那些老病人）。牙医应该谋求与害怕看牙的病人建立长期互信的关系，正如James Carse在*Finite and Infinite Games*（《有限与无限的游戏》）一书开篇中说的：世上至少有两种游戏，一种可称为有限游戏，另一种称为无限游戏。有限游戏以取胜为目的，而无限游戏以延续游戏为目的。牙医给牙科恐惧病人提供的服务，在我看来应该是一场双赢的、可延续的无限游戏。

我有一位同行，在北京通州区的一家公立医院工作。小伙子非常幽默，技术也不错，对牙科恐惧的治疗有非常大的兴趣。我特别同意他说的一句话，那就是："如果让病人舒适，医生也要舒适。"这里所说的舒适其实是保持一个人身心健康的方式。在西方，越来越多的医务工作人员会更关注在工作中出现的职业耗竭。英文叫作"Burn Out"。人们通常这样定义职业耗竭：它其实是一种普遍发生在医疗服务行业的身心疲惫状态。它有三个最主要的症状，第一是情绪上的疲倦状态。第二是人格化的表现。对病人常常是一种负面漠不关心的反应。第三就是丧失了自我价值和成就感。美国有一部非常经典的小说叫*The House of God*（《上帝之家》），深入描写了住院医师在接受非常高强度的培训时，一种身心俱疲的表现。牙医也经常会有Burnout（倦怠），特别是那些长期工作压力比较大的。在中国，无论公立医院还是私立医院，牙科医生其实都面临巨大的压力。公立医院的牙科医生更多的压力来自门诊量，除了医院需要你看的病人数量，还有来自同事、亲朋好友等额外的治疗压力。当你承受巨大的诊疗压力，而收入又与付出不相称时，势必会产生倦怠。此外，每年公立医院对于科研的要求也让很多牙科医生身心俱疲。私立医院的压力则来自同行的竞争以及各种扑面而来的所谓新技术（有些是智商税），来自对绩效和收入的追求，然而无论如何，这些压力都不应该影响医疗的本质，不应该以牺牲病人体验为代价。协和医院有这样一句口号：待病人如亲人，提高病人满意度；待同事如家人，提高员工幸福感。我在这里也想说，口腔医疗机构的管理者应该尽全力给医务人员提供良好的工作环境，应该关注他们的身心健康，医院对员工有多好，他们就会对病人有多好。

除此之外，在工作场所的很多不良因素也常常损害牙医的健康。比如粉尘、噪声、强光刺激、不良的坐姿、空气污染等。就我个人而言，40岁以后已经明显感觉到频繁出现腰部、颈部的酸痛。理疗科的医生说我两侧的竖脊肌严重不对称。一般在从业二三十年之后，腰椎病、颈椎病、肩周炎、网球肘等一系列慢性关节损伤都成为牙医职业生涯中不可逾越的障碍，更不用说视力的损害、老花眼、便秘、高血压、哮喘和皮肤过敏等问题。 有报告显示在一些西方国家，牙医是医务人员中自杀比例最高的，但是从另一方面讲，我们又应当以最佳的状态投入临床工作，为病人服务，因此，我从来不主张医务工作人员应该带病工作，我觉得这不应该被表彰，相反，这是一种对病人不够负责的做法。我认为，医务人员有必要学习各种应对压力、保持身心健康的知识，并付诸实施，当有了心理问题、健康问题，应该去积极寻求治疗，并有必要向领导和上级汇报。所以牙医需要有很多其他专业的医生朋友，比如运动医学和骨科的医生、心理医生、眼科医生、皮肤科医生等。他们可能是你的病人，也会是你的医生和益友。

所以，如何体面地执业是每个牙医的追求。一方面能有优质的病人、丰厚的收益、良好的工作环境、不断上升的口碑和名气；另一方面有幸福的家庭生活、高品质的度假生活，高层次的社交活动，出色的子女、强健的体魄等也都是大家内心的期望。这些不仅是医学的问题，更是社会的问题。如果一个牙医能够带着非常快乐、放松的心态去面对他的病人，那么很多的牙科恐惧绝对可以得到有效地避免和预防。就为牙科恐惧病人提供服务的牙科医生而言，努力让自己保持积极、乐观的状态也是拥有良好职业素养的一种体现。

知识技能

若要开展口腔舒适化治疗，或者希望致力于为牙科恐惧病人提供优质安全的高效医疗服务，牙科医生必须掌握相应的临床知识和技术。我认为，提供口腔舒适化医疗服务的牙医总的来说要掌握三大类专业知识技能。

第一类是牙科本身的知识和技术。牙医至少要掌握作为一个成人全科的牙科医生，或者是一个成人全科加儿科的牙科医生所必须掌握的常见病和多发病的诊疗技术，而且应该在这些技术中做到规范操作。哈佛大学教授托德•罗斯在《平均的终结》一书中曾经指出，标准化的生产所造就的只是满足最低需求的标准化产品，有时，标准化并不能体现个人的特色，只能把人的输出拉低为同行的平均水平，但是作为口腔医生，如果熟悉全科知识，掌握很多亚专业的基本技术，而且都能达到规范，那就非常厉害了！全科牙医不是万金油，而是拥有一种统筹全局看待口腔健康和疾病的观点和思路，可以靠自己解决绝大多数口腔专业的常见病和多发病。因此，我非常建议舒适化牙医首先是个全科医生——牙科恐惧病人更需要的是尽可能由一位医生完成所有的基本治疗，而不是在多个专业医生之间来回转诊。

第二类是一些临床医学和急救知识。牙医至少应该掌握常规生命体征的监护和数值解读知识，成年人和儿童的心肺复苏技术和高级生命支持技术。我们之前做了一个全国范围的调研，调查了超过2000位的牙科医生，发现随着职业生涯的延长，每个牙科医生或多或少会遭遇在诊室中发生的意外急症，比如晕厥、药物中毒、过敏、肾上腺素反应、哮喘发作，甚至是高血压危象、心脏病发作，等等。随着我们治疗的复杂程度不断增加，治疗中各种药物的种类增多，以及病人群体身体状况的复杂性、特殊性，牙科医生无论是否经常性使用局麻药物、镇静药物和麻醉药物（尽管后两个是舒适化治疗必不可少的武器），都应该深入地学习、熟练掌握急救技术，并且时刻做好应对的准备。近些年来，随着医疗整体水平的提高，人口寿命的延长，越来越多的老年人和慢性病病人开始寻求牙科服务，但是，貌似健康的这些人当面临复杂有创的牙科治疗时，则是“行走的伤员”，焦虑疼痛都会撕下他们被药物粉饰的“太平”，诱发各种紧急意外情况，如果你没有很好的准备，不能早期识别，不能积极施救，有可能职业生涯就要在此终结了。

第三类就是至少要掌握一种或者几种舒适化治疗的技术，比如行为管理、无痛局麻注射、笑气镇静、口服药物镇静，等等。当你有了麻醉医生辅助的团队后，还可以进一步学习深度镇静和全麻技术的相关知识（并不一定亲自操作）。在这些技术中，有些是牙医可以独立完成的，有些则是需要麻醉医生来实施的，这个分界，传统认为在于牙医是否具有使用的药物资质，或者技术本身会不会导致病人呼吸循环抑制甚至意识丧失，但是无论如何，牙医掌握一些临床医学的基本知识，包括麻醉的知识，将非常有益于保证医疗安全。

舒适化牙科治疗技术和常规牙科操作总是有所不同，特别是一些与药物相关的镇静和麻醉技术，它的操作流程必须发生一些改变。因此不仅医生应该掌握这样的技术，我们的助手或者护士也应当掌握这一系列的技术。我们希望牙科护士除了能够配合各种全科的牙科操作，还应该懂得如何操作各种舒适化牙科治疗的设备，以及了解如何参与急救。在我们中心，护士经过多年深入培训，全都能够实施常规的诊室急救，有些护士甚至还能够完成气管插管和气道管理。所以无论在私立机构还是公立机构，无论在诊所还是门诊部，开展牙科镇静镇痛治疗的整个团队都应该充分掌握这些技术。

病人照护

将Patient Care翻译成照护是再贴切不过了，所谓照护，并非一定是医疗操作本身，而是在整个就诊流程中的服务，是病人可以真正切身体会到的，来自医疗团队的服务和帮助。这些服务和帮助让病人在医疗服务中获得优质的体验、安全的保证，节省时间和花费，并且获得更为长期的健康的保持。照护一词我觉得更为通俗形象的理解，就是“招呼”“照顾”好你的客人（病人）。

对于牙科恐惧病人的初次就诊，牙医应该十分重视。其一是需要在第一次就诊中尽可能多地获得病人相关信息，深入挖掘病因，全面了解口腔健康状况；其二是建立信任。在这里，我建议可以在就诊前通过网络平台给病人发送一系列问卷，这样可以收集有用的信息，便于提高效率，在就诊当日医生有针对性地问诊和沟通。

在电话预约初次就诊的环节中要注意：尽量选择病人方便的时间，这样可以让他们做好充分准备，要知道，很多牙科恐惧病人都会有“临阵脱逃”的习惯，会借由各种理由取消或者爽约，因此就诊前的电话确认十分重要。

面诊不仅需要收集病人的健康信息，也要了解牙科恐惧的历史，包括不愉快的牙科经历、精神创伤、和以前牙医的关系以及为什么决定更换牙医。一定要全面而仔细地了解病人牙科和全身健康状况。在问诊的环节，一定要时刻注意，我们服务的对象是一个人，而不是一颗牙，这是一个有职业、家庭、爱好、信仰、个性、情感等的活生生的人。我们对病人的各方面信息了解得越深入，则越有可能给出最佳的诊疗方案，并且获得其信任。对于疾病本身，记住，明确诊断是重中之重！对于一些特别恐惧的病人，面诊也可以在更为舒适的环境里进行，而规避牙椅这种让人产生特定联想的场所。初次就诊建立信任是需要很多技巧机缘的。医生有没有用足够的时间倾听病人对于恐惧的感知，有没有用足够的时间倾听他们谈自己恐惧的原因和恐惧的程度，以及想得到怎样的帮助……所以治疗牙科恐惧病人的第一步，其实是创造一个双方都轻松的评估性就诊环节。这一次见面，不安排任何治疗，只是平心静气地跟病人坐下来聊天沟通。我甚至建议，这一次就诊面谈在诊室之外或者候诊区进行。在这种轻松的氛围下，病人没有任何心理负担，更容易向牙医敞开心扉。这也是牙医能够对病人深入了解，与他们建立友好互信关系的一种非常好的方式。唯有信任才是这一切最好的开端，我常常在讲课时说这样一句话：

“没有信任的牙科舒适化治疗，就是没有灵魂的交易。”

然而事实上在现今这个时代，谁会轻易相信一个陌生人呢？谁又会随便接受一个陌生人提出的建议，或是接受没有理由的无缘无故的帮助呢？这的确不是一个很容易在人与人之间建立信任的时代。但正因为这样，在医疗服务体系中，作为职业素养的一部分，医生要尽全力和病人建立信任，在尊重病人的前提下，也赢得他们的尊重，还要信任病人，也赢得他们的信任。

在制定方案时，医生既要遵守医疗规范，也需要为病人变通，这就是服务的个性化。若想帮助病人战胜恐惧，先要改变医生自己的观念、行为和习惯；医生应该主动去适应诊疗服务的要求，而不应该要求病人去适应医生的习惯；一定要向病人详细介绍制定好的方案、治疗时长、预期的结果以及可能需要的费用、担负的风险等。在征求病人同意的基础上，最好双方都在治疗方案上签字确认，以示对这种契约的尊重。

一般来说，完成评估之后就需要开始第一次治疗了，对于第一次治疗，以我的经验来说，以下几点值得注意：

第一，一定要着力解决病人最迫切、最亟待解决的问题。比如缓解病人一颗已经疼了很久的虫牙的疼痛，通过清洗病人的牙结石解决牙龈出血的问题，把门牙破损的地方修好恢复美观，等等。应选择操作相对简单，风险最低又能够最大化获得病人的满意和信任的治疗内容。

第二，尽量不要选择过于复杂的治疗，或是疗效不确切的治疗，或者病人没有主观不适，仅仅是牙医在临床上发现的问题。举个例子，有的医生一上来就动员病人拔一颗从未疼痛过的智齿，但是并没有告之病人，治疗过程非常复杂，结果智齿拔完了，伤口出现了感染、干槽症，有长时间的术后肿痛，那么这个病人会决定再也不找这个医生看了——因为第一次治疗就没有留下好的印象。复杂的治疗还包括多颗牙的种植，非常复杂的根管治疗，以及非常复杂的修复，等等。牙科恐惧病人的内心是敏感而脆弱的，他们对牙医是有“戒心”的，建立信任应该是循序渐进的。

第三，这次治疗的镇静和镇痛措施（也就是让病人不疼和不恐惧的技术方案）一定要做到位，而且一定要有某种冗余（高射炮打蚊子）。如果笑气能搞定，我们最好是上静脉；如果估计静脉能搞定，我们最好直接做全麻……必须要确保给病人一次前所未有的成功经验。要知道，一次不良或者失败的牙科治疗经历，需要10次成功经历才能够逐渐淡化或消除。

很多学者在谈及医疗服务的重要内容和实质的时候曾经说，医疗服务最核心的部分其实是医生有充分的时间和病人沟通，倾听病人的诉说，既为病人制定有效的治疗方案，又排解他们的不安与担忧，缓和他们的痛苦。其实很多病人都明白有些疾病是无法治愈的，但能获得医生的宽慰和帮助是最重要的。

要为看牙恐惧的病人服务好，不得不谈及对于需求二字的理解。其实每个病人来牙科都有非常确切的需求。不会有人路过你的牙科诊室时仅凭好奇就走进来参观。有的病人希望你解决他的疼痛；有的病人长了溃疡，需要你告诉他这到底是不是癌症；有的病人刷牙时经常出血，他想咨询一下有没有好的刷牙方法和牙科保健产品；还有病人只是想让你把他牙上的茶渍、烟渍清洗干净。

除了这些说得出口的需求，很多病人还有难言之隐，我们也将其称为“隐性需求”。比如，希望牙医在操作的时候轻柔、无痛、舒适，注意卫生，不要让他们感染乙型肝炎、丙型肝炎、艾滋病之类，甚至希望牙医适当照顾他们的经济状况，给予一些费用优惠等，绝大多数病人很注重性价比（尽管我不是很建议在看病中过分关注性价比，因为很多“性”也是隐形的），这些都是隐性需求。只有关注病人的隐性需求，才能更好地为他们服务。

获得病人信任的起点，正是关注他们的需求。举个真实例子：有个同行接诊了一个病人，病人是位律师，他希望牙医能够把门牙上一些茶渍清洗干净，因为次日有个很重要的案子开庭。这就是他来看牙医的需求，但是牙医给他检查后发现他除了门牙上的牙渍，全口还有很多牙结石，显然是患有牙周病，应该进行牙周治疗和预防，于是牙医非常负责任地向他讲述牙周炎是怎么形成的，有何危害，如何预防，如何正确刷牙，并拍了多张X光片，非常细致地对全口牙齿的牙周状况进行了评估，并给出了治疗方案……这些用了半个小时。病人因为忙，已经没有时间接受下面的治疗了，非常不高兴，因为他的需求没有得到满足。牙医也觉得很委屈，因为他认为显然发现病人的牙周病比清洗牙齿上的色素更为重要。在这里，我不愿评价到底是谁的错。牙医显然没有理解这个病人，他有特定职业，时间宝贵，有眼下的需求。我觉得不如在第一时间先把他牙齿上的茶渍清洗干净，然后再拿出剩下的时间和他谈，或者为他预约时间，找机会再去实施那些复杂的治疗方案和计划。

当然，人的需求也千奇百怪，显然有些需求不一定理性。记得一位非常资深的整形外科医生有一次给我们讲课，讲的就是医患沟通问题，他说有些病人找他隆胸会被他坚决回绝，因为这些病人的需求让他觉得不理性。有一次，一位女病人来隆胸，他问病人觉得什么罩杯合适，这个女病人说："大夫，你就给我尽量往大了整，能多大就整多大，嗯，反正是我这么站着，低下头眼睛不能看见自己的脚面。"当然，我觉得从服务的角度说，在不违背医学伦理原则的前提下，牙科医生也应该尽量满足恐惧病人的需求，或者至少给他们一个不能满足的合理解释。

在服务中，追求个性化也是个值得考虑的点。牙医没有时间去询问病人之前看牙的历史、职业、生活、工作以及面临的压力，甚至是他们的家庭、孩子，等等。很多医生看到更多的是症状，甚至是数据，但是如果想为一个病人更好地服务，你需要看到更多个性化的、独特的东西，也就是矛盾的特殊性。所以从牙科医生的层面出发，帮病人战胜恐惧的第一步就是能够让病人向你充分地倾诉有关他对看牙恐惧的所有信息，让他们坦承、毫无保留地向你倾诉。你要耐心地倾听并从中获得对于治疗和评估有意义的信息。在没有全面了解和认识你的服务对象之前，其他任何内容都没有必要进行。

在现实中，我们深入了解病人的机会越来越多了，很多病人愿意给我们留下微信、微博这样的社交App，通过翻看他们的朋友圈，医生可以更加了解这个人的各个方面。但是你也需要知道，每条朋友圈、每张照片的背后，要分享的是什么？他的价值观在哪里？他需要你点赞，或者需要你评论的点在哪里？通过经常和病人互动，牙医也可以获得知识，但更多的是研究如何能为个体提供更好的服务。

几乎所有的牙科诊疗机构都会给病人制作一些Take-Home Message，也就是写在纸面上的治疗后注意事项。我经常觉得，这样的注意事项太缺乏个性化指导。比如，罗列了一堆千篇一律的拔牙后注意内容，不如在上面标注出针对这个病人更需要注意的情况，或者是上面没有提及的但是他在本次治疗后需要注意的内容。个性化的治疗服务能增加病人的依从性。

个性化的服务还包括认同。我们应该认同病人的恐惧，无论是成人还是儿童，都不要否定他们的情绪，而应该让他们知道，这种情绪是正常存在的。我常和看牙恐惧的病人坦诚自己也是个牙科恐惧病人，我之所以选择这个专业，除了想帮助病人，还想帮助自己。重要的是认同让病人能够参与到整个治疗环节中。我经常鼓励病人要大胆说出自己的恐惧和疼痛。有时候，把这些恐惧和疼痛讲出来，坦然面对治疗，反而就没有那么恐惧和疼痛了。此外，很多牙医都会发现，自己和三观相符的病人更能建立长久而愉快的医患关系。

在今天的环境下，绝大多数医疗机构的追求基本都是一样的，那就是效率，说白了，就是单位时间里能赚多少钱。从牙科的普遍规律看，某个固定时间段里诊疗的病人人数越多，挣到的钱反而更少，因为大多数收入都源于复杂的操作，比如多颗牙齿的美学修复、后牙的复杂根管治疗、全口牙齿种植等。给一位病人看三颗牙的效益绝对高于给三位病人每人看一颗牙的效益。牙科舒适化治疗，无论是行为管理，还是使用药物镇静麻醉治疗，第一大成本就是时间成本，简而言之，若要让病人看牙舒适，肯定是要花时间的。沟通要花时间，治疗前的准备、治疗后的恢复和照护，治疗中的局麻注射，监护，笑气、镇静剂、麻醉剂的使用和滴定，都比常规的牙科治疗花费更多的，甚至翻倍的时间，而且这个时间还不仅仅是牙医的时间，而是整个医疗团队的时间。当你在自身工作的医疗机构中不能适当控制看病人的绝对数量的时候，为病人提供无痛治疗就会变成很严重的负担。这也是为什么大多数牙医不愿意看那些因为恐惧而需要占用额外诊疗时间的病人。这里有伦理的问题，但是更多是屈从于现实。其实所有的医疗行业，都是在一种理想与现实的妥协下慢慢挣扎运转的。美国有一部非常有名的医疗小说 *The House of God*，其中讲的是几位毕业于顶尖医学院的医学生踌躇满志心怀理想，到美国顶级的教学医院接受住院医师培训的故事，这是让一个人从医学生变成真正医生的过程。理想永远是美好的，现实却是十分残酷的。这个培训让他们成了真正的医生，但同时也把他们之前美好的行医之梦打个粉碎，让他们变得冷酷无情、麻木机械。也许这个故事有点极端，但多少也反映出一些现实——救死扶伤是伟大的理想，但是医生的职业生涯肯定不能单纯建立在理想的前提下，而是要屈从于他所工作的小环境或者体系的前提下。这也就是为什么美国的住院医师培训被着重强调的核心胜任力（Core Competency）中，有一条叫作System Based Practice——你永远无法脱离于你的体系而独立存在。如何在体系下提高效率，无论是公立医院还是私立医院，都是医生和整个医疗团队面临的挑战。事实上，大家需要认识到效率、费率和效果在绝大多数情况下都不能兼得，追逐其中一个或两个点势必会丧失其他。怎样做到最佳的平衡是个技术活。我认为，提高效率不应该是以降低医疗质量为代价的；相反地，提高效率的目标，其实指向的就是医疗安全和质量。但是如果保证效率和效果，那只有牺牲费率。在现阶段，舒适化牙科诊疗体系恐怕只能是在高端牙科机构运行得最为顺畅。

同行间有这样一种说法：在中国，有很多牙科恐惧病人是被牙科医生有意或无意制造出来的。我经常介绍的一个重要的理论叫作重心偏移。在此不妨简单解释一下：比如你是牙医，今天预约了一个病人来拔牙。上午9点，病人准时到达，于是开始按照预定内容进行治疗，一切都尽在掌握中。你对治疗内容会有一个预估，无论是1个还是2个小时结束，都不会妨碍后面的其他工作。一切顺利，大家都满意，这是双赢的结果，但是如果在诊疗中出现了一些不可控的因素，这些因素会打乱你的安排，造成诊疗重心偏移。举几个例子：

★你正在给病人拔牙的时候，一个非常要好的朋友突然闯进来，说牙疼得受不了，想让你给他加个号，原本今天并没有给他预留出看牙的时间，但碍于面子，又很难拒绝。这位不速之客就让你背上了一个心理包袱。

★原本预计今天的治疗很简单，1个小时结束，谁知道拔这个牙的时候不小心把牙根弄断了，于是你不得不额外花30分钟，再去把这个折断的牙根掏出来，结果后面的一个病人按时赴约，不得不在外面等候，于是你开始着急。

★拔牙前已经给病人注射了麻药，但是不知道为什么麻醉效果不好，或仅仅操作了一小会儿病人就表示麻药的效果已经过去，他开始感到疼痛，于是你不得不一遍又一遍地补针来维持手术，开始焦虑烦躁起来。

总之，当我们在治疗中遇到各种各样的干扰因素时，常常面临两难的抉择和心理的失衡。在不损害牙医本人利益的前提下，往往会有意无意地损害病人的利益。比如，牙医情绪变得急躁导致操作潦草，进而忽视病人的舒适化诉求。这时候治疗的重心就从之前既定的良好范畴偏移到很多失衡的区域。一旦进入这样的区域，病人的利益就会缺乏保证，病人就可能感知到牙医的情绪波动，自身情绪就可能受到影响，就可能紧张、焦虑，可能被牙医“弄疼”“吓到”，就会产生不良的牙科经历。

如何应对治疗中出现的意外情况，如何有效地对抗这种注意力偏移，培养良好的心理素质，或者通过严守职业道德准则及其他方式避免和减少造成重心偏移事件的发生，应成为牙科医生和整个团队需要经常讨论、考虑和做预案的事情。

谈到治疗方案，牙科恐惧的治疗方案是“两线并行”的。一条线当然是治好牙病，保持口腔健康；另一条线则是治愈恐惧，使病人彻底回归正常心态。这两条线同等重要，在每次治疗中都应该被考虑到，其实施也是一个较为长期的过程。俗话说：“心病还需心药医，解铃还须系铃人。”下面举个简单的案例。有一次，一位牙科恐惧病人在我这里进行了静脉镇静，他睡得很香，牙病也治好了，醒来后就准备回家了，但是他太急于走了，并没有完全醒透，大脑虽然清醒，但四肢不稳，出门时一不小心摔倒，门牙磕掉了一块。这下我可就遇到麻烦事了：一方面，治疗已经结束，不可能再次静脉给药了；另一方面，他还要赶下午的火车回去，火车票已买好，于是我就做了一个大胆的决定——直接补牙。奇怪的是，这一次修补急性外伤门牙，打了麻药，按照常规程序一步步完成治疗，他竟然没有一丝紧张，我也很开心。他临走时说："大夫，看来我并不害怕看牙，我只是觉得自己害怕，对自己没有自信而已。现在发现看牙并不可怕，以后我应该不需要镇静或麻醉了，这样直接补就好啦！"

从一个非常理性的治疗牙科恐惧的角度上来说，如果让一个病人每次看牙都接受类似于全麻、静脉深度镇静甚至笑气这类镇静方法显然不能代表真正意义上的治疗成功。如果通过不断恐吓病人，而被迫让他们接受这样反复的操作来赚取钱财，那更是十恶不赦、缺乏医德的表现。我相信，治疗牙科恐惧最终目的一定是让绝大多数牙科恐惧病人能够通过常规的行为管理加上无痛局麻注射变成如正常人那样接受牙科治疗。为此，我们常常使用的一种方法就是系统脱敏法：第一次治疗可以做全麻，保证成功，一定要让病人从开始就有信心和信任；第二次改成静脉深度镇静继续增加信任，并且保留一些意识，让病人朦胧中觉得看牙不可怕；第三次过渡到镇静程度更轻的笑气或者口服药物，让病人继续深入暴露在牙科场景中，建立"我能行！"的信念……这样通过若干次的治疗，逐渐过渡到单纯通过局麻就可以解决问题的阶段，这就是我们想要的"回归"。在这个过程中，病人的恐惧有可能会反复，但是治疗的大方向是不变的。曾经有一位女士，她看牙时一直很恐惧，我们给她采用了静脉镇静下的治疗。因为坏的牙齿多，所以采用了分次治疗的方式。根据每次的治疗内容不同，给她用的静脉镇静药物也不同，而且药物剂量在每次治疗中都是逐渐减少的，以至于最后一次治疗她跟我说："大夫，很奇怪啊，我这次没有睡着，怎么没有像前几次那样有断片儿的感觉呀？”我说：“是吗？但是我觉得你配合得很好啊，整个过程很平稳，你没有恐惧，而且我发现在监护仪上你的心率也没有明显加快，治疗很顺利。”其实在最后一次治疗中，我给她注入血管的仅仅是生理盐水而已，但她依然产生了非常舒适的感觉，而且对医生十分信任，这就是安慰剂效应——Placebo Effect。有时候，我们需要把这个方法一开始就告诉病人，但是更多的情况下我情愿保密，让病人充分享受安慰剂效应带来的快乐。根据我们的经验，使用这种系统脱敏法是把恐惧的病人拯救回来最有效的方法。这里面所蕴含的“艺术”是很复杂的，甚至药物本身只占很小的比重。当然，如果在某次治疗中搞砸了的话，你也可能永远丧失病人的信任。实施系统脱敏法必须循序渐进，一步一步来，其核心还是要有充分的信任，保护病人的利益，把牙看好。

牙科恐惧病人一定要和医生在一起，彻底打断“邪恶循环”。无论在哪个阶段打断，都能够获得很好的治疗效果，这一点需要病人和医生共同努力。

我特别赞同一位很有名的外科医生说的：医生治不好几个病，主要是给病人帮个忙。英年早逝的美国医生Paul Kalanithi在***When Breath Becomes Air***《当呼吸化为空气》一书中也说过：“医生的职责不是避免死亡，也不是让病人回到过去的生活，而是要把病人和他的家庭拥入我们的怀抱，这个家庭的生活已经支离破碎。医生必须努力工作，直到帮助病患重新站起，直面并理解自己的存在。”（The physician's duty is not to stave off death or return patients to their old lives, but to take into our arms a patient and family whose lives have disintegrated and work until they can stand back up and face, and make sense of , their own existence.）

沟通与合作

美国梅奥医学中心前任CEO John Noseworthy于2019年发表在《新英格兰医学杂志》上的名为“The Future of Care — Preserving the Patient - Physician Relationship”（《保持医患关系的护理未来》）的一文中十分有感触地提到：

> 谈论关注病人的需求和与之合作的好处似乎有些过时或怀旧，但照顾病人仍然需要个人的互动，由信任、证据、经验和技术支持。医患关系对治疗至关重要，它给我们的职业和生活带来了意义和目的。

为牙科恐惧病人提供良好的医疗服务，特别是帮助他们最终战胜恐惧，通常不仅是一个或是几个牙科医生和助理能够完成的。这是一个系统性的工作，需要多学科协作（Team Approach）：除了牙科专业，还需要麻醉科医生、心理医学科医生甚至老年科医生、内科医生、药剂科医生，等等。就我们中心的发展而言，我也越来越感觉到当团队所携带的知识涉及的领域越广，才越可能为更复杂的病人提供高质量服务，这里也包含着“木桶理论”。所以这个也是目标为导向，根据目标来搭建相应的团队。在实际工作中，与我们合作最多的就是麻醉科医生，他们是幕后英雄。和口腔科医生相比，以往他们的工作范围相对主要是在手术室，但是随着当今的医学变革，麻醉科医生已越来越多地走出手术室为病人服务。他们懂得更多的临床医学知识，掌握更多的麻醉药物使用技巧、急救技术和疼痛管理，可以说麻醉科医生和口腔科医生的合作铸就了口腔镇静镇痛这一领域坚实的基础。

有合作就会有沟通，也必然会有矛盾与分歧。在病人的整个舒适化治疗过程中谁是主导？由于体系不同，给病人实施的各种镇静和麻醉也有不同的模式。比如，口腔科医生主导的，麻醉科医生加入多学科诊疗模式，我们也把它叫作协和模式。这样的模式非常适合大型综合医院。最大的好处就是首诊是口腔全科医生，在他的协调下，能够从口腔医学角度为病人提供贯穿始终的牙科服务，同时，口腔科医生也承担一部分药物辅助治疗，如笑气、保留意识的镇静治疗等。口腔科医生还可以充分发挥团队负责人的领导力，统筹全局，让每个病人都得到充分的治疗，不仅是牙齿的治疗，更是心理恐惧的治疗。有麻醉科医生参与的镇静和麻醉治疗会成为整个治疗体系重要的一部分，但不是全部。当然，这种模式的缺点也是显而易见的，那就是治疗的效率和薪酬分配问题，很多时候还需要协调不同专业医生的时间，这在繁忙的大型综合医院来说是有一定难度的。

国内还有其他模式，比如由麻醉科医生建立舒适化治疗中心，口腔医生带着有此方面需求的病人来做评估和牙科治疗，完全在麻醉医生的“遮罩”下踏实看牙。这样做的优点是效率高，并且可以在一个麻醉医生容易掌控的环境里为病人实施治疗，口腔科医生也会比较轻松，因为他们只需要顾及牙科治疗的内容，而并不需要考虑其他关于用药监护方面的事情。这种模式在口腔专科医院非常受欢迎。此外，还有一种模式，在西方国家比较常用，就是由麻醉医生、麻醉护士或其他有麻醉资质的人员到私立牙科诊所去提供麻醉和镇静服务。这种模式的好处是减少了牙科诊所的人力成本，也提升了牙科诊所的核心竞争力，能够让更多的人群获得舒适化治疗服务，病人和麻醉服务“双预约”，效率也较高。这种模式的缺点就是，一旦发生比较严重的意外情况，能否及时进行处理或者转诊。

无论哪种医疗模式的存在，都依赖于其所在的系统，而且也应当做到共赢的结果。共赢并不仅仅是指医生和病人双方，也包括团队里所有的成员都应该从中获利。此时，无论是作为团队领导者的牙医或者麻醉医生，都需要很好的领导力和团队合作管理能力，让跨专业组合的团队分工明确、权责明晰、和谐有序，是技术也是艺术。

2018年秋天，我在芝加哥大学医学院访问时，曾与一名非常优秀的普通外科医生（也是教学主任）交谈了很长时间。其间我问了他一个问题：美国有没有病人指定必须由某个教授亲自给做手术的情形？这位医生回答说：“确实也有这样的情况。我一般会这样回答他们，所有的手术都不可能是一个人完成的，它需要一个强大的团队，而每个人只是在团队中努力优质地完成他的分工。而且我还会找一切机会把我的团队成员介绍给病人和家属，比如我的住院医师、麻醉医生和护士、助手、营养师、心理医师，等等。理想的团队合作离不开主导者，但是荣耀应该照射在每个人身上。”他还饶有兴致地跟我说，建议我有时间去医学中心对面的芝加哥科学与工业博物馆，看看那个巨大的德国潜艇。若要把那个在第二次世界大战时期带有黑科技色彩的庞然大物在大西洋上开起来是需要一支多么强大、高效、精准、天衣无缝的团队啊！这也是为什么我们开展全麻的时候，我都会向家属介绍，今天除我以外，配合的护士是谁，麻醉医生是谁，特别是麻醉医生，我一定会隆重推出。而且我会告诉病人家属，他的工作比我还要重要，因为他是给病人保驾护航的。我也会在手术中经常拍摄照片，把大家努力工作的温馨场景发给家属，也发给参与工作的每个人以及大家的领导，甚至会发给医院的宣传部门。作为一个团队的Leader（领袖）和直接接触病人的人，你应该让像护士、麻醉医生这样的幕后英雄更加Visible（明显），享受团队合作带来的愉快和收益，也应该让病人知道需要感谢的是所有这些人共同的努力。

除了团队间的交流，牙科医生还必须掌握与看牙恐惧病人的交流技巧，没有交流就没有信任。双向交流（Two Way Communication）和主动倾听（Active Listening）都是医患沟通的重要技巧。首先出于尊重，在和病人交谈的时候，我一般会站在他们的正前方。如果坐着，那么我的整个身体，包括头部都朝向他。我是绝对不会一边看着计算机录入文字，一边和病人谈话的。我会用双眼看着他的眼睛，保持目光的接触。有时候身子会微微前倾，双手放在前面，尽量保持一种谦逊的姿态。要注意，当病人开始陈述的时候，尽量不要打断他们的话，而且要去维护并保持周边环境的安静。其实我们在很多影视剧中都看到过，当心理医生和病人谈话的时候，他们往往会在一个光线昏暗的房间，让病人躺在一张沙发上或是床上彻底放松下来。其实在牙科，这也是可以实现的。我认为，诸如牙科这种需要操作的医疗专业来说，病人在放松的同时，也需要看到医生的表情和动作，他们需要医生的各种反馈。让病人能够有一个顺畅的思路和一个踏实的状态，以免他们忘记，或者由于过于紧张而不能充分地表达自己的需求。有时候，在适当的节点，特别是当病人陈述一些非常富有感情的事件时，牙医应该给予回应，这也正是病人想要的。比如“上次我拔牙的时候，明明都已经很疼了，但是我的牙医非要跟我说，忍一忍忍一忍，然后他就用锤子继续凿”。听到这些，我会皱起眉头，表现出有点痛苦的样子说：“那肯定很疼啊！”或者说：“真的吗？太可怕了！”也有的病人会说：“大夫，我专门坐飞机、坐火车来找你看牙。”这时，我会微笑着冲他们说：“谢谢你对我的信任，你的这个病来找我就对了，因为我就是擅长看这个。”不要小看了这句话。当一个病人的病和医生所从事的领域契合时，医生完全可以自信地告知病人，这可以给予他们极大的安慰，并且树立自身的形象，也提升了自己的信心。还有些时候，医生需要适当拍拍他们的肩或者做出一些关怀的举动。

我记得有一次，有个老太太来找我拔牙。给她拔了牙之后我发现伤口一直在出血，我意识到情况有些异常，就留她在诊室门口坐了2个多小时，不幸的是伤口还是一直在流血，我马上请护士带她去化验了血常规。后来发现白细胞竟然有15万多。我意识到很可能是血液系统疾病，于是一边赶紧打电话联系家属到医院，另一边用了止血药物重新处理了她的伤口。后来我为她安排了血液科的会诊，血液科医生非常直接地说，很可能是慢性白血病。当时，她女儿独自站在诊室门口，一瞬间遭受了重大的打击，感觉一下子要垮下来。我走过去拍了拍她的后背以示安慰。她转过身突然扎在我的怀里啜泣起来。在这一瞬间，我觉得一个牙科医生能够给病人的最大安慰就是允许他们在自己怀里哭泣，这远远胜过任何实质性的意见和治疗。当然，我也注意到一些医生在和病人沟通的时候，虽然是朝向病人的，与他们也有目光接触，但是他们过早地显示出了不耐烦的情绪。有研究显示，医生能够容许病人在他面前陈述自己想法的时间不超过2分钟。很多医生在病人说到3分钟的时候就会打断他们。还有些医生，虽然表面在努力倾听，但是已经心猿意马了。他们会把手伸到白大褂的兜里，或者插到裤子兜里，或者摆弄自己的听诊器，用手指来转笔，等等。很多病人会意识到这样的行为，那些敏感的病人可能以为自己做错了什么，或者耽误了医生的时间而中断和医生敞开心扉的过程。

很多时候，医生需要适当地把病人的话接下去。比如说："对，我也这么想，我也害怕，我都觉得疼，这太糟糕了，这个不是你的错，你有权要求……"在谈及后面诊疗内容的时候，也应该多用"让我们一起看看，咱们怎么怎么样"——永远把自己和病人放在同一个立场上。

还有的时候你需要用病人说话的方式（方言）去回应他们。比如，一位北京的老大爷来找我看牙，满嘴的京片子。那么我会用和他一样流利的京片子跟他交流："大爷，您来了，里边请，哪阵风把您吹来了……"遇上一位东北的大哥跟我聊，我也会说："这牙贼好整，您太讲究了，您够敞亮。"病人若是一位彬彬有礼的南方人，我也会尽量用点上海方言或者江浙口音和他们聊，有时候为了表示自己的水平，对一些非英语母语国家的病人，我会尝试着用美式英语和他们沟通，但碰到美国人，我会尽量发英音。碰到英国人，我会尽量夹带一些法语和意大利语的词汇，比如Bonjour（你好），Ciao（再见），等等。有的人问，景医生在国际医学部肯定练了不少英语吧？我说恰恰相反，这些年母语为英语的病人越来越少，导致我被迫和很多夹杂着各种民族口音的其他国家的人学英语，所以英语的发音和表达能力已经越来越差了。

还有一种快速与病人建立信任的办法就是建立某种联系，比如，共同喜欢的运动，毕业的院校，喜欢读的书或喜欢去旅游的地方，等等。当然，能跟病人谈到这个层次，往往不是在第一次就诊时就可以实现的，但在多次的互动中，如果能找到这样的联系，将极大地提高医患之间的信任程度。

医生也经常需要使用共情。记得有一次我不小心把腰闪了，就给一个骨科医生打电话。我向他描述了我的症状，很想知道是不是很严重。骨科医生回答的方式非常有意思。他说："我上次连着做了十几个小时的手术，之后和你一样腰也弯不了了。"于是，我就回家趴着，抹些药膏，什么姿势舒服就采取什么姿势。过了两天，直接就好了。我听了不仅明白，也十分愉快。所以有时候向病人讲述你也有同样的疾病，类似的经历，会让他们在感觉上好很多。有一次，病人跟我讲，他有很严重的口腔溃疡，经常疼得吃不下饭，一定要让我给他一个能去根儿的立竿见影的治疗方案。我知道口腔溃疡没有什么特效的治疗方法，大多数都是对症处理，但是显然，这么说会让病人失望，于是向他讲了我的真实遭遇：我有一次吃东西把舌头咬破了，没有好好处理，结果局部变成了一个很大的溃疡。这个溃疡整整困扰了我两个星期，吃不下饭，睡不着觉，日夜煎熬，只好饭前在局部抹点表面麻醉膏，然后我和病人一起痛斥了口腔溃疡给人生活带来的种种痛苦和不便。最后，他问我怎么好的，我说主要还是靠自己愈合。他很满意地离开了，再也没有跟我要过什么特效药。

据我所知，参加我们口腔镇静镇痛专业委员会的很多牙医都对看牙有着恐惧的心理。这也是他们更能够理解病人，愿意为他们服务的原因。

教学能力

谈到教学，我不得不说迄今为止医疗行业有这样一种风气，就是某些人希望把自己掌握的一些专业技术变成个人财产。这种形式是一种非常传统的手工业者的思维方式，教会徒弟害死师傅，就是有了绝活不能随便告诉别人——类似于“传子不传女，传女不传婿”。这种思维模式的结果是一些非常好的技术得不到普及，但其实从另一个角度来说，很多技术并没有办法——特别是在今天——变成所谓的绝活，因为这个时代是信息的时代，一切都传播得太快。

2018年和2019年，在参观了很多美国的顶级教学医院之后，我会有这样的感受，那里的医务人员都非常有教学意识，你提问的时候，他们都会非常认真地回答。教学工作也开展得有声有色。其实这些从事教学的人并没有获得额外的补偿。因为至少基于两点：一是他们和医院签合同的时候，合同上就明确地写着自己既是医务人员，同时也有教学的责任；二是很多医生在接受培训的时候都被灌输这样的理念：教学是责任和使命，可以使人更富有荣誉感。

我想，无论医生还是医疗机构，都应该有这样的愿景和共识：在一家医疗机构几十年甚至上百年形成的知识、技术和经验，从根本上是来自病人，来自病人的Suffer——病痛、死亡和失败抑或成功的救治……因此这些宝贵的财富必须采用科学的方法传递下去，保证其最终再次回馈，惠及病人及其后人。医务人员则是这些财富的见证者和传递者。这也是一种医院和社会大众之间的契约。

2017年，在我和几位大学同学的倡议下，我们北京大学口腔医学院1995级同学捐款成立了“口腔95慎明奖学金”，每年奖励母校八年制临床专业的三位优秀学生。我们的做法得到了院校领导的大力支持和肯定。第一届奖学金颁奖的时候，我受邀登上领奖台为获奖学生颁奖，那时候，我突然想起20多年前自己也曾在这里领奖，我看到了一种传承、一种激励和责任。

记得2019年到明尼苏达州的梅奥医学中心访问参观时荣幸地受到了特别的待遇，那就是去参观坐落在医学中心后面山上的梅奥家族古宅。古宅很漂亮，中间有一座高塔。据说是因为威廉·梅奥的夫人从小喜欢天文学，所以才这样设计的。整个古宅里都是艺术品和藏书。顶层的阁楼上有一间巨大的餐厅，我们很荣幸地和梅奥医学中心的多位医生一起共进晚餐（图9.1）。这间装饰华丽的餐厅的一侧挂着梅奥兄弟的肖像，另一侧则是非常美丽的玻璃装饰画，一共有三组，每组有四幅，分别代表着医学教育、医学实践和医学研究——梅奥的三盾精神。当我走近玻璃装饰画（图9.2），仔细端详有关医学教育的四幅画时，看到在最顶端的一幅画上刻着如下的字迹：

Take of my experience，but give me of your dreams.（吸取我的经验，但给我你的梦想。）

——William J. Mayo

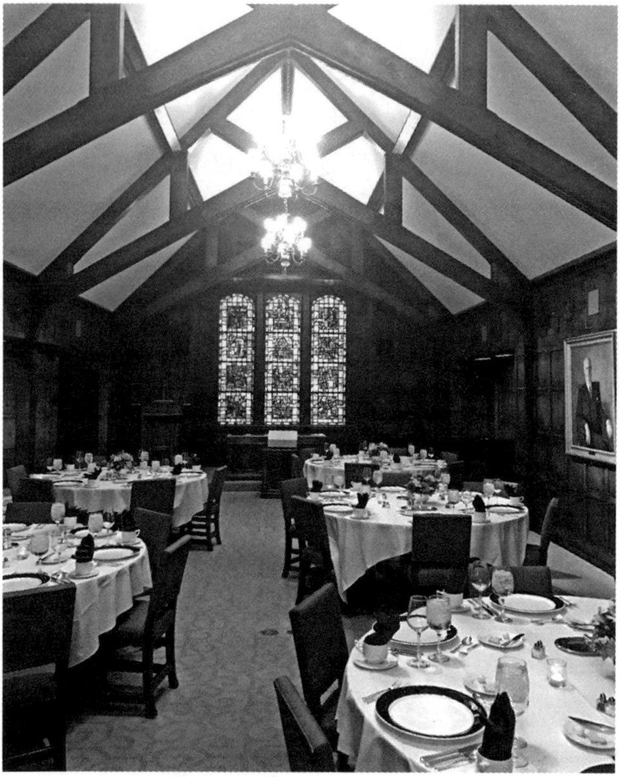

图9.1　2019年在梅奥家族古宅和多位医生共进晚餐

署名就是威廉·梅奥。看到这行字迹，一瞬间，我脑海里闪过了无数个医学教学的场景。我们的教学可能来自个人的喜好，来自知识变现，来自对知识的占有和炫耀，或是来自渴望被了解、被解读，来自渴望分享，甚至来自没有目的，但是从来没有如此的简单，简单到它变成了一种最直接的交易：作为老师，我们向学生传递医学知识和经验；作为学生，在有机会学习这些经验的同时，应该树立为病人服务的精神理念。我想，这就是诠释最高层次的医学

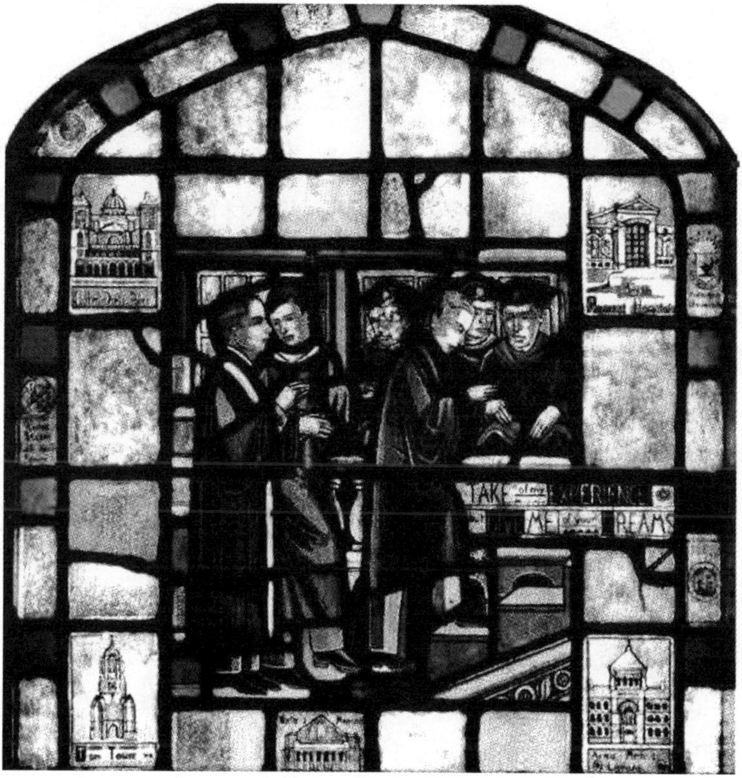

图9.2　玻璃装饰画

教育的某种契约吧。

一个有趣的现象是，即便在美国这样的国家，牙科医生接受了很好的培训，也使用了一系列完整的成体系的口腔舒适化治疗方法，先进的技术设备药品，等等，但牙科恐惧的发生率和几十年前相比也并没有明显的下降。在之前的十几年里，我经常遇到害怕看牙的病人，他们住在外地，并不方便到北京来就诊。很多人说：“景医生，我们多么希望也能够像北京的病人一样得到这么好的医疗服务，也希望能做无痛牙科治疗或者全麻镇静笑气，不知道您能不能推荐我们所住的地方附近的医生？”每当遇到这样的问题，我都有一种很骄傲的感觉，但这种感觉很快就消失了。我觉得，完全没有必要因为掌握了大多数人不掌握的技术而沾沾自喜。一门医学技术，只有当它能够惠及更多大众的时候，才能真正成为一个好的技术和一个有意义的技术。不久之后，在万阔教授的带领下我和中心团队的人员一起琢磨怎样把培训办到最好，如何把这个技术教给更多的医生，让他们变成我的手、眼和心，帮助更多的看牙恐惧的病人。

这也是我们中心在开展牙科舒适化治疗的同时，开展教学工作的原因。因为我知道，即便我们连轴转，一天也不过看20~30个病人。而面对中国那么庞大的病人群体，可能我们累死也服务不过来。每个病人在我们这里接受的治疗，无论成功还是失败，都会转变为经验和教训，都值得去推广。所以，我们也希望能形成星星之火的燎原之势，让更多的医生参与学习，进而借助他们的手去惠及他们的病人，就像我们的手直接惠及病人一样。因此，教学工作是播种机，是从一双手到无数双手传递爱的过程。

培训首先是洗脑，是改变观念，是让受训者休克后的重启，是启迪思考，是照镜子。在治愈牙科恐惧的培训中，我主张一定要培训如何管理病人，让病人听得进去医生的建议，遵守医嘱。我经常说的一句话是：“一个医生把病人治好，不是他最大的能耐。”很显然，医患之间的治疗是一个动态的过程，这不是一个点，而是一条线，甚至可能是一个面。我认为，能够影响病人行为的医生，能够改变病人行为不良习惯的医生，能够让病人听得进去他的话的医生，才是真正的大医生，也因此，他为病人所做的这些事情，才有真正的长远意义。

这些年，我们中心一直在办培训班，从2011年第一届培训班开始，陆陆续续办了十几届。记得办第一届培训班的时候，因为国内还从来没有过国家级有关镇静镇痛的继续教育培训，起初我们也是胆战心惊的，特别怕没人报名，结果通知发出去后，一下子报了几十个人。这样一来，大家更为紧张了，赶紧认真备课写课件，生怕讲得不好，被同行耻笑。好在，经过大家精心而忘我的准备，加上满满的干货还有协和的招牌，第一次培训圆满成功。还记得参加培训的很多同行，现在都是各自所在地区牙科舒适化技术的领军人物，还有不少人成为镇静镇痛专委会的骨干成员。通过培训结识朋友，教学相长，更加增加了我们的自信——口腔镇静镇痛和舒适化治疗前景大好，汇聚洪流，点亮繁星，培训班的开展，也为口腔镇静镇痛专委会后来的成立，播撒了种子。

图9.3为2010年协和医院第一次镇静镇痛培训时的合影，表9.1为培训课程表。

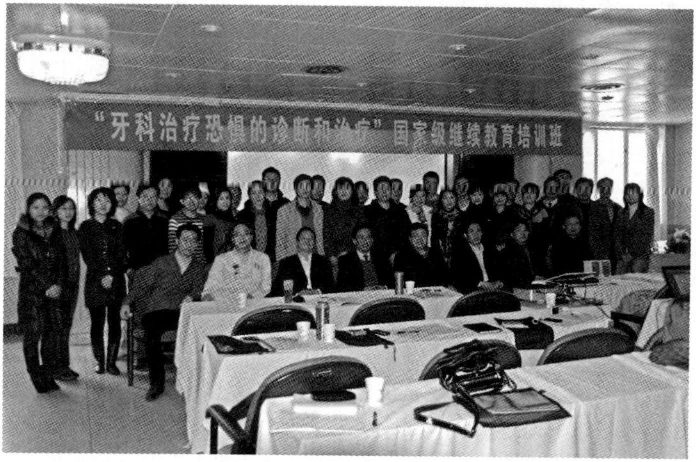

图9.3　2010年协和医院第一次镇静镇痛培训时的合影

表9.1 培训课程表

授课题目	授课内容	授课教师	学时	教学方法
如何规范牙科镇静技术的应用	简单介绍各类牙科镇静技术，尤其是儿童牙科镇静技术，并对规范应用做出大致要求	葛立宏	1.5	讲座授课
深度镇静在牙科治疗中的应用及特殊患者的牙科镇静治疗	主要采取病例展示的方式介绍深度镇静及智力障碍、合并系统疾病等特殊人群的牙科治疗	张国良	1.5	讲座授课
微创无痛拔牙技术的临床应用	介绍如何采用专门器械进行微创无痛拔牙	胡开进	1.5	讲座授课
颌面部应用解剖及牙科治疗麻醉技术的应用	具体介绍颌面部解剖与局部麻醉的关系，并介绍口腔科常用局部麻醉的方法	赵继志	1.5	讲座授课
牙科治疗恐惧研究历史及现状（研究热点）	介绍牙科治疗恐惧的发展历史、病因、患病率以及研究现状和热点	万阔	1.5	讲座授课
牙科治疗恐惧的现况调查专题讨论	组织所有参加培训的人员进行有关"牙科治疗恐惧"的专题研讨会，包括临床开展状况、遇到问题、解决方案以及科研工作	万阔	1.5	专题讨论
牙科治疗恐惧的评估和诊断	系统介绍各种有关牙科治疗恐惧的评估系统，包括诊断、治疗效果和术后离院评价	景泉	1.5	讲座授课
相对无痛牙科治疗技术的临床应用	介绍各种相对无痛牙科治疗技术，包括局部麻醉及各牙体牙髓、牙周及种植、口外等专业的相对无痛治疗方法	万阔	1.5	讲座授课
轻度及中度镇静技术在牙科治疗中的应用	主要通过病例展示的方法介绍对于各类牙科治疗恐惧病人如何应用轻度及中度镇静技术	万阔	1.5	讲座授课
轻度镇静技术在牙科治疗中应用的临床技能培训	临床技能培训：学员互为医患，临床实习笑气轻度镇静技术、无痛局麻注射技术等	景泉	3.0	临床技能训练
如何采用微创技术减少智齿拔除术后并发症	通过病例展示介绍如何通过切开设计、拔牙术式选择等方法减少智齿拔除病发症	罗顺云	1.5	讲座授课
基础及高级生命支持课程简介	介绍包括心肺复苏等基础和高级生命支持方法	朱华栋	3.0	讲座授课
生命支持临床技能培训	通过模拟操作，培训CPR等多项临床技能	朱华栋	3.0	模拟操作
儿童牙科镇静下治疗的病例选择及注意事项	介绍儿童牙科治疗采取镇静措施时的病例选择，适应、禁忌证和术中术后注意事项	马林	1.5	讲座授课

其实从最早的培训开始，我们已经感受到，对于一项牙科技术的培训，有最重要的两点。第一点就是培训的根基是什么。当时的理解是，培训应该教给大家很多的知识点。就像我们学一种疾病一样，了解病因、诊断、鉴别诊断、治疗方法、预后等。但是当我们简单地去罗列这些知识点，去提供我们认为很重要的内容，采用教科书式的传统方法，似乎加大了大家学习和理解的难度，也打击了很多人学习的兴趣。课堂笔记记了一大堆，但是到临床上仍然很难开展。后来我们越来越发现，必须要建立一种以结果和目标为导向培训的设置，也就是说学员需要什么，我们培训什么；病人需要什么，我们培训什么。这样学员回到自己的医疗机构，能够快速上手。所以2015年以后的培训，我们开始重视明确的目标指向，就是胜任力。为达到最佳医学实践的目的，从病人需求、医生需求和机构需求中提炼出胜任力，倒推对应的理念、知识和技术，然后再去琢磨课程设计，形成课程，再通过适当的教学方法，比如讲授、技术演示、模拟、情景教学、标准化病人、小组讨论等一系列的方法，把它转变成学员实实在在的能力。第二点，我觉得培训不是请客吃饭，不是打情骂俏，不是聊聊天，大家交个朋友，寒暄几句就结束了，事实上，在国外的很多培训也证明，必须用严肃的态度来对待培训。在培训的整个学习过程中，一定要严肃认真，只有师生双方的态度都认真，培训才有可能取得良好的结果。所以，应该有一定的考核评估和反馈。学员学得好不好，一定要给他反馈，让他知道哪里掌握得好继续发扬，哪里掌握得不够还要继续提高，哪里做错了要完全杜绝。所以，以胜任力为导向的培训设计和科学的评估与反馈，是我们把培训继续办好的法宝。

但是教学不是随心所欲的热情，这些年我们办了十届培训班。

我深深地感到，除了要有教学的意愿，愿意跟大家分享，愿意把知识传播给更多的同行，还需要有教学的能力，比如，如何应用循证医学的原则选择教学目标，并且以目标为导向设计课程并实施，同时做好评估考核；如何拆分复杂的临床操作，使之变为一步一步的流程细节；如何明确和预判学生在学习中的困难和重点，正确回答学生的问题；甚至如何做好一套PPT，使之图文并茂，色彩搭配得赏心悦目；如何做好每帧动画，设计好模拟的环节……这些都非常非常重要。做好教学工作也是要花功夫去慢慢学习的。

在这里我还想谈谈，无论公立还是私立的医疗机构，办培训班开展教学，分享所得，还会赢得很多朋友的信任，换来机构的名声和威望，树立自己的学术地位。因为现在的教学早已不是老师带学生的过程，教学本身就是一种社交，通过教学活动，可以获得更多同行的支持，大家可以增进了解，广交朋友，教学相长，同时也是很好地向别人学习的过程。我们在办培训班的过程中，就从同行那里吸收了很多经验。几乎每次培训结束，我们都会发放问卷，希望大家给我们提意见，我们教学中的很多改进都来自听课的同行们的意见。所以，以教学为核心，增加自身医疗机构的知名度，以某个大家感兴趣的话题为纽带进行有针对性的，或者说更为精准的社交活动，显然是一件非常有意义的，值得做的事情。

此外，教学还有另外一方面的内容，就是针对病人和大众的科普。比如，怎样把一个复杂的医疗问题化解成老百姓耳熟能详，能够理解的问题，怎样做好形象的比喻、类比。这是比给专业人员教学本身更难的一件事情，因为好的科普惠及大众，错误的科普误人一生。我很高兴，有很多同行愿意花时间、花精力做科普，宣传牙科保健知识，帮助病人预防牙病，以减轻他们的恐惧程度，树立牙科医生良好的形象，还要告诉病人：一百份的治疗，不如一份的预防。这些年，我在社交平台上做了很多科普，微博有1万多位粉丝，我还开了抖音，同时撰写微信公众号和百家号的内容，通过各种途径宣传口腔舒适化治疗和镇静镇痛技术。

终身提高

学习某种知识和技能的过程是痛苦的，需要有好的老师或者领路人，与时俱进的教材，正确的方法，谈笑有鸿儒的圈子。此外，还需要有最先进的资讯和知识更新。最近收拾杂物，翻开大学时候的笔记，我发现很多东西早已过时了，某个领域的医学知识基本上3~5年就会有非常大的更新。今天看来，我们必须保持一种不断学习的姿态，而且需要在工作中不断发现问题，思考和思辨，不断质疑。我们花了太多时间去记忆，但其实我们缺的是批判性的思维，是质疑的勇气和智慧——科学在质疑中才能不断发展。遗憾的是，我们总认为自己学到的是科学本身。我现在懂得，一个医生，毕生最有用的东西是一套成熟的方法学，学习、理解、质疑、批判、改进、创新的方法学。

当然，从某种意义上来说，对广大基层牙科医生而言，最实际的事情是获得最新的知识。在这里我介绍一些很好的资源。有几本书我建议大家一定要读一读，都是有关口腔镇静镇痛的经典著作。比如，美国南加州大学牙科学院的Stanely Malamed的著作。他算是国际上牙科镇静镇痛领域的大咖了。老爷子来过中国很多次，他的《局麻》《镇静》《急救》三部曲（图9.4）堪称我们这个领域的经典，而且已经全部翻译成中文。我非常有幸成为《急救》一书的副主译和《镇静》一书的译者。这三部书一版再版，说明作者一直在此领域深耕细作，有非常好的知识更新。三本书的内容十分详细，也很系统，我认为是案头必备。

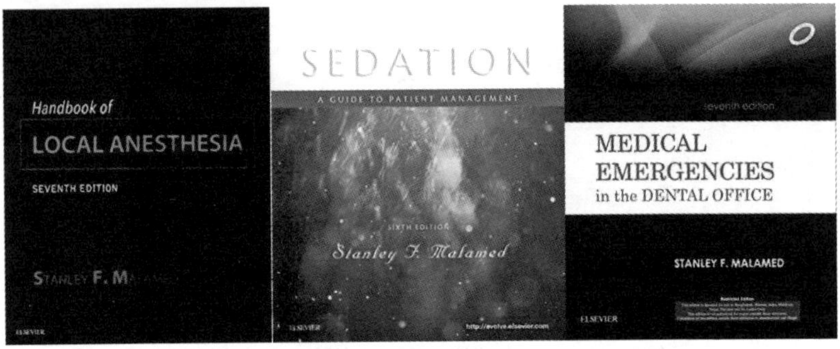

图9.4 《局麻》《镇静》《急救》三部曲

图9.5和图9.6为我与Stanely的合影以及万阔教授与Stanely及The Wand的发明者Hochman教授的合影。

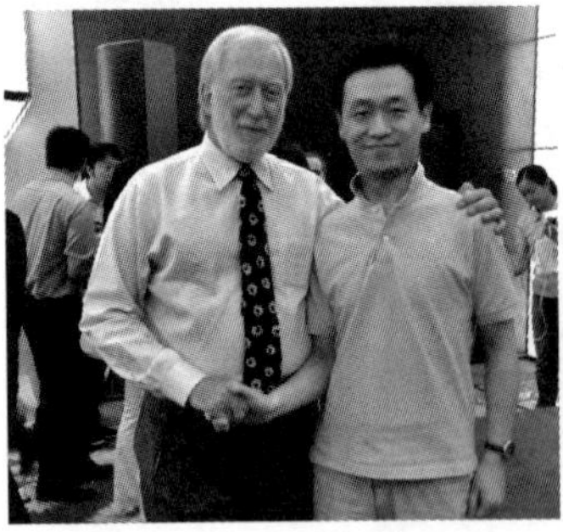

图9.5 我与Stanely的合影

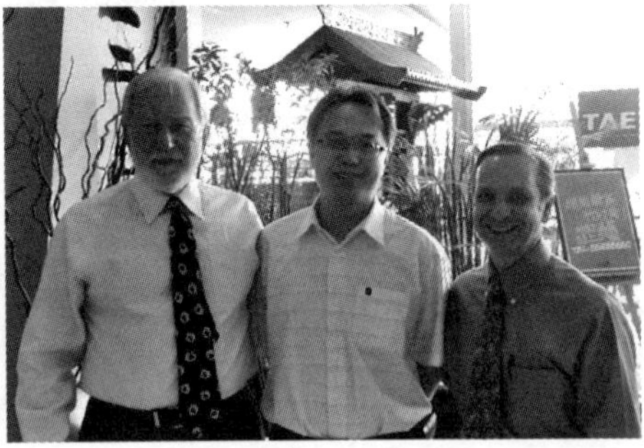

图9.6 万阔教授与Stanely及The Wand的发明者Hochman教授的合影

此外，我还为大家推荐两本有关牙科恐惧的经典教科书：美国西雅图华盛顿大学的Peter Milegrom 写的*Treating Fearful Dental Patients*（治疗恐惧的牙科病人），波士顿塔夫茨大学的Arthur Weiner写的*The Fearful Dental Patient*（恐惧的牙科病人）。有关笑气镇静的教科书，我推荐美国科罗拉多大学牙科学院Morris Clark写的*Handbook of Nitrous Oxide and Oxygen Sedation*（氧化亚氮和氧气的镇静手册）。2010年，万阔教授和张国良教授共同撰写的《实用口腔镇静技术》也是一部很值得阅读的中文专著，里面有几个章节是我的作品，这本书是国内此领域的首部专业著作。

当然，如果英文够好，我也建议大家经常以“Dental Anxiety”（牙科焦虑症）“Dental Fear”（牙科恐惧症）“Dental Sedation”（牙科镇静）为关键词检索外文文献，阅读文献是更新知识、催生想法的最佳方式。保持与国际水平齐头并进，将会让你视野开阔。

终身学习是一种能力，更是一种习惯，正如对真理的追求永无止境，我们为害怕看牙的病人服务，也应锐意进取，记住，没有最好，只有更好！

第 10 章

战胜恐惧——自助者天助

自助者天助

这些年来，我为病人实施战胜恐惧的治疗有大量的成功案例。翻开厚厚的卷宗，重新回顾那些完整的病例，一个个熟悉的面庞浮现在我眼前。特别是那些一开始极端恐惧的病人，他们最初就诊时无助的眼神，和最终战胜恐惧后的自信与喜悦，都深深地印在我的心里。这些案例实实在在地告诉我，战胜牙科恐惧最重要的是病人必须意识到自己存在牙科恐惧，它是有害的，需要想办法战胜它。我希望拥有让我能快乐自信的洁白整齐而且咀嚼功能完好的牙齿，我希望我的身心都健康，笑起来美丽自信。当遇到问题时，我会积极地向这方面经验丰富且擅长的牙医寻求帮助。持有这种积极态度的病人往往都会获得很好的治疗效果。所以我相信自助者天助——God help those who help themselves。

其实何止是在牙科，当我们和其他专业行医的朋友谈论时，大家都有这样的共识——那些对治疗态度积极乐观的病人，往往会有非常好的治疗效果和融洽的医患关系，而在那些得了急重症的病人中间，一些求生欲望强的往往会最终战胜病魔创造奇迹。我所说的这些不是指对医生过度的依赖，而是指病人自己需要花时间精力认真思考自己的疾病，选择正确的医生并做出正确的决策。面对牙科恐惧，病人确实会承受一些痛苦的过程，但永远都要保持乐观的心态，并且相信自己最终必将战胜恐惧。病人不必对医生低三下四、唯唯诺诺，或者认为给他们送礼或请他们吃饭就一定可以换来良好的治疗效果——医生不是上帝。事实上，大多数医生看重的是病人对他们的信赖。主要体现在：病人在治疗后能否仔细倾听医嘱并100%执行；当治疗出现意外或者并发症，甚至效果不佳时，病人会不会继续选择相信自己的医生，继续和医生一起想办法应对。疾病的治疗体现着一种契约精神，医生努力施治，病人报以信任、感恩并认真配合。我记得有这样一个案例：有位朋友的父亲得了淋巴癌，病情很重，他慕名找到了一位非常有名的血液病专家。第一次见面，双方都有些拘谨，在门诊拥挤嘈杂的环境下，专家匆匆了解了病情后，也没有马上给出十分中肯的建议，只是告诉他要做最坏的打算。他当时情不由衷的一句话却破冰似地使对方建立了互信，他对专家说："能找到您给我父亲治病，是我们全家的幸运，我父亲无论治好还是治坏，我都一辈子感谢您……"专家听了这话，忽然沉默了几秒，说道："嗯，还真没有几个第一次找我看病的病人家属这样讲，好吧，那咱们就尽力试着治一下。"经过一年多的诊治，他的父亲居然治愈了，他和专家也成了无话不说的挚友。有时候，病人绝对的信任反而让医生背上了某种"包袱"，这是医生最不能辜负和拒绝的，也为他们竭力诊疗和承担风险注入了动力。

每个人都会生病，都会遭遇健康方面的不测，这是自己不能把握的，但是，当你意识到自己生病，意识到病痛已经干扰了自己的生活、心情、工作、学业之后，你有多大的勇气、韧劲、智慧和执行力去认真及时地对待它，战胜它、将在很大程度上决定预后的好坏，甚至超过医生和医疗技术本身。我特别赞叹于电影“Wind River”（《猎凶风河谷》）里在雪夜冰原上奔跑了10公里自救的印第安女子。这种求生的欲望是对生命的感恩和尊重。

选择 Mr. Right

不可否认，病人和医生之间也会存在某种特殊的气场。很多牙医都有这样的经历：有的病人尽管牙齿疾病很严重，治疗效果也不是特别好，甚至在治疗中还发生了一些失误，但是会产生一些让人意想不到的好结果，而且病人非常满意。另外，也有医生和病人一见面就觉得三观不合，多聊几句更是索然无味，然后治疗处处遇险，最后不欢而散，甚至很简单的治疗，也会出现并发症、失误或者常理没法解释的不良后果。有时候，我们把一些无缘无故的爱与恨、喜欢与厌恶归咎为气场，治疗前，如果气场合拍就会有好结果。有个朋友开玩笑说，在他的诊所前台有这样一条规则：如果来的是一位中年男士，那么一定找一个女牙医给他看；来的若是一位中年女士，那么尽量找年轻男牙医。不可能指望两个同样处于更年期的女性医患会摩擦出融洽的火花，更不要指望着一个刚上班不久的毛头小伙子牙医能够轻易得到一位事业成功、阅历丰富的成功人士的信任与首肯。虽然他说的有点玩笑的意味，但我姑且可以理解为，病人选择什么样的医生，抛开专业，有时候要看气场，看三观，才能决定是否可以形成一种长期的、愉快的医患关系，这一点在牙科尤为重要。

网络时代，大家获取医疗资源，包括医生信息的方式越来越多了。很多医生也是“主动出击”的。除了个人网站、微博、抖音，新近各种直播平台也火得不行。医疗从业者们都希望立体地展现自己的专长，希望“对症”的病人可以精准投送。有些医生也与互联网机构合作，开展在线或者电话问诊，等等。总之，在就诊前检索一下关键词，找到可以解决自己的问题的医生，然后通过社交媒体或者专业的咨询途径（有些咨询平台是收费的）先和医生进行大致的沟通。当然，有时候与病人熟识的牙医也会推荐其他医生，这种就更为靠谱了，要特别感谢这样的医生，他们推荐其他医生给病人，更多是希望病人能够得到更好的或者更为精准的医疗服务，他们是真正照顾病人利益、对病人负责的人。一次，一位患有牙科恐惧症的旅美画家来找我看牙，他告诉我，介绍我给他的人竟是麻省理工学院一位教授，这位教授告诉画家，2014年他与我在西雅图的一次慈善活动上有过交流，我曾向他介绍了自己的专长和背景，这些让他一直印象深刻。所以，当画家和他不经意谈起看牙的“难言之隐”时，他第一时间就想起了我。教授认真地向他推荐说：“回北京去找这位JING医生吧，他一定能帮你，他是个很好的人。”这件事真的很让我感动和惊讶——It’s a small world（世界真小）。

有时候，亲朋好友还有同事也会向你介绍牙医，这确实会增加医患之间的信任，但是你一定要知道，你和介绍者的病情完全不同，即使看同一位牙医，完成同一种操作，诊疗的效果和体验也是绝对不可能完全一致的。正如古希腊哲学家赫拉克利特说的——同一个人不能够两次踏入同一条河流——再厉害的牙医也不可能复制自己的诊疗过程。即便是面对同一个病人，我也很难保证每次诊治都完美。有这么一件趣事，一次，镶牙的专家廖奶奶给一个老爷子试戴假牙，老爷子牙床萎缩得厉害，假牙戴上去不合适，反复调整了多次，他老伴在旁边看得有点不耐烦了，就从自己嘴里掏出同样是廖奶奶制作的假牙，说："唉，真奇怪了，您给我镶的这副就挺好用，干脆，您就照着我这个给他做吧。"搞得廖奶奶一时间哭笑不得。不过从亲朋好友那里，你至少可以了解这位牙医是个什么样的人，或者这家牙科机构的一些基本信息，这些信息大体上是十分可信的。就好像很多人在网上买东西，会先看看评论区一样。只是要注意，商业机构推荐的评论区多少是有些水分的。

挂号之前一定仔细看一看医生的专长。年资越高的专家，他诊疗的范围就越窄，事实证明在医疗圈万金油很难成为名医的，有些特别知名的专家教授其实只看一两种病。所以在找顶级专家看病的时候，一定要充分搞清楚他们擅长的领域，否则，挂"错"了号，还不如不挂。在这种情况下还不如去挂个相对"全面"的主治医生，即便他不能解决你的问题，也会帮你转诊或者指条明路。

在当今，特别是大型公立医院，有一种说法叫"科研为导向的医疗服务"。有很多的专家学者承担着繁重的科研课题，甚至以做课题申请基金发表文章为主要工作。他们给病人看病的时候，会招募病人参与科学研究。当然，为科学献身是十分伟大的，不过有时候作为病人，也需要充分知晓自己是否被作为小白鼠参加了某项研究，医学伦理要求参与科研的活动不得损害病人的利益，但是通常，这样的事情并不能被绝对保证，因为毕竟有实验组和对照组的区别。所以当医生跟你提出参加某个研究的时候，一定要谨慎做决定，弄清楚风险是什么，收益又是什么。医学的每个进步都是建立在实践的基础上的。科学实验可能成功，也可能失败。如果你不能承受失败，或者不能接受某种疗法对自己无效甚至有害，那么请不要轻易参加这样的研究，这当然也是病人的权利，必须得到医务工作人员的尊重。

事实证明，牙科恐惧的治疗不是牙科医生一个人能独立完成的。有时候根据病人的情况，很可能需要牙科医生、牙科助理、心理科医生、麻醉科医生、药剂科医生等多学科的团队共同参与医疗服务。因此，选择一个能够提供这种全方位服务的医疗机构或者是能够协调这样一个医疗团队的牙科医生是十分重要的。基于这一点，建议有严重牙科恐惧的病人选择的医疗机构应该有这样的资源和配置。

有些牙科医生更愿意把他们的工作看作是一种生意，他们满足于纯粹意义上的“修牙”，Drill-Fill-Bill（钻孔—填充—账单），然后再见不见均可，但是对牙科恐惧病人来说，你需要的治疗可能会是终身的，所以应该找一个愿意为你提供长期服务的牙医，他们需要有比较稳定的执业场所。另外，他们看重和病人的长期互动，愿意通过长期的互动改变病人的口腔健康状况，治愈他们的恐惧。他们更愿意在看牙之余，提供给病人很多有用的资讯，他们会随时随地给病人科普，一起分析并告诉病人牙为什么出问题，怎么做能够减少以后出问题的概率。他们有种执念，那就是防病重于治病。即使再忙，至少也会挤出一点时间教病人怎么正确刷牙和使用牙线。这种附加服务虽然不能增加牙医的收益，但这些恰恰是优秀牙医都愿意为他们的病人提供的——这些才是真正的福利啊！

有些牙医总是忙忙碌碌，每天被大批病人包围，这样的牙医即使技术再好，恐怕也没有足够的时间和精力倾听牙科恐惧病人的诉说；有的牙医容易对有治牙以外其他需求的病人表示出一种不耐烦或者不快，他们在诊疗中表现得过于强势武断，不容分说，不可商量，让病人觉得畏惧看牙是一件羞耻的事情，而表现出害怕是给医生添麻烦，要求尽量无痛和轻柔更是非分的要求，他们甚至让病人被迫表现出“合作与勇敢”；还有的牙医技术纯熟，操作麻利，崇尚效率，实则下手很重——牙医手轻手重，从拿口镜拉开病人腮帮子的一刹那就见分晓了——他们会不经意地用口镜压在病人的牙床上，会在局麻注射时一针直戳牙床骨，然后像滋水枪一样瞬间把麻药推进病人的牙肉里，然后即便你在操作中已经大声喊疼，他们的回应也总是“忍一下”和“马上就好”，他们在治牙过程没有喘息，也没有安慰，就像急行军。

对于牙科恐惧病人来说，就诊环境也非常重要。如果环境过于嘈杂拥挤，势必加重自己的恐惧。我相信，如果在候诊区就听到诊室里的哭叫声，有些特别恐惧的病人估计要偷偷跑路了。

在挂号或者预约就诊之前，我特别建议牙科恐惧病人一定和医生有个网络或者电话沟通的环节。这个环节可以让病人消除对见医生的顾虑，鼓起勇气，和医生简单交谈，会让你建立一种对这位“拯救者”的真实印象。

做好初次就诊前的准备

本杰明·富兰克林说过：“If you fail to plan, then plan to

fail！”（没有准备的人，就是在准备失败！）

作为牙科恐惧病人，去看牙医之前，肯定要做好适当的准备。比如，电话预约就是一种契约，预约成功意味着牙医已经为你留出了宝贵的时间。在自己的日程或者智能手机上一定提前安排好时间和提醒。有很多好的牙科机构会在就诊前一天打电话给病人再次确认。至于初次就诊约在上午还是下午更好，尽管有人说下午人的痛感会降低，但是考虑到医生的状态，我强烈建议约在上午。要知道，初次就诊环节的重要内容是评估，大多数不会直接开始复杂的牙科治疗，因此能够顺利沟通，讲明需求，获得医生的检查问诊、明确诊断、治疗方案、费用预估、疗程时长这些重要的信息，就已经很不错了，所以期待值不可过高。我建议病人初次就诊前应准备如下内容：

★在就诊前，一定给自己列一个问题需求单，记下自己最想与牙医沟通交流和需要解答的问题，以及要告知牙医的重要事项（比如自己的过敏史、手术史），并且排列好主次顺序。适当回顾一下自己既往的看牙经历以及全身健康问题，不用过细，最好以**时间—事件**的形式，这样的陈述有助于牙医书写病历。

★根据我的经验，就诊前一晚，绝大多数牙科恐惧病人都会失眠，甚至会做噩梦。因此，建议洗个热水澡，听听舒缓的音乐，不必强迫自己早睡，可以做做瑜伽或者冥想。当然，服用助眠药物（特别推荐酒石酸唑吡坦片，不影响第二天的精神）也是很好的选择。就我个人而言，对付失眠最好的办法就是听西班牙语、法语或者德语新闻，因为听不懂，所以能很快睡着。强烈建议在就诊前，牙科恐惧病人多和有愉快治牙经历的朋友聊聊天，获得一些“正能量”，多憧憬一下自己看牙会有十分愉快顺利的过程，幻想一下那些舒适的场景和交谈内容，给自己催眠。

★别忘了，如果自己患有抑郁症、焦虑症等，就诊前可以联系自己的医生咨询一下，听听他们的建议；就诊当日一定要按时服药。此外，在手机上准备好喜欢的音乐或者带一本喜欢的书，会帮你在候诊室度过“挣扎”的时光。如果带孩子去看牙医，建议带上孩子最喜欢的玩具或者毛巾，甚至小被子，这些会让他们在看牙时有舒适的体验。

★就诊时，着装不必展现自己的光鲜亮丽，但一定要舒适得体，以便增加自己的信心，有一个好心情。如果预约牙医直接做治疗，比如洗牙、拔智齿，请一定不要穿浅色的衣服，不要穿昂贵的套装或者正装，不要穿太紧的牛仔裤。如果要抽血化验或者测量血压，请一定穿宽松的衣服。袖子最好能直接撸起来。有一次，一位朋友穿着很高档的衬衫来拔智齿，结果弄上了血渍，我们都觉得很不好意思。我常常建议护士准备那种雨披或者类似于发廊的塑料罩衣给病人——毕竟我们和理发行业的两个老祖宗是在一起工作的。

★除非你想去“撩”你的牙医，否则最好不要施太多的粉黛，更别用唇彩、口红之类的，素颜上阵是牙医最喜欢的。我常常遇到女病人看完牙后嘴边一片殷红的情形，好似喝了血；如果做笑气镇静或者麻醉，记得不要涂指甲油，更不要做假指甲，因为会干扰监护仪的读数。

★就诊当日最好带个热情熟识的亲友一起去，他们会给你鼓励，也会防止你临阵脱逃。

★就诊前刷牙，避免吃味道刺激的食物（尽量别吃大蒜、韭菜、洋葱之类，别抽烟，别喝酒），这既体现对牙医的尊重，也会帮助医生更好地检查牙齿，否则，医生可能要在谈话中被迫注视着你牙缝里的韭菜叶，带上多层口罩遮蔽大蒜的味道，抑或花时间先把你牙缝里嵌塞的肉丝清理干净再进行检查。此外，有研究显示，看牙前最好避免摄入咖啡和高糖食物，因为会增加人的焦虑；空腹看牙则更不好，可能因紧张焦虑出现晕厥和低血糖；对于咽部敏感的病人，可以喝一些果汁、牛奶等，但要避免吃固体食物。

★规划好交通的方式和时间，最好提前10分钟到达，坐在候诊区平静一下心情，去一下厕所（紧张会让你心跳加速，尿意频频），喝口水。这些都是保证良好交流的前提。当然，如果会迟到，一定要打电话告诉前台大概会迟到多久。一般来说，如果预计迟到30分钟以上，最好直接取消就诊——否则会耽误后面一位病人的就诊；如果临时有事不能就诊，一定要尽早打电话取消并表示歉意。请记住，对牙医来说，最宝贵的正是他们的时间！

如何表达

当被叫到名字走进诊室时，请深吸一口气，保持镇定。见到牙医时不要慌，也不一定要马上坐在牙椅上。如果内心恐惧，请大声说出“我怕看牙”或者“我怕疼”，这没有什么大不了的，更不丢人，让医生知道你的恐惧和担忧是你的权利，况且大多数牙医都愿意了解这些信息。

在与牙医的沟通中请保持简洁扼要、坦率诚实。说来简单，有时候却并不那么简单。有些病人羞于向医生明确说出他们的需求，或者把很多需求混杂在一起分不清主次；有时候，很多病人认为症状就是疾病，去看牙医想治的是症状，而他并不想理解引起这些症状的疾病是什么，该如何治疗这些疾病。当然，很多时候，特别是在诊疗压力比较大的公立医疗机构，医生并没有充足的时间倾听病人所有的陈述。我们做过很多调研——绝大多数牙医可能更愿意在3分钟之内解决问诊这个环节，有时候，病人陈述的内容多了，牙医可能会有不耐烦的表现。所以这时候你之前准备的需求单就发挥了作用——请按照上面的顺序，从主到次进行，比如，我最想问医生的三个问题。记住，千万不要喋喋不休地讲太多不相关的内容，要适当观察医生的表情与态度。

有些病人会担心医生的歧视、批评指责或者因为害怕被医生以某种理由拒绝而不愿意告诉医生病情的全貌，对病情有所隐瞒，这其实是非常危险的，严重损害医患互信。有一部很有意思的医疗美剧——“Dr. House”（《豪斯医生》）。里面古怪医生House的论调，就是不轻易相信病人所说的话（想必是之前被某些病人害惨了）。他从来不问病人的病史，只相信给病人做的各种化验的结果。他说人会撒谎但化验单不会。“I don’t ask why patients lie, I just assume they all do.”（我不会问病人为什么撒谎，我只是假设他们都会。）虽然这个说法有点极端，但不诚实的病人确实让很多医生吃尽了苦头。我曾经遇到这样的情况，有个病人，他是乙肝病毒携带者，但是当医生向他问起这方面问题的时候，他因为顾虑医生会不给他看而否认。其实这样做对自己和医生都很不好。还有一些牙科恐惧病人，主观上不愿意给医生添麻烦，所以没有明确告知自己对看牙的恐惧，导致在治疗过程中医生没有采取相应的镇静镇痛措施，从而发生了一些意外的紧急情况，比如晕厥、血压升高，等等。我建议，牙科恐惧病人一定要详细告诉医生如下内容：

★自己害怕的牙科诊疗内容（打针、疼痛、拔牙、杀神经等）。

★自己希望获得的帮助（无痛、完全睡着以后治疗、保留一部分意识下治疗等）。

★自己的治疗期待（解决疼痛、消除感染、恢复咀嚼功能、恢复美观和外形形象等）。

★既往不愉快的治牙经历和是否有过紧急情况发生（晕厥、过敏、癫痫发作、心血管急症等）。

★是否有严重疾患或者有酗酒、毒品或药物滥用的情况。在这里我想说，特别是对一些有精神心理问题的牙科恐惧病人，比如焦虑、抑郁、人格障碍等，一定要如实地尽早告诉牙医，因为只有当牙科医生了解了这些内容，他们才能更好地帮助你。如果在治疗中需要使用一些你自己认为有效地减轻恐惧的方法，比如希望张一会儿嘴后休息一下，在嘴里放一个开口器，或是手里攥一个减压球之类，甚至是在钻牙的时候听音乐，都可以告诉牙医。

在医疗活动中，双方都保持诚信是十分重要的。医生有义务对治疗的方法、费用、不良后果和可预期的效果如实告知病人；病人则有义务把自己的情况、顾虑以及医生需要知道的信息如实告诉医生。这也是一种契约精神的体现。缔结在互相信任、如实相告的契约精神上的医疗活动才有可能获得双赢的效果。

记得我们有一次给一个很小的孩子做镇静下治牙。使用的这种镇静药物偶尔会引起呕吐，所以我们要求孩子术前至少6个小时不能吃固体食物。这样的要求清晰地写在了术前告知书上。第二天，孩子来了，麻醉医生问起是否执行了术前禁食，他的奶奶说孩子什么都没吃，可是在治疗了一半的时候，麻醉医生就发现孩子有些异常的情况，他的头会不自主地向后仰，舌头往外伸。“孩子可能是要吐！”麻醉医生马上冲过去，把孩子的头掰向一侧，几乎在同时，一大口食物从孩子的嘴里喷了出来。麻醉医生赶紧拿起负压吸引管，把他嘴里的污物吸干净。“不是说没吃东西吗？哪来的食物？！”麻醉医生很生气，把孩子的奶奶叫进来。“他喊饿，我忍不住，就给他吃了半个包子。”奶奶委屈地说。“你知道吗？你差点害死他，这口包子要是吸到气管里，会要命的！”麻醉医生气得眼珠都快炸出来了。病人如果不诚实，可能会害死自己也会害死医生。这也是后来我们为什么在治疗当天，还要求家属签署另外一份协议：医生已经尽了告知义务，但是如果病人在提供给医生的信息中存在故意隐瞒、说谎的情况，将自己承担相应的后果。

讲一件有意思的事情，我发现绝大多数的女病人，当被问及年龄时，都会有意无意地少说1~2岁。

治疗中的自我安慰

在牙科治疗中，有很多方法可以帮助自己减少恐惧。当然，这些应当是在牙医已经为你提供了有效应对焦虑恐惧的措施（吸笑气、打麻药、注射或者口服镇静药物）之后。

★请一定躺舒服，一定选择自己最舒适的位置，可以要求牙医帮助调整好腰部和颈部的支撑，这对于长时间的治疗十分重要，所以不要不好意思提要求。另外，可以在腰部和颈部垫上一个小枕头。

★如果鞋子不舒服，也可以脱掉。

★梳辫子、别发卡和头花的女士一定要把头发散开，把发卡等取下，以免不适。

★很多儿童牙科会提供儿童专用的牙椅，或者提供专门的儿童牙科诊疗垫子。

★在手里握一个减压球也是很好的办法。

★和牙医约定好暂停的手势，如果感觉不舒服、疼痛、需要休息、漱口、吸走嘴里的唾液，或者希望牙医暂时停止治疗，可以举起左手（牙医在右面操作的情形）或者用鼻子哼哼一声。

★几乎没有恐惧的病人愿意直视牙医拿在手里的“刀枪剑戟”，所以在治疗的过程中，你大可以张大嘴巴闭上双眼。当操作开始时，可以想一想愉快的假期、美好的风景、可口的佳肴、感人的电影……这些注意力的迁移，会让你最大限度地远离不良刺激。

★如果你曾经在儿童时期或者既往遭受过非常痛苦的牙科治疗，请在此时对自己说：“生活中没有什么事情是真的让人恐惧的，我们要做的只是去了解它。那些都过去了，那些都不是真实的，我现在的牙科治疗是完全不一样的。我已经不是孩子了，我长大了，我能控制住自己，我有这个信心和能力，我能够拯救我自己，加油！”

★当你注射了麻药，吸入了笑气或者在治疗的任何阶段有不舒服的感觉，如头晕、恶心、皮肤瘙痒、听觉视觉异常等，一定要提醒牙医中止治疗，并告诉他们你的感觉。

★按照计划完成既定的治疗目标即可，不要急着想一次治疗太多牙齿，量力而行。

最后，在一切都如愿顺利完成之后，别忘了自己给自己点个赞——加油！！！

尊重牙医

病人也需要了解自己的哪些行为会让医生不愉快，或者影响了你和医生之间的信任关系。我常说，如果医生和病人之间没有信任的话，最好什么治疗都不要开始，否则，再好的医疗服务也会变成怨恨的根源。

★作为病人，不要在一次就诊中经常改变自己的主诉和需求，一会儿说这个牙疼，一会儿又说那个牙也难受，然后又要求医生做这个做那个。牙医很多时候一次只能解决一个问题，不可能在一次治疗中满足你所有的需求。

★对于和牙医已经达成一致的治疗方案不应该再反复地质疑和讨论，这样会令牙医手足无措。

★如果在治疗中出现一些不适，可以跟牙医反馈，但是不要刻意夸大或者反应过激。尽管舒适化牙科是我们的理想，但这中间也需要病人的合作与适度的忍耐，病人（Patient）一词在英文中本身就有忍耐的意思。

★不要告诉牙医自己已经给自己诊断了是什么病症，更不要拿着网上搜索来的结果和牙医讨论，很显然这会挑战他们作为一个专业人士的权威性，使他们很难接受。

★不要跟牙医提出非分的、不合乎常理的治疗要求。要知道，每个医生都会遵循指南和诊疗规范，超越这些规范的治疗不是不可以做，但是可能让牙医走到一个非常尴尬的境地——即便治疗效果好，也没有办法收获成就感，何况出了任何问题，他将承担法律责任。

★不要向一位牙医过度夸奖或贬损另一位曾经给你服务的牙医。

★不要把看牙当作买东西，在治牙这件事情上，过度地追求性价比是没有意义的。当医生给出治疗方案和报价后，不要就一项一项的治疗方案和治疗内容进行讨价还价，生命和健康是不可以用钱来交换的。我特别赞同一个病人的说法：贵的东西只有一个缺点，那就是贵；而便宜的东西也只有一个优点，那就是便宜。在医疗这件事情上，无论在哪个国家，哪种体制下，效率、花费和效果三者都不可以兼得。

★对医生的态度应该有起码的尊重。我曾遇到一个病人，他是一家进口豪华车企的高管。他第一次来找我看牙的时候，带着一种高高在上的傲慢，查户口似地问我是什么学历？在哪毕业的？有没有出过国接受过培训？对像他这样的病人，是否有丰富的诊疗经验？尽管我很耐心地一一回答，但是心情非常不愉快。

★去看牙医之前我建议把牙刷一刷，漱漱口，对着镜子检查一下牙齿是否基本干净；用手掌遮住嘴巴哈气，检查一下是否有严重的口气。我有个病人，是一个老警察，因为工作的压力非常大，他每天要抽2~3包烟（这我十分理解）。但是你知道吗，每次他到我这看完牙之后，几乎整整一天我都能隐约闻到诊室里的烟味，而且感到嗓子沙哑，但愿这是幻觉。

最省钱的自救

在协和医院，有超过一半的病人来自全国各地，交通的便利让医疗的选择也更为自由和顺畅。尽管这只是停留在选择的层面，而非“获取”（Accessibility）本身，但是我们仍然需要知道，在现今的条件下，很多边远地区的病人不可能都享受到像大城市中的病人一样的口腔医疗服务，事实上就牙科医疗服务的普及型而言，我们还有很长的路要走。相对于庞大的人口来说，全国15万牙医仍然是稀缺资源，何况很多复杂的牙科治疗都需要多次就诊，牙科的医患关系需要一种长期的互动和稳定，It's a life time thing.（这是一辈子的事。） 在这样的情况下，特别是作为牙科恐惧病人，看牙的成本是非常高的。牙科恐惧病人最应认真考虑的，也是最经济实惠、简单有效的“自救”方法就是：认真管理好自己的口腔卫生，其核心就是认真刷牙。每天花在口腔保健上的每分钟都是十分值得的，都会给你巨大的收益，在防病环节花费1元钱，会在治病的环节节省100元。每天拿出10分钟用于清理并呵护牙齿，用牙医教给你的方法保护自己的牙齿，确保牙齿尽量不要坏，或者尽量不出大问题，这是完全可以实现的。每个病人都应该接受牙医个性化的口腔保健辅导，比如，牙医告诉病人，你的哪颗牙或者哪几颗牙应该重点清理，哪个牙缝必须用牙线每天清理，应该选用何种牙刷、牙膏、牙线和漱口水，等等。牙齿保健是个性化的事情，也是很有技术含量的。牙科恐惧病人一定要紧紧抓住这棵救命稻草！

我常常觉得，在牙科恐惧的预防和治疗中，国家和社会发挥的宏观作用也是十分重要的。能否更好地树立牙科医生的正面形象，更多宣传正确的、科学的口腔健康知识，减少一些无聊的恶搞？能否通过一些行政手段促进预防，给予那些更愿意帮助病人防病、督促病人定期进行牙科检查，愿意花时间指导病人刷牙，给孩子涂氟，做窝沟封闭的牙科医务人员更多的经济回报？实际上，这些牙科医务工作人员是在为国家和社会省钱！即便是过度预防，也比过度治疗好很多。

我也希望全社会都能更多关注儿童的口腔健康，关注精神、肢体残障病人的口腔健康，关注孕产妇的口腔健康，关注牙科恐惧病人的“难言之隐”。更多地给予他们一些关爱、理解和便利也是我写此书的根本目的。期待着在不久的将来，看牙是一种享受，每个人都能够拥有洁白的牙齿、健康的口腔。期待在未来的中国，一副好牙不是西方社会那般财富的象征，而是每个人都可以安心享有的基本福利。

后 记

很早就有冲动，想把这近20年帮助病人与牙科恐惧斗争的点点滴滴记录下来，遗憾的是这些冲动就像时隐时现的萤火虫，被一只只淹没在永远做不完的临床工作和爱妻教子、柴米油盐的生活洪流里了。

要感谢我的老婆大人，在我贫困潦倒的几个月里拼命工作，赏我饭食，给我买冰棍和黄飞红（一种麻辣花生）吃。

要感谢我的亲妹妹，在我懒惰的时候熬夜帮我润色文字，在我写不下去的时候给我鼓励，说我是文艺的、有温度的牙医。

要感谢我的医院，培养我、熏陶我、锤炼我，给我丰富的国内外旅学经历，让我知道做一个好医生首先要做一个好人。感谢我的科主任赵继志教授和我的老板万阔教授，一路引领我走上这条征服恐惧和疼痛的牙科之路。感谢无痛牙科中心我的同事们和我“深爱”的麻醉医生们，我的故事里有你们的身影。

要感谢我的病人们，我的知识、技术大多数都是你们教会的，你们的付出和信任一直在激励着我继续努力。征服牙科恐惧的路还很漫长而且艰辛，但是起码我们这些医生和病人一起努力尝试过，虽然期间有成功，也有失败，但是至少我们一起尝试过了，这难道不值得纪念吗?

2011年那个雨后的下午，康涅狄格州Cedar Hill墓地，我坐在牙医Horace Wells墓碑旁，抚摸着花岗岩上斑驳的字迹：There shall be no pain.

那一刻，我在心里悄悄对这位先贤说："After years later, there must be no pain, R. I. P."（多年以后，一定不会有痛苦，R. I. P.）